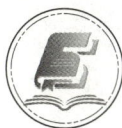

康复治疗技术专业创新型精品教材

"互联网 +"新形态教材

人体形态

RENTI XINGTAI

主　编　贾　真　　隋哲峰

副主编　萨仁高娃　高　科　印美财

　　　　李　炎

编　者　杜雪玲　　邵　华　　张芃芃

　　　　闫亚楠　　耿圆圆　　王晓静

　　　　梁　磊　　李凤燕

中南大学出版社
www.csupress.com.cn

·长沙·

图书在版编目（CIP）数据

人体形态 / 贾真，隋哲峰主编. — 长沙：中南大学出版社，2021.5

ISBN 978-7-5487-3938-8

Ⅰ.①人… Ⅱ.①贾… ②隋… Ⅲ.①人体形态学—医学院校—教材 Ⅳ.① R32

中国版本图书馆 CIP 数据核字（2021）第 037059 号

人体形态

贾　真　隋哲峰　主编

□责任编辑　陈　娜　王雁芳
□责任印制　易红卫
□出版发行　中南大学出版社
　　　　　　社址：长沙市麓山南路　　　　　　邮编：410083
　　　　　　发行科电话：0731-88876770　　　传真：0731-88710482
□印　　装　定州启航印刷有限公司

□开　　本　787×1092　1/16　　□印张 16　　□字数 369 千字
□版　　次　2021 年 5 月第 1 版　□ 2021 年 5 月第 1 次印刷
□书　　号　ISBN 978-7-5487-3938-8
□定　　价　49.00 元

前言

现代康复医学是近半个世纪以来蓬勃发展起来的，它的发展是人类医学事业发展的必然趋势，也是现代科学技术进步的结果。在我国，现代康复医学作为一门独立学科始于 20 世纪 80 年代，兴起和发展已有近 40 年的历史。随着人民群众对康复医学服务需求的日益增长，加强康复人才的培养成为当务之急。为此中华人民共和国卫生部印发了《"十二五"时期康复工作指导意见》，促进了我国康复医疗服务体系建设和康复医疗能力的建设，使康复医学得以快速发展。人才培养的重点是教材和师资。本教材即是在这一背景下编写的"十三五"规划教材。

人体形态学作为医学教育中重要的基础课程之一，是学习康复医学的必修课。医学名词中1/3以上来源于人体形态学。人体形态学与康复医学其他各学科的关系极为密切，其主要任务是阐明人体各系统的组成，各器官、组织的形态结构特征、毗邻关系，生长发育规律及其功能意义等。在医学教育中首先开设人体形态学课程，目的就是为以后的学习、工作打下坚实的基础。在我国医学教育体制的课程设置中，习惯于将人体形态学分为解剖学、组织和胚胎学两门课程，独立安排教学。基于本专业的特点，本书将其有机地整合为一体进行编写讲授。

本教材的编写人员来自全国各学校及附属医院，临床经验和教学经验丰富。编者们总结了多年的康复医疗和教学经验，并结合国内外的最新研究进展加以编著。本教材采用项目任务结构，合理使用案例引导，教学目标清晰。编写中注重科学性、先进性、理论性、知识性、专业性和实用性。内容丰富，深入浅出，适合职业院校康复专业教师和学生使用。其中绪论由隋哲峰、萨仁高娃编写；项目一由萨仁高娃、隋哲峰、张芃芃编写；项目二由杜雪玲、高科、印美财编写；项目三由王晓静、闫亚楠、李凤燕编写；项目四由耿圆圆、张芃芃、隋哲峰编写；项目五由李凤燕编写；项目六由梁磊、邵华、李炎、贾真编写。

本教材在编写过程中，学习并引用了康复医学专家、学者的著作和文献，以参考文献的方式列于书后，以此表示尊重及感谢。由于编者的学识能力有限，时间仓促，咨询范围有限等原因，书中难免出现不足或错误之处，欢迎从事康复教育和临床工作的同仁及医学教育者提出宝贵意见，并予以批评指正。

编　者

目录

绪论

学习目标

1. 掌握标准姿势、方位术语的确切含义以及人体的基本组成和分部。

2. 熟悉人体形态学的研究内容及意义。

3. 了解人体形态学的研究方法及常用技术。

一、人体形态学的研究对象及其在康复治疗技术专业中的地位

人体形态学即广义上的传统的解剖学，包括细胞学（cytology）、组织学（histology）、解剖学（anatomy）和胚胎学（embryology）。人体形态学是研究人体形态结构、发生发展及其功能关系的科学，属生物科学中的形态学范畴，是医学教育中重要的基础课程之一。医学名词中约 1/3 以上来源于人体形态学，它与医学其他各学科关系极为密切，是医学基础课中的基础课。其主要任务是阐明人体各系统的组成，各器官、组织的形态特征、毗邻关系、生长发育规律及其功能意义等。若对人体各器官、组织的正常形态结构无正确的认识，就无法明确正常与异常，也不可能充分理解人体各器官、系统的生理功能和病理的发展过程，更无法正确进行临床诊断、治疗，尤其是无法科学地进行康复治疗、外科手术处理等。在医学教育中首先开设人体形态学课程，目的就是为以后的学习、工作打下坚实的基础。在我国医学教育体制的课程设置中，习惯于将人体形态学分为解剖学、组织胚胎学两门课程，独立安排教学。基于本专业的特点，本书将其有机地整合为一体进行讲授。

（一）解剖学

西方科学史家将近代解剖学的诞生定在 1546 年比利时解剖学家安德烈·维萨里（Andreas Vesalius）的《人体之构造》（*De Humani Corporis Fabrica*，简称为Fabrica）的出版（图绪-1）。

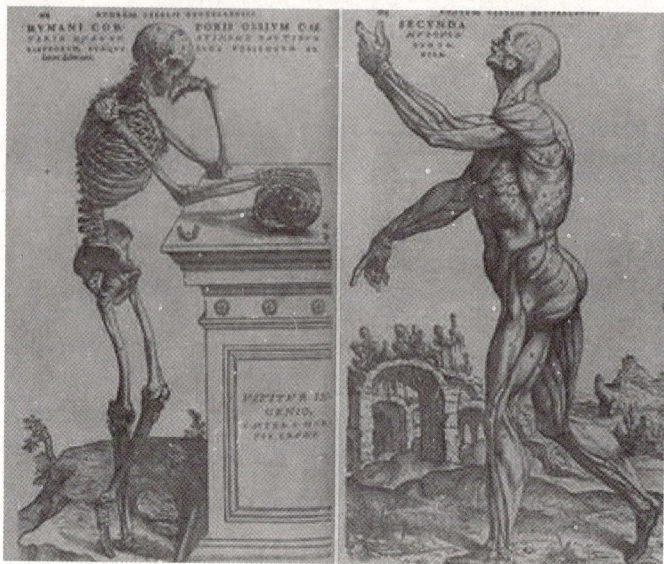

图绪 –1　《人体之构造》中的插图

这部具有里程碑意义的解剖学著作以人体解剖替代动物解剖，终结了盖伦解剖学在欧洲医学界两千年的统治。《人体之构造》使西方医学走出中世纪的大门，代表了近代医学的到来。维萨里的《人体之构造》，被誉为人类历史上第一部最准确、最完整、最精美的人体解剖学典籍。维萨里被誉为现代人体解剖学的奠基人，现代医学的创始人之一（图绪–2）。

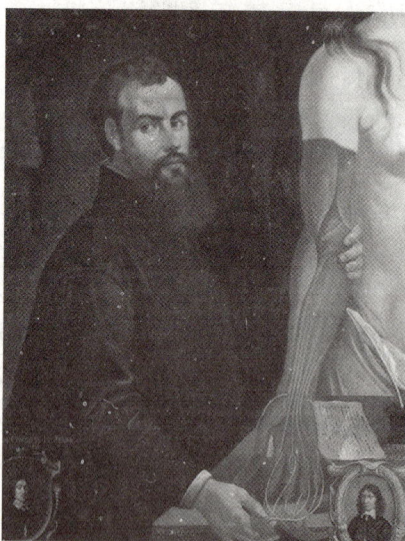

图绪 –2　安德烈·维萨里（Andreas Vesalius）

在基础医学教育中，解剖学包括系统解剖学、局部解剖学和断层解剖学。按照人体各功能系统描述人体器官形态结构的科学，称系统解剖学（systematic anatomy），又称描述解剖学（descriptive anatomy）；在系统解剖学的基础上，为适应临床应用的需要，按某一局部为中心描述各器官的分布、位置关系的科学，称局部解剖学

（regional anatomy）。为适应 X 线计算机断层成像、超声成像或磁共振成像等现代影像技术的应用，研究人体不同层面上各器官形态结构、毗邻关系的科学，称断层解剖学（sectional anatomy）。按照实际需要和临床应用等不同需要，还有很多分类，如结合临床需要，以临床各科应用为目的进行人体解剖学研究的科学，称临床解剖学（clinical anatomy）。专门为外科学的研究与外科手术应用而进行人体解剖学研究的学科，称外科解剖学（surgical anatomy）。研究人体在生活过程中，各器官形态结构的变化规律，观察外因对人体器官形态结构变化影响的解剖学，称功能解剖学（functional anatomy）。以研究体育运动或提高体育运动效果为目的的解剖学，称运动解剖学（locomotive anatomy）。按研究条件及方法，应用 X 线研究人体形态结构的解剖学则称 X 线解剖学（X-ray anatomy）。随着医学与生物学的快速发展，形态学的研究已进入分子生物学水平，对人体的研究更深入，将会有一些新的学科不断从解剖学中分化出去，但广义上仍属于解剖学的范畴。

随着计算机技术的发展，出现了虚拟人（virtual human）的概念。虚拟人又称可视人（visible human），它是将现代计算机信息技术与医学等学科相互整合，研究人体形态结构及应用。该研究首先用高精度铣床将冷冻的人体铣削为极薄标本断面，定焦距扫描每个断面，并将采集的信息存于计算机，最后把解剖顺序断面图像进行三维重构，整合成虚拟人。其应用前景极为广泛。"虚拟中国人"（virtual Chinese human）的技术应用处于世界领先地位，并在很多院校进行大量使用。

（二）组织学

组织学发展迄今为止已有 300 余年历史。法国人 Bichat（1771—1802 年）开始用放大镜观察解剖的组织。德国人 Mever（1819 年）将组织分类为 8 种，并创用 Histology 一词。德国学者 Schleiden（1804—1881 年）和 Schwann（1810—1882 年）分别于 1838 年和 1839 年指出细胞是一切植物和动物的结构、功能和发生的重要单位，创立了细胞学说。19 世纪中期以后，光学显微镜、切片技术及染色方法的不断改进与充实，推动着组织学的继续发展。20 世纪初期至 20 世纪中期，陆续制成相差显微镜、偏光显微镜、暗视野显微镜、荧光显微镜、紫外光显微镜等特殊显微镜，并用于组织学研究。与此同时，组织化学、组织培养和放射自显影等技术也逐渐建立和完善，并广泛应用。20 世纪 40 年代，电子显微镜问世，至今已广泛用于观察细胞和组织的微细结构及其不同状态下的变化，使人类对生命现象结构基础的认识进入更微细的境界。我国组织学研究起始于 20 世纪初期，我国老一辈组织学家如马文昭（1886—1965 年）、鲍鉴清（1893—1982 年）、王有琪（1899—1995 年）、张作干（1907—1969 年）、李肇特（1913—2006 年）、薛社普（1917—）等，他们在学科建设、科学研究和人才培养等方面做出了历史性贡献。

组织学是人体形态学的一个分支，是生命科学（life science）的重要组成部分。组织学包括细胞学、基本组织和器官组织学，是借助光学显微镜或电子显微镜研究人体的微细结构、超微结构或分子水平结构及相关功能关系的一门科学，故也称显微解剖学

（microscopical anatomy）。组织学的发展以解剖学进展为前提，以细胞学的发展为基础，又与胚胎学的发展密不可分，组织学与生物化学、免疫学、病理学、生殖医学及优生学等相关学科交叉渗透。因此，现代医学中的一些重大研究课题，如细胞凋亡，细胞突变，细胞识别与细胞通信，细胞增殖、分化与衰老的调控，细胞与免疫，神经调节与体液调节等，都与组织学密切相关。作为一名医学生，只有系统掌握人体微细结构的基本知识，才能更好地学习、分析与理解机体生理过程和病理现象，才能在此基础上进一步学好其他医学基础课程和临床各学科课程。

（三）胚胎学

17 世纪，马尔丕基从没有孵育过的卵开始研究鸡胚的发育，观察了心脏和血管等器官的形成过程（图绪-3）。格拉夫和斯瓦默丹详细地叙述了哺乳动物卵巢的滤泡——现在称为格拉夫卵泡。18 世纪，沃尔夫仔细研究了鸡胚的发育，正确地解释了肠管的形成。19 世纪，贝尔精密地观察了鱼、两栖类、鸡、哺乳类的胚胎，并且做了正确的概括。现在一般认为贝尔是胚胎学的奠基人。胚胎学在 19 世纪蓬勃发展的内因是众多门类动物变化多端的胚胎发育历程吸引着人们去探索，外因是进化论问世后，促使人们从研究各类动物的胚胎发育中寻找进化学说的证据。

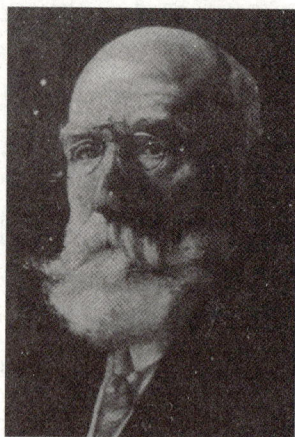

图绪 -3　组胚之父——
马尔丕基（Malpighi）

人体胚胎学主要研究人体胚胎发育的形态、结构形成及变化特点或规律，包括生殖细胞产生、受精、胚胎发育、胚胎与母体的关系以及先天畸形等。研究婴儿出生后的生长、成熟、衰老直至死亡的全过程的科学，称人体发育学（human development ology）。现代胚胎学的研究内容不仅丰富多彩，而且还充满魅力。如其中的生殖工程学（reproductive engineering）通过体外受精、早期胚胎培养、胚胎移植、卵质内单精子注射、配子与胚胎冷冻等技术，获得人们期望的新生个体。试管婴儿和克隆动物是现代胚胎学最著名的成就，对医学生来讲，只有学习了胚胎学后，才能真正地了解个体的人是如何来到世间的，体内各系统、器官和细胞是如何发生演化的，才能更准确地理解解剖学、组织学、病理学、遗传学以及免疫学等学科的某些内容或概念。所以，胚胎学知识有广泛的临床应用价值。

二、人体的组成和分部

人体最基本的结构和功能单位是细胞，细胞是组织的主要基础，不同组织可以构成器官，系列的器官组成人体的系统，系统构成完整的人。因此人体是细胞群体与细胞外基质（细胞间质）共同构成的有机体。人体内有 200 余种细胞，数量众多、形态多样；每种细胞都具有各自的结构特征、代谢特点与功能活动。形态、功能相同或相似的细胞与细胞外基质构成组织（tissue）。细胞外基质由细胞产生，是细胞生存的微环境，对细胞起支持、保护、营养、联络等作用；对细胞增殖、分化、运动及信息传递有重要作用。人体有 4 种基本组织，即上皮组织、结缔组织、肌组织和神经组织。不同的组织按一定的规律组合成具有一定形态并完成特定生理功能的结构，称器官（organ），如心、肝、肺、肾等。为完成某一方面共同性的生理功能的器官联合成为系统（system）。人体一般被分为运动、呼吸、消化、泌尿、神经、感官、脉管、生殖、免疫和内分泌等系统。各系统在神经、体液和免疫系统的调节下，彼此联络、相互协调与影响，共同构成一个完整统一的有机体。

人体按照形态位置分部，可分为头、颈、躯干和四肢四大部分。头的前部称为面，颈的后部称为项。躯干又分为胸、腹、盆、会阴和背等部分。背的下部称为腰。四肢分上肢和下肢。上肢分为肩、臂、前臂和手等部分；下肢又分为臀、股、小腿和足等部分。在人体形态的讲述中往往用系统和分部结合进行表述。

三、常用的解剖学术语

为了能正确地描述人体诸多器官的形态结构和位置，必须有公认的标准和术语，以统一认识，避免误解，为此提出了标准姿势、轴、面、方位等名词。这些概念和名词是学习人体形态学必须掌握的。

（一）标准姿势

标准姿势是为准确说明人体局部或器官及结构的位置关系而规定的一种姿势，也称解剖学姿势（anatomical position）。标准为：人体直立，面向前，两足并拢，足尖向前，上肢下垂于躯干两侧，手掌向前（图绪-4）。描述任何结构时，均以此姿势为标准，即使被观察的标本、模型是其他体位或只是身体的一部分，仍依标准姿势进行描述和理解。

（二）方位术语

方位术语是按照解剖学姿势规定的表示方位的名词，可以正确地描述各器官或结构的互相位置关系，这些名词有一定的对应关系。其中左和右，垂直、水平和中央等与日常一般概念相同，不再赘述。

1. **上（upper）和下（lower）**　是描述器官或结构距颅顶或足底的相对位置的名词。按照解剖学姿势，近颅者为上，近足者为下。如眼位于鼻的上方，口位于鼻的下方。

2. **前（anterior）和后（posterior）**　是指距身体前面、后面相对远近关系而言。距身体腹面近者为前，又称腹侧（ventral）；距背近者为后，又称背侧（dorsal）。

图绪-4　标准姿势

3. **内侧（medial）和外侧（lateral）**　是描述人体各局部器官和结构与人体正中面相对位置关系的名词。如鼻位于眼的内侧。

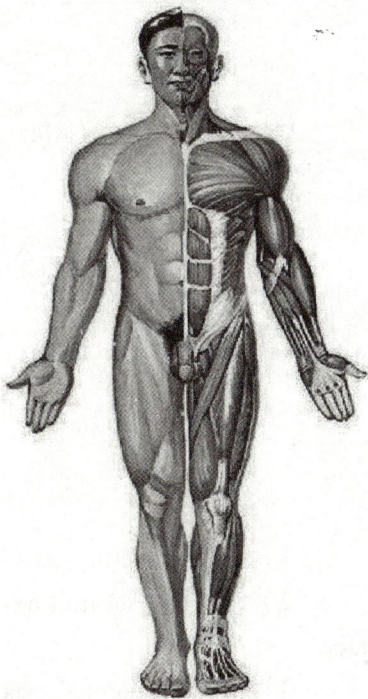

4. 内（interior）和外（exterior）　表示与体腔或有腔隙器官的空腔的相互位置关系，近内腔者为内，远内腔者为外。这应注意与内侧和外侧的区别。

5. 浅（superficial）和深（deep，profound）　是指与皮肤表面的相对位置关系，离皮肤近者为浅，离皮肤远而距人体内部中心近者为深。

6. 近侧（proximal）和远侧（distal）　在四肢距肢体根部近者，称近侧；距肢体根部远者，称远侧。上肢的尺侧（ulnar）与桡侧（radial）和下肢的胫侧（tibial）与腓侧（fibular），相当于内侧和外侧，其标志是根据前臂和小腿的相应骨——尺骨、桡骨与胫骨、腓骨得名。

（三）轴和面

1. 轴　是为了分析关节的运动，在解剖学姿势下，做出相互垂直的 3 种轴（图绪-5）。

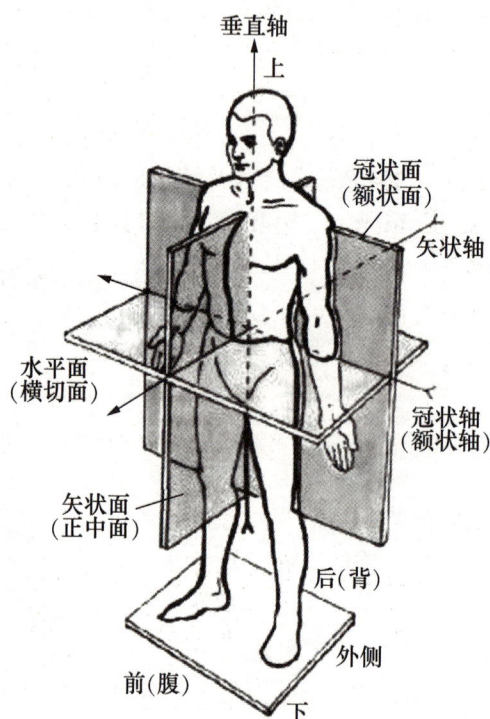

图绪-5　人体基本的轴面

（1）垂直轴（vertical axis）：为上下方向，垂直于水平面，与人体长轴平行的轴。

（2）矢状轴（sagittal axis）：为前后方向，与水平面平行，与人体长轴相垂直的轴。

（3）冠状轴（coronal axis）：亦称额状轴，为左、右方向，与水平面平行，与前两个轴相垂直的轴。

2. 面　人体或任一部分可在标准姿势条件下做互相垂直的 3 个切面（图绪-5）。

（1）矢状面（sagittal plane）：按前后方向，将人体分成左、右两部分的纵切面，此切面与水平面垂直。通过人体正中的矢状面为正中矢状面，其将人体分为左、右相等的两半。

（2）冠状面（frontal plane）：按左、右方向，将人体分为前、后两部分的纵切面，此面与水平面及矢状面相垂直。

（3）水平面（horizontal plane）：或称横切面，与地面平行，与上述两个平面相垂直的面，将人体分为上、下两部分。

另外，在描述器官的切面时，以其自身的长轴为准，与其长轴平行的切面，称纵切面；与长轴垂直的切面，称横切面，习惯上不用上述3个面表述。

（四）HE 染色

染色是用染料使组织切片着色，便于镜下观察。含氨基等碱性助色团的染料，称碱性染料。细胞和组织的酸性物质或结构与碱性染料易结合染色，使细胞内颗粒和胞质内的酸性物质染为蓝紫色，称嗜碱性。常用的碱性染料是苏木精。含羧基等酸性助色团的染料，称酸性染料。细胞和组织内的碱性物质或结构与酸性染料易结合染色，可使细胞质、基质及间质内的胶原纤维等染为红色，称嗜酸性。常用的酸性染料是伊红。组织学中最常用的是苏木精（hematoxylin）和伊红（eosin）染色法，按二者第一个字母简称HE染色。对碱性或酸性染料亲和力均不强者，称嗜中性。此外，有些组织结构经硝酸银处理（又称银染）后呈现黑色，此现象称嗜银性；有些特别的组织成分用甲苯胺蓝（toluidine blue）等碱性染料染色后不显蓝色而呈紫红色，这种现象称异染性。

（五）常用长度单位

人体形态学中结构的长度单位均采用国际计量单位，常用的是：厘米（centimeter，缩写cm）、毫米（millimeter，缩写mm）、微米（micrometer，缩写μm）和纳米（nanometer，缩写nm）。$1 \text{ cm} = 10 \text{ mm}$，$1 \text{ mm} = 10^3 \mu\text{m} = 10^6 \text{nm}$。

四、学习人体形态的基本观点与方法

（一）常用的基本观点

任何一门学科都有其特有的属性，学习观点也就有所区别。人体形态学学习中常用的几个观点如下：

1. 运用进化发展的观点　人类是长期进化发展而来的，是种系发生的结果，现代人类仍在不断发展变化中。在进化和发育过程中，人体器官的位置、形态和结构常出现进化和发展，也会出现变异或畸形。变异是指出现率较低，外观有所改变，但对功能影响不大或没有影响的个体差异；畸形则指出现率极低，外观改变明显，对功能有一定影响或影响严重的形态结构异常。变异和畸形有些是胚胎发育过程中的返祖（如毛人）或进化（如手部出现额外肌）的表现，有些则是胚胎发育不全、发育停滞、发育过度、异常分裂或融合、异位发育的结果。人出生以后在不断生长发育，不同年龄、不同社会生活、劳动条件等，均可影响人体结构与功能的发展。不同性别、不同地区、不同种族的人，个体差异会很明显，这些是正常普遍现象。以进化发展的观点研究人体的形态结构与功能，可以更深入、全面地认识人体。

2. **运用形态和功能相适应、相联系的观点**　人体每个器官都有其特定的功能，器官的形态结构是功能的物质基础，功能的变化影响器官形态结构的改变，形态结构的变化也将导致功能的变化；学习中要以结构联系功能，以功能来联想结构，如血细胞在血液内流动，其球形面积阻力最小，所以为圆形。四足动物的前肢和后肢，功能相似，形态结构也相仿；但从古猿到人的长期进化过程中，前后肢功能逐渐分化，使形态结构也发生了变化。人在劳动过程中，手从支持体重中解放出来，逐渐成为灵活地把握工具进行劳动的器官；而人的下肢在逐渐发育中比较粗壮以维持直立行走。加强锻炼可使肌肉发达，长期卧床可使肌肉萎缩、骨质疏松；肌的附着可使骨面形成突起，肌的经常活动可促进心、肺等器官的发育。这些都是形态和功能相适应、相联系的有力证明。这种形态与功能相结合的学习观点，要贯穿本书的全部学习过程中。

3. **运用局部与整体、动态与静态统一的观点**　人体是由许多器官、系统组成的有机体。对完整的人来说，任何器官或局部都是整体不可分割的一部分。局部与整体之间，在结构和功能上互相联系又互相影响。人体整体内环境既要稳态，又要不断更新；局部环境的改变会影响整体的状态。功能上既有神经体液的全身性调节，又有局部的旁分泌调节。局部的损伤不仅可影响邻近的部位，而且还影响到整体。

研究人体形态还要建立动态变化和静态观察统一的观点。观察的标本或组织切片是某一瞬间静止的图像，而机体内组织和细胞则是一直处于动态变化中的。学习时，必须要将静止的图像与动态变化相结合，才能真正理解与掌握人体完整的形态和功能。组织和细胞都是动态的，但切片只能显示某一特定的部位、方向，呈现特定图像，要通过静态观察联想出动态状况。

4. **运用理论与实践相结合的观点**　学习的目的是应用，学习人体形态结构就是为了更好地认识人体，为医学理论的学习与实践奠定基础。因此，学习时必须重视人体形态结构的基本特征，必须注意与生命活动密切相关的形态结构、功能特点，要在模型、标本上辨识掌握与诊治疾病有关的器官形态结构特征、功能变化特点。本门课程以形态学为主，又有发育学，形态描述多、名词多，既要理论上理解，又要重于记忆。为了有效记忆，必须重视实验，把书本知识与标本和模型等的观察结合起来，学会运用图谱及现代的 APP 图谱、VR 技术等形象教材，注重活体的触摸和观察，以达到正确全面地认识人体结构的目的。

掌握科学知识，只有树立正确的学习目的，才能激发学习的热情和积极性。因此，学生应树立为发展我国医学科学、保障人民健康、促进四个现代化建设而学习的正确态度，并以此为动力激发学习积极性，发扬勤奋刻苦、创造性学习的学风，并在学习中养成科学思维和独立工作能力，不断改进学习方法，才能学好人体形态学。

（二）常用的技术方法

人体形态学常用研究技术和方法较多，现将几种主要研究技术简要介绍。

1. 光学显微镜技术　普通光学显微镜（简称光镜）是一种既古老又常用的观测工具。最好的光镜其分辨率约为 0.2 μm，可将物体放大约 1 500 倍。借助光镜观察到的细胞、组织的微细结构，称光镜结构。在应用光镜技术时，需把组织制成薄片，以便光线透过，才能看到组织结构。最常用的薄片是石蜡切片（paraffin section），其制备程序大致如下：①取材、固定，将新鲜材料切成小块，放入固定液中，使蛋白质等成分迅速凝固，以保持活体时组织的结构状态；②脱水、透明、包埋，组织块经乙醇脱水，二甲苯透明后，包埋在石蜡中，使柔软组织变成具有一定硬度的组织蜡块；③切片、染色，用切片机将埋有组织的蜡块切成 5～7 μm 的薄片，贴于载玻片上，脱蜡后进行染色，最后用树胶加盖片封固。

除石蜡切片外，还有以下几种制作：①冰冻切片（freezing section），即把组织块置于低温下迅速冻结后，直接切片。这种方法程序简单、快速，常用于酶的研究和快速病理诊断。②涂片（smear），把液体标本（如血液、骨髓、腹腔积液）直接涂于玻片上。③铺片，把柔软组织（如疏松结缔组织）撕成薄膜铺在玻片上。④磨片，把硬组织如骨、牙等磨成薄片贴于玻片上。以上各种制片，经染色后可在光镜下观察。

因研究内容与观察对象的需要，有时要借助特殊的显微镜：①荧光显微镜，是用设置了特殊的光源、滤片系统的显微镜观察标本内的自发荧光物质、荧光素染色或标记结构的技术。②倒置相差显微镜，是一种把光源和聚光器安装在载物台上方，物镜放置在载物台的下方，利用光的相位差原理，观察组织培养的活细胞的形态及生长情况的技术。③激光共聚焦扫描显微镜，是 20 世纪 80 年代初研制成功的一种高光敏度、高分辨率的新型生物学仪器。CLSM 可以更准确地检测、识别组织或细胞内的微细结构及其变化，也可以对细胞的受体移动、膜电位变化、酶活性以及物质转运进行测定，并能用激光对细胞及染色体进行切割、分离、筛选和克隆；还可以对采集的图像进行二维或三维的分析处理。

2. 电子显微镜技术　电子显微镜（简称电镜）与光镜的基本原理相似，是以电子发射器代替光源，以电子束代替光线，以电磁透镜代替光学透镜，最后将放大的物像投射到荧光屏上进行观察的技术。分辨率可以比光镜高 100 倍。在电镜下所见的结构，称超微结构。常用的电镜有透射电镜和扫描电镜。

（1）透射电镜用于观察细胞内部超微结构。由于电子易散射或被物体吸收，所以用透射电镜观察时，必须制备比光镜切片更薄的超薄切片（常为 50～100 nm）。

（2）扫描电镜主要用于观察组织、细胞和器官表面的立体结构。扫描电镜标本不需要制成薄切片。

冷冻蚀刻技术可将膜类脂双层结构从中央疏水层劈开，从劈面上观察蛋白质分子在膜上的分布及其变化规律，是研究细胞膜相结构及其与功能联系的重要手段。

3. 组织化学和细胞化学技术　组织化学（histochemistry）和细胞化学（cytochemistry）是应用物理、化学反应原理，研究细胞组织内某种化学物质的分布和数量，从而探讨与其有关的功能活动。组织化学技术和细胞化学技术可分为以下几类：

（1）一般组织化学和细胞化学技术：其基本原理是在组织切片上滴加一定试剂，

使它与组织内或细胞内某种化学物质起反应，并在原位形成有色沉淀产物，通过观察该产物，可对某种化学物质进行定位、定性及定量研究。

（2）荧光组织化学技术：其基本原理是用荧光色素染色标本后，以荧光显微镜观察。荧光显微镜光源的紫外线可激发标本内的荧光物质，使其呈现荧光图像，借以了解细胞组织中的不同化学成分的分布。如用荧光色素吖啶橙染色后，细胞核中的 DNA 呈黄色至黄绿色荧光，细胞质及核仁中的 RNA 呈橘黄色至橘红色荧光，对比明显，极易鉴别。

（3）免疫细胞化学技术：是近年发展起来的新技术。其基本原理是利用抗原与抗体特异性结合的特点，检测细胞中某种抗原或抗体成分。该方法特异性强，敏感度高，已成为生物学及医学等学科的重要研究手段。

除上述常用技术方法外，尚有下列技术也用于形态学研究。放射自显影技术，又称同位素示踪技术，将放射性同位素标记物注入动物体内，追踪体内特殊物质代谢变化的定位技术。细胞和细胞化学定量技术，包括显微分光光度测量术、流式细胞术和形态计量术，分别用于测定细胞内化学物质的光吸收度，以进行微量分析；在细胞、亚细胞甚至分子水平进行高速定量检测以及对细胞、组织内各组分的数量、表面积、体积等进行绝对值或相对值的计量研究等。组织培养技术，将活细胞、活组织在无菌条件下，在人工模拟生理环境中培养，观察细胞形态和功能变化，并给予不同实验条件以观察其影响。

人体形态学发展简介

学习检测

在进行人体形态器官或结构研究表述时，如何确定位置关系？

项目一
细胞和基本组织 ——————————————

学习目标

1. 掌握基本组织的类型、特点；神经纤维的结构与功能；精子获能的概念；受精；卵裂和胚泡形成；植入；胎盘的结构和功能。

2. 熟悉细胞的组成及其功能；外分泌腺的结构特点；组织各种成分的结构和功能；胎盘的血液循环；先天畸形的发生原因和致畸敏感期。

3. 了解细胞连接的结构特点和功能；神经末梢的分类和功能；胚胎各期的外形特征；双胎、多胎和连体双胎。

■ 任务一 细胞

案例导入 ◆

　　患者，男，72 岁，吸烟 30 年，刺激性咳嗽伴痰中带血 3 周。痰脱落细胞学检查发现癌细胞，遂做纤维支气管镜检查，病理诊断为肺癌，行择期手术。

思　考

1. 该患者的病理诊断需观察细胞的哪个结构？
2. 细胞学检查有何意义？

细胞是一切生物体形态结构、生理功能和生长发育的基本单位。细胞的结构由细胞膜、细胞质与细胞核组成。

一、细胞膜

细胞膜（cell membrane）又称质膜（plasmalemma），包裹于细胞表面，细胞内也有丰富的膜性结构，称细胞内膜系统，常把质膜与细胞内膜统称为生物膜。

（一）细胞膜结构

细胞膜的化学成分主要是蛋白质和脂类，此外，还含有糖类、水、无机盐和金属离子。

1. 脂双层 由磷脂、糖脂和胆固醇组成，其中以磷脂为主。磷脂为兼性分子，分子的头部为亲水极，另一端是疏水极的尾部。在水溶液中，它们能自动形成双分子层结构，使疏水的尾部埋藏在里面，即膜的中央，亲水的头部露在外面，朝向细胞膜的内、外表面，而疏水的尾部伸向膜的中央，两层磷脂分子的尾部相对（图 1-1-1）。细胞膜内磷脂分子可以做旋转和侧向移动，使细胞膜呈现整体流动性。

2. 膜蛋白 可以移动，主要构成膜受体、载体、酶和抗原等，执行多种功能。

3. 糖类 只分布于细胞质膜的外表面，以寡糖链的形式分别与膜脂和膜蛋白结合，形成糖脂或糖蛋白（图 1-1-1）。糖脂可增强质膜外层的坚固性，并参与调节细胞生长、分化过程中的细胞识别和免疫调节等重要功能。

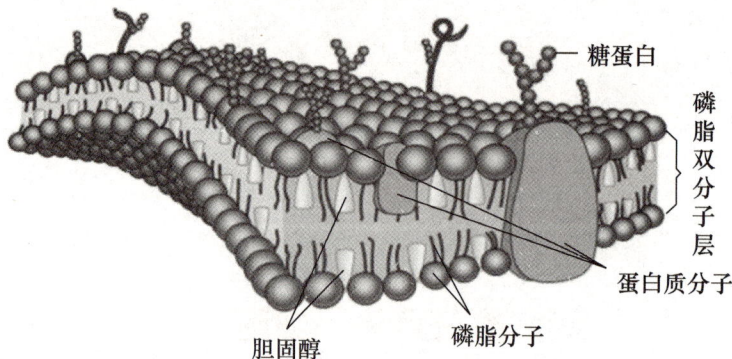

图 1-1-1　细胞膜结构模式图

（二）细胞膜的主要功能

1. 物质跨膜运输 细胞膜是细胞与细胞外环境间的半透膜屏障，对于物质进出细胞有选择性调节作用。

2. 信息跨膜传递 信息跨膜传递是质膜的重要功能。质膜上有多种受体蛋白，能感受外界各种化学信息，将信息传入细胞后，使细胞内发生各种生物化学反应和生物学效应。

二、细胞质

细胞质（cytoplasm）位于细胞膜与细胞核之间，由细胞器、包涵物、细胞骨架和细胞液组成（图 1-1-2）。细胞基质（cell matrix）是细胞质中均质而半透明的胶体部分，充填于其他有形结构之间。

（一）细胞器

细胞器（organelle）是细胞质内具有一定形态结构和某种特殊功能的有形成分，细胞的主要功能多由细胞器完成。细胞结构模式图如图1-1-2。

1. 线粒体　常为杆状、圆形或椭圆形。线粒体是细胞能量代谢中心，细胞生命活动能量的95%来自线粒体的ATP。

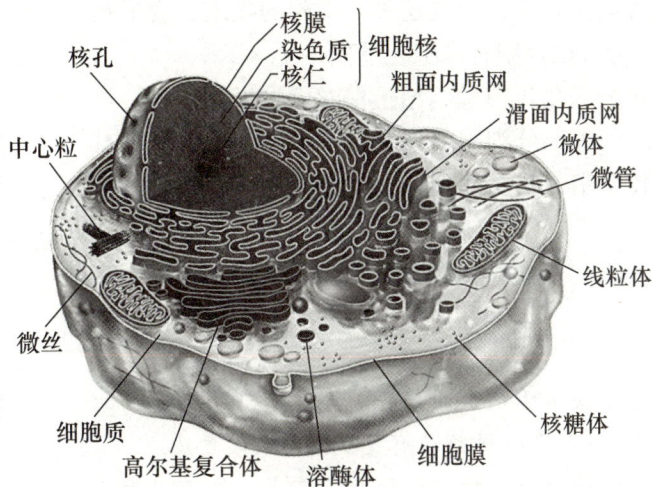

图 1-1-2　细胞结构模式图

2. 核糖体　又称核蛋白体，是最小的细胞器，核糖体能将mRNA所含的核苷酸密码翻译为氨基酸序列，即肽链。

3. 内质网　是扁平囊状或管泡状膜性结构，它们以分支互相吻合成为网络，分为粗面内质网和滑面内质网。前者主要功能是合成分泌蛋白质；后者主要功能是合成激素、解毒、储存离子和释放等。

4. 高尔基复合体　在细胞中的分布和数量依细胞的类型不同而异。其功能有产生溶酶体、分泌泡等。分泌泡是对来自粗面内质网的蛋白质进行加工、修饰、糖基化与浓缩，最终形成分泌颗粒排到细胞外，同时形成初级溶酶体，也参与细胞膜的更新。

细胞结构模式图

5. 溶酶体　为有膜包裹的小体，内含多种酸性水解酶，分为初级溶酶体和次级溶酶体。溶酶体可清除细胞内的外源性异物及内源性残余物，以保护细胞的正常结构和功能。

（二）包涵物

包涵物（inclusion body）是细胞质中具有一定形态的各种代谢物质的总称，包括糖原、脂滴及分泌颗粒。

（三）细胞骨架

细胞骨架是由微管、微丝和中间丝组成。

1. 微管　细而长的中空圆柱状结构，其支架作用可保持细胞形状，参与细胞的运动、纤毛和鞭毛的摆动、胞吞和胞吐作用、细胞内物质的运送等。

2. 微丝　广泛存在于细胞中，常成群或成束存在，能形成稳定的结构，可根据细胞周期和运动状态的需要，改变其在细胞内的形态和空间位置，并能够根据所在细胞的不同状态而聚合或解聚。此外，微丝还参与细胞的收缩、变形运动，细胞质流动、分裂以及胞吞、胞吐过程。

3. 中间丝　可分为角蛋白丝、结蛋白丝、波形蛋白丝、神经丝和神经胶质丝。大部分细胞中仅含有一种中间丝，故具有组织特异性，且较稳定。临床病理常利用此特性来鉴别肿瘤组织的来源。

细胞核

【案例分析】

1. 细胞学检查主要用于疾病的普查和高危患者的筛查，细胞核的改变对诊断和鉴别恶性肿瘤具有重要的形态学意义。

2. 细胞学检查方法简单、操作简便及痛苦小，广泛用于疾病的普查，特别是肿瘤普查和高危患者的筛选。

上皮组织

■ 任务二　结缔组织

案例导入 ◆

患者，男，42岁，慢性阑尾炎，突发性右下腹疼痛，行阑尾切除术。诊断为：蜂窝织炎性阑尾炎。

思　考

1. 蜂窝组织属于哪种基本组织？
2. 该组织是如何感染的？

结缔组织（connective tissue）广泛分布于人体内，细胞数量少，且种类多。细胞外基质量大、结构复杂，分为组织液、基质和纤维。细胞散居于细胞间质内，分布无极性。结缔组织具有连接、填充、修复、防御、支持、营养、保护等多种功能。广义的结缔组织，包括液状的血液、淋巴，松软的固有结缔组织和较坚固的软骨与骨；一般所说的结缔组织仅指固有结缔组织。

一、固有结缔组织

固有结缔组织（connective tissue proper）的基质呈半凝胶状，分为疏松结缔组织、致密结缔组织、脂肪组织和网状组织。

（一）疏松结缔组织

疏松结缔组织（loose connective tissue）又称蜂窝组织（areolar tissue），其特点是细胞种类较多，纤维较少，排列稀疏。疏松结缔组织在体内广泛分布，位于器官之间、组织之间以至细胞之间，具有连接、支持、营养、防御、保护和创伤修复等功能。疏松结缔组织铺片模式图如图 1-2-1 所示。

1. 细胞

（1）成纤维细胞（fibroblast）是疏松结缔组织的主要细胞成分。细胞扁平，多突起，呈星状，胞质较丰富，呈弱嗜碱性。胞核较大，扁卵圆形，染色质疏松，着色浅，核仁明显。成纤维细胞既合成和分泌胶原蛋白、弹性蛋白，生成胶原纤维、网状纤维和弹性纤维，又合成和分泌糖胺多糖和糖蛋白等基质成分。成纤维细胞处于功能静止状态时，称为纤维细胞（fibrocyte），其体积小，呈长梭形，核小，深染，胞质呈嗜酸性。在一定条件下，如创伤修复、组织再生时，纤维细胞又能再转化为成纤维细胞。

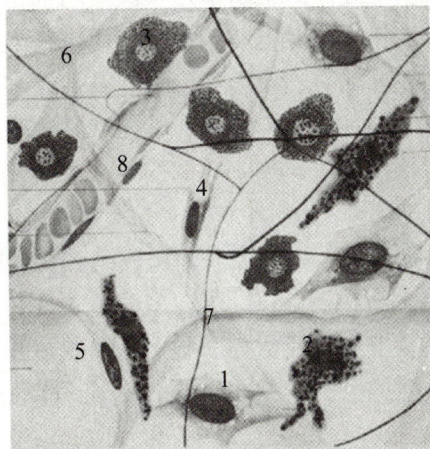

1——成纤维细胞

2——巨噬细胞

3——肥大细胞

4——纤维细胞

5——脂肪细胞

6——胶原纤维

7——弹性纤维

8——毛细血管

图 1-2-1　疏松结缔组织铺片模式图

（2）巨噬细胞（macrophage）是体内广泛存在的具有强大吞噬功能的免疫细胞。在疏松结缔组织内的巨噬细胞又称为组织细胞（histiocyte），常沿纤维散在分布，在炎症和异物等刺激下活化成游走的巨噬细胞。巨噬细胞形态多样，随功能状态而改变，通常有钝圆形突起，功能活跃者常伸出较长的伪足而形态不规则；胞核较小，卵圆形或肾形，多为偏心位，着色深，核仁不明显；胞质丰富，多呈嗜酸性。巨噬细胞有重要的防御功能，并具有趋化性定向运动、吞噬和清除异物及衰老伤亡的细胞、分泌多种生物活性物质以及参与和调节人体免疫应答等功能。

（3）浆细胞（plasma cell）在疏松结缔组织内通常较少，呈卵圆形或圆形，核圆形，多偏居细胞一侧，染色质成粗块状沿核膜内面呈辐射状排列。胞质丰富，呈嗜碱性，核旁有一浅染区。浆细胞具有合成、储存与分泌抗体（antibody）即免疫球蛋白（immunoglobulin，Ig）的功能，参与体液免疫应答。浆细胞来源于 B 淋巴细胞。在抗原的反复刺激下，B 淋巴细胞增殖、分化，转变为浆细胞，产生抗体。抗体能特异性地中和、消除抗原。

（4）肥大细胞（mast cell）体积较大，呈圆形或卵圆形，胞核小而圆，多位于中央。胞质内充满异染性颗粒，颗粒易溶于水。肥大细胞分布很广，常沿小血管和小淋巴管分布。肥大细胞与变态反应有密切关系。肥大细胞合成和分泌多种活性介质，包括组胺（histamine）、嗜酸性粒细胞趋化因子、白三烯（leukotriene）和肝素（heparin）等。组胺、白三烯能使细支气管平滑肌收缩，使微静脉及毛细血管扩张，通透性增加，可导致局部组织水肿，如在皮肤引起荨麻疹；呼吸道水肿及支气管平滑肌痉挛，造成气道狭窄引发支气管哮喘等。

（5）脂肪细胞（fat cell）常沿血管分布，单个或成群存在。细胞体积大，常呈圆球形或相互挤压成多边形。胞质被一个大脂滴推挤到细胞周缘，包绕脂滴。核被挤压呈扁圆形，连同部分胞质呈新月形，位于细胞一侧。在HE标本中，脂滴被溶解，细胞呈空泡状。脂肪细胞有合成和储存脂肪、参与脂质代谢的功能。

2. 细胞外基质

（1）纤维（fiber）分 3 种类型：①胶原纤维是结缔组织中的主要纤维成分，新鲜时呈白色，纤维粗细不等，呈波浪状，分支并相互交织成网，由成纤维细胞分泌，韧性大，抗拉力强；②弹性纤维新鲜状态下呈黄色，又名黄纤维。弹性纤维较细，直行，分支交织，粗细不等，表面光滑，断端常卷曲，富有弹性；③网状纤维较细，分支多，交织成网。多分布在结缔组织与其他组织交界处，如基膜的网板、肾小管周围、毛细血管周围。

（2）基质（ground substance）是一种由生物大分子构成的胶状物质，具有一定黏性。构成基质的大分子物质包括蛋白多糖和糖蛋白。蛋白多糖形成具有许多微孔结构的分子筛，小于微孔隙的物质，如水、营养物、代谢物、激素、气体等可以通过，便于血液与细胞间进行物质交换；大于微孔隙的大分子物质，如细菌则不能通过，有利于限制细菌等有害物质扩散。

（3）组织液（tissue fluid）内含有电解质、单糖、气体分子等物质。组织液不断更新，可使血液中的氧和营养物质不断地输送给组织、细胞，并将细胞的代谢产物和二氧化碳运走，成为细胞赖以生存的内环境。当组织液的产生和回流失去平衡时，或机体电解质和蛋白质代谢发生障碍时，组织液的含量可增多或减少，从而导致组织水肿或脱水。

（二）致密结缔组织

致密结缔组织（dense connective tissue）是以纤维为主要成分的固有结缔组织，且纤维粗大，排列紧密。其包括规则致密结缔组织，主要构成肌腱和腱膜；不规则致密结缔组织，见于真皮、硬脑膜、巩膜等处；弹性组织，以弹性纤维为主，如项韧带和黄韧带，以适应脊柱运动。

（三）脂肪组织

脂肪组织（adipose tissue）由大量脂肪细胞密集而成，分为黄色脂肪组织和棕色脂肪组织；黄色脂肪组织，是机体的储能库，主要分布于皮下、腹腔、盆腔和骨髓腔等，具有储存脂肪、缓冲机械性压力、阻止体内热量散发和参与脂肪代谢等功能；棕色脂肪组织，见于新生儿，可产生热能。

（四）网状组织

网状组织（reticular tissue）由网状细胞和网状纤维构成。网状纤维沿网状细胞分布，共同构成支架。分布于淋巴结、脾和骨髓，是淋巴组织和造血组织的基本成分。

二、血液

血液（blood）流动于血管内，成人循环血容量约为 5 L，约占体重的 7%。由血细胞（blood cell）和血浆（plasma）组成。从血管取少量血液加入适量抗凝剂，有形成分经自然或离心沉淀后，可分出 3 层：上层为淡黄色的液体，称血浆；下层为红细胞；中间的薄层为白细胞和血小板（图 1-2-2）。血浆相当于结缔组织的细胞外基质，约占血液容积的 55%，其中 90% 是水，其余为血浆蛋白（清蛋白、球蛋白、纤维蛋白原等）、脂蛋白、无机盐、酶、激素和各种代谢产物。血液流出血管后，溶解状态的纤维蛋白原转变为不溶解状态的纤维蛋白，凝固成血块。血块静置后即析出淡黄色透明的液体，称血清。

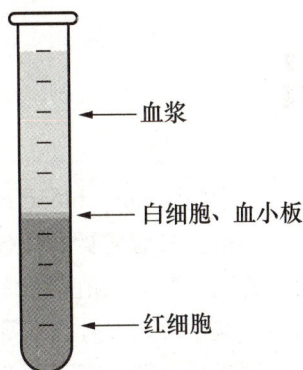

血浆
白细胞、血小板
红细胞

图 1-2-2 血液成分模式图

在正常生理情况下，血细胞有一定的形态结构，并有相对稳定的数量。血细胞形态、数量、比例和血红蛋白含量的测定，称血常规。患病时，血常规常有显著变化，故检查血常规对了解机体状况和诊断疾病十分重要。

（一）红细胞

红细胞（red blood cell，RBC）直径为 7～8.5 μm，呈双凹圆盘状，中央较薄，周缘较厚，故在血涂片标本上中央染色较浅、周缘较深（图 1-2-3）。红细胞的形态使它有较大的表面积，最大限度地适应其携带氧气和二氧化碳的功能。成熟红细胞无核，无细胞器，胞质内充满血红蛋白（hemoglobin，Hb），使红细胞呈红色。正常成人血液中血红蛋白的含量：男性为 120～150 g/L，女性为 110～140 g/L。

红细胞质膜上有血型抗原 A 和（或）血型抗原 B，是一种糖蛋白，构成人类的 ABO 血型抗原系统，在临床输血中具有重要意义。

红细胞的平均寿命约为 120天。与此同时，每天有等量红细胞从骨髓进入血液。有些细胞内尚残留部分核糖体，用煌焦油蓝染色后呈细网状，称网织红细胞。骨髓造血功能发生障碍的患者，网织红细胞计数减少。若贫血患者的网织红细胞在治疗后计数增多，说明治疗有效。

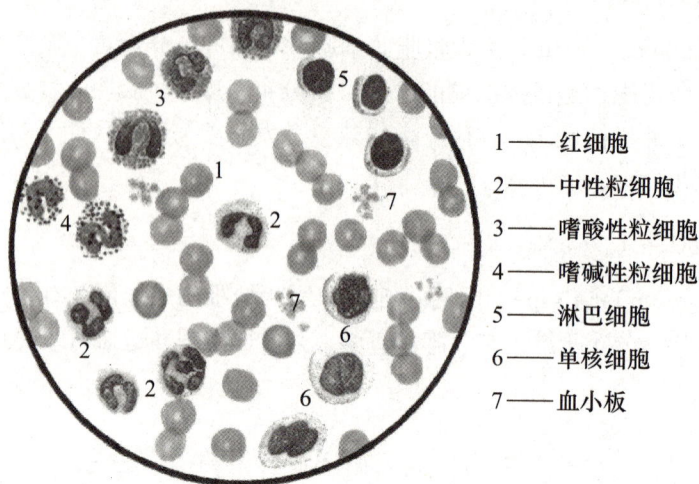

图 1-2-3　血细胞模式图

1——红细胞
2——中性粒细胞
3——嗜酸性粒细胞
4——嗜碱性粒细胞
5——淋巴细胞
6——单核细胞
7——血小板

（二）白细胞

白细胞（white blood cell，WBC）为无色有核的球形细胞，体积比红细胞大，能做变形运动，具有防御和免疫功能。成人白细胞的正常值为（4.0～10）×10^9/L。男女无明显差别。婴幼儿稍高于成人。血液中白细胞的数量受多种生理因素的影响，如劳动、运动、饮食及妇女月经期等。光镜下，根据白细胞胞质内有无特殊颗粒，可将其分为有粒白细胞和无粒白细胞。有粒白细胞又根据颗粒的嗜色性，分为中性粒细胞、嗜酸性粒细胞和嗜碱性粒细胞。无粒白细胞分为单核细胞和淋巴细胞。

1. 中性粒细胞　数量最多，占白细胞总数的 50%～70%。核形态多样，有的呈弯曲杆状，称杆状核；有的呈分叶状，叶间有细丝相连，称分叶核，核以 2～3 叶者居多（图 1-2-3）。当机体受细菌严重感染时，大量中性粒细胞从骨髓进入血液，杆状核与 2 叶核的细胞增多，称核左移；4～5 叶核的细胞增多，称核右移，表明存在骨髓造血功能障碍。

中性粒细胞有活跃的变形运动、吞噬功能，并有很强的趋化性。中性粒细胞以变形运动穿出血管，聚集到细菌感染部位，吞噬细菌，如果中性粒细胞吞噬细菌后死亡，称为脓细胞。

2. 嗜酸性粒细胞　占白细胞总数的 0.5%～3%。胞质内充满粗大、均匀的嗜酸性颗粒（图 1-2-3）。嗜酸性粒细胞能吞噬抗原抗体复合物，释放组胺酶灭活组胺，从而减弱过敏反应。在过敏性疾病或寄生虫感染时，血液中嗜酸性粒细胞增多。

3. 嗜碱性粒细胞　数量最少，占白细胞总数的 0%～1%。胞质内含有嗜碱性颗粒，大小不等（图 1-2-3）。颗粒内含有肝素、组胺，胞质内含白三烯。嗜碱性粒细胞与肥大细胞的分泌成分相同，也参与过敏反应。

4. **单核细胞** 占白细胞总数的 3%～8%，是体积最大的白细胞，呈圆形或椭圆形。核呈卵圆形、肾形或不规则形等。胞质含有许多细小的嗜天青颗粒（图 1-2-3）。单核细胞有活跃的变形运动、明显的趋化性和一定的吞噬功能。

5. **淋巴细胞** 占白细胞总数的 25%～30%，呈圆形或椭圆形，大小不等（图 1-2-3）。按细胞大小可分为小淋巴细胞、中淋巴细胞和大淋巴细胞。根据发生和功能不同，可分为 3 类：①胸腺依赖淋巴细胞（T 细胞）来源于胸腺，参与细胞免疫，并有调节免疫应答的作用；②骨髓依赖细胞（B 细胞）来源于骨髓，受抗原刺激后增殖分化为浆细胞，产生抗体，参与体液免疫；③自然杀伤细胞（NK 细胞）来源于骨髓，可杀伤某些肿瘤细胞。

（三）血小板

血小板（blood platelet）呈双凸圆盘状，是骨髓巨核细胞胞质脱落的碎片，故无细胞核。血小板在血涂片中，常呈多角形，聚集成群；中央部有蓝紫色的颗粒，称颗粒区；周边部呈均质浅蓝色，称透明区（图 1-2-3）。其正常值为（100～300）×10^9/L，主要参与止血和凝血过程。

【知识链接】◆

造血干细胞

造血干细胞（hematopoietic stem cell，HSC）是指骨髓中的干细胞，具有自我更新能力，并能分化为各种血细胞前体细胞，最终生成各种血细胞成分，包括红细胞、白细胞和血小板。它们也可以分化成各种其他细胞。其来源主要有 3 个渠道：骨髓血造血干细胞、外周血造血干细胞和脐带血造血干细胞。造血干细胞移植是现代生命科学的重大突破，可用于治疗恶性血液病、骨髓功能衰竭、部分非血液系统恶性肿瘤、部分遗传性疾病等多种疾病。因为有了造血干细胞移植技术，所以世界各地成千上万患有以上疾病的患者，重新燃起了生命的希望。

三、软骨

软骨（cartilage）是由软骨组织及周围的软骨膜构成。软骨内无血管、淋巴管和神经。软骨的营养由软骨膜经软骨基质渗透至软骨深部。软骨组织则由软骨基质和软骨细胞构成。软骨基质即为细胞间质，由无定形基质和其中的纤维构成。根据软骨基质所含纤维的不同，可将软骨分为透明软骨、纤维软骨和弹性软骨。

（一）透明软骨

透明软骨分布于肋、关节、气管与支气管等。软骨中央常见 2～8 个软骨细胞同处在一个软骨陷窝内，它们由一个细胞分裂增殖而成，故称同源细胞群（图 1-2-4）。基质中含大量水分，使透明软骨呈半透明状。透明软骨具有较强的抗压性，并有一定的弹性和韧性。

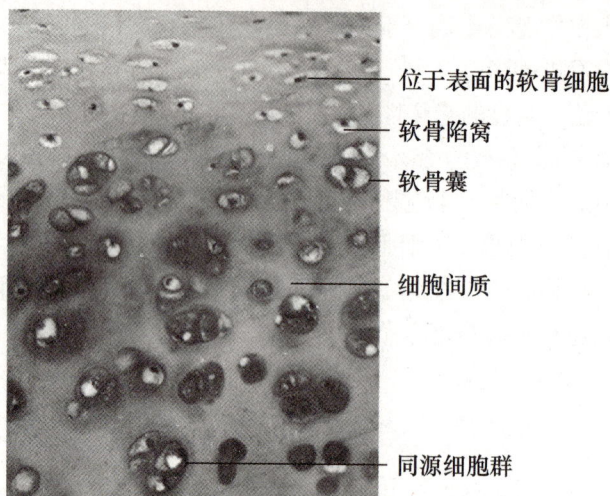

图 1-2-4 透明软骨光镜图

（二）纤维软骨

纤维软骨分布于椎间盘、关节盘、耻骨联合等部位，其基质中含有大量平行或交织排列的胶原纤维束，具有较强的韧性。

（三）弹性软骨

弹性软骨分布于耳郭、会厌等处，其结构特点是软骨基质中含大量交织的弹性纤维，具有较强的弹性。

四、骨

骨主要由骨组织、骨膜及骨髓等构成，属于器官。

（一）骨组织

由细胞及大量钙化的细胞外基质（又称骨基质）构成，是坚硬的结缔组织。骨组织结构模式图如图 1-2-5 所示。

1. **骨基质** 即骨质，由有机成分和无机成分组成。有机成分约占骨组织重量的 35%，含有大量胶原纤维及少量无定形基质。无机成分，称骨盐，主要为羟基磷灰石结晶。骨盐沉积于呈板层状排列的骨胶纤维上，形成坚硬的板状结构，称骨板，是骨组织的特征性结构。同一骨板内的骨胶纤维平行排列，相邻骨板内的骨胶纤维相互垂直。这种结构特点，有效地增加了骨的支撑力。

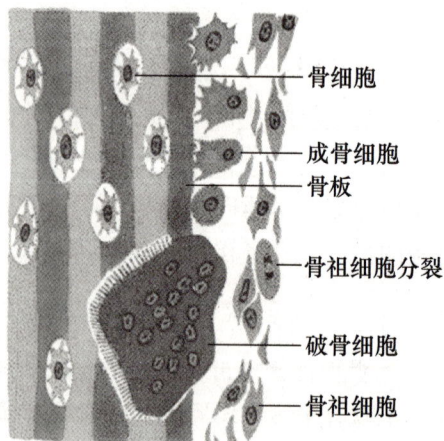

图 1-2-5 骨组织结构模式图

2. 细胞

（1）骨祖细胞又称骨原细胞，存在于骨外膜及骨内膜贴近骨组织处。骨祖细胞是一种干细胞，当骨组织生长或改建时，增殖分化为成骨细胞。

（2）成骨细胞胞体较大，核大而圆，胞质嗜碱性，分布在骨组织表面。成骨细胞产生胶原纤维和基质，形成类骨质（osteoid）。类骨质钙化为骨质，成骨细胞被埋于骨基质中，转变为骨细胞。

（3）骨细胞细胞体小，呈扁椭圆形，具有许多细长的突起，单个分散排列于骨板内或骨板间。骨细胞具有溶骨和成骨作用，参与调节钙、磷平衡。

（4）破骨细胞数量较少，散在分布于骨组织边缘，由多个单核细胞融合而成，是一种多核的巨细胞，胞质嗜酸性。破骨细胞有溶解和吸收骨基质的作用，属于单核吞噬细胞系统的成员。在骨组织内，破骨细胞和成骨细胞相辅相成，共同参与骨的生长和改建。

（二）长骨的结构

长骨由骨松质、骨密质、骨膜、关节软骨及血管、神经等构成。

1. 骨松质（spongy bone） 多分布于长骨的骺部，为大量针状或片状的骨小梁相互连接而成的多孔隙网架结构，网眼中充满红骨髓。长骨结构模式图见图1-2-6。

2. 骨密质（compact bone） 多分布于长骨骨干处，由不同类型的骨板构成。根据骨板排列方式的不同，可分为4种。长骨骨干结构模式图如图1-2-7所示。

（1）外环骨板：环行排列于骨干的外周面，较厚而整齐。

（2）内环骨板：沿骨干的骨髓腔面排列，较薄，不整齐。内、外环骨板均有横向穿行的管道，称穿通管（perforating canal），其内含血管、神经等。

（3）骨单位：呈长筒状，位于内、外环骨板之间，是骨密质的主要结构单位。骨单位中央有一条纵行的管道，称中央管，是血管和神经的通路。

长骨骨干结构模式图

（4）间骨板：是充填在骨单位间或骨单位与环骨板之间的一些不规则形或呈扇形的骨板，无哈弗斯管，是旧的骨单位或内、外环骨板被破坏吸收后残留的部分。

3. 骨膜 除关节面以外，骨的外表面及内表面均被覆一层致密结缔组织膜，即骨膜。在外表者，称骨外膜，其结构和功能与软骨膜相似。在骨髓腔面、骨小梁的表面、中央管及穿通管的内表面也衬有薄层的结缔组织膜，其纤维细而少，富含血管、神经和骨祖细胞，称骨内膜。骨膜的主要作用是营养骨组织，并为骨的生长和修复提供成骨细胞。

4. 骨髓 骨髓可分为红骨髓和黄骨髓。胎儿和婴幼儿的骨髓都为红骨髓，为造血组织；成人红骨髓和黄骨髓各占一半，黄骨髓主要为脂肪组织，保持造血潜能。

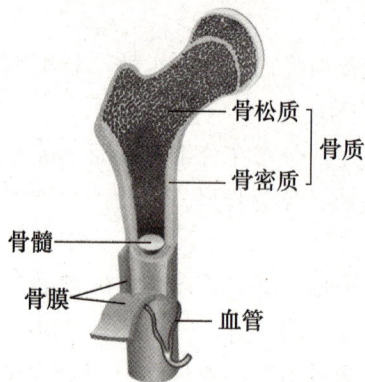

图 1-2-6 长骨结构模式图

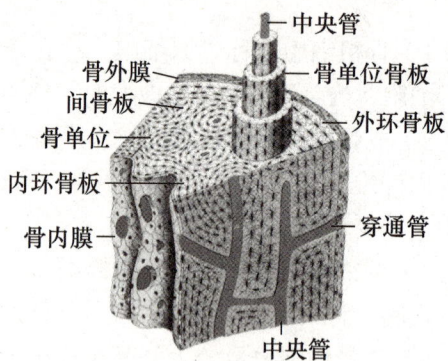

图 1-2-7 长骨骨干结构模式图

【案例分析】

1.蜂窝组织属于疏松结缔组织。

2.蜂窝织炎是急性化脓性炎症，多由链球菌引起。该菌能分泌透明质酸酶，分解疏松结缔组织内的透明质酸，破坏分子筛，使细菌及其产生的毒素扩散，引起机体局部强烈的炎症反应和全身症状。

任务三　肌组织

案例导入

患者，女，48 岁，近来出现对称性肢体及颈肌无力，肌肉压痛，步行困难，蹲位站立和双臂上举困难，呈进行性加重，诊断为多发性肌炎。

思　考

1. 该病侵犯了哪种组织？

2. 该组织会有哪些影响？

肌组织（muscle tissue）主要由肌细胞组成，其间有少量结缔组织、血管、淋巴管和神经。肌细胞细长，呈纤维状，故又称肌纤维。肌细胞的细胞膜称肌膜，细胞质称肌浆；细胞内的滑面内质网称肌浆网，是储存与释放 Ca^{2+} 的细胞器。细胞质中有大量肌丝，是细胞进行舒缩运动的物质基础。

根据肌纤维的形态结构、存在部位和功能特点，可将肌组织分为骨骼肌、心肌和平滑肌。骨骼肌纤维和心肌纤维均有明暗相间的横纹，称横纹肌；平滑肌纤维无横纹。骨骼肌的运动受意识支配，属随意肌，收缩迅速而有力，易疲劳；心肌和平滑肌的运动不受意识支配，属不随意肌。

一、骨骼肌

骨骼肌（skeletal muscle）构成肌腹，借肌腱附着于骨上。每块肌均由平行排列、细长的肌纤维束构成。结缔组织包裹在每块肌的外面形成肌外膜（图 1-3-1），内含血管和神经。肌外膜的结缔组织以及血管和神经的分支深入肌内，分隔包裹多条肌纤维，形成肌束。包绕肌束的结缔组织，称肌束膜；包绕每条肌纤维的薄层疏松结缔组织，称肌内膜，含丰富的毛细血管。各层结缔组织膜有支持、连接、营养和保护肌的作用。

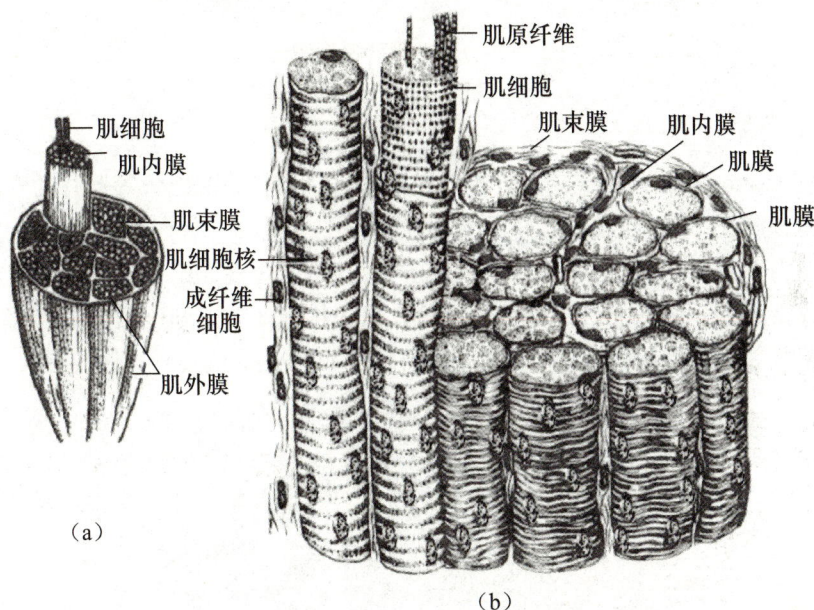

图 1-3-1 骨骼肌与骨骼肌纤维结构模式图

骨骼肌的每条肌原纤维都有明暗相间的带，明带（light band）又称I带，中央有一条深染的细线，称 Z 线。暗带（dark band）又称 A 带，其中央有一淡染的窄带为 H 带，H 带的中央还有一条染色较深的线，称 M 线。相邻的两条 Z 线之间的一段肌原纤维，称肌节，包括 1/2 I 带+ A 带+ 1/2 I 带，是骨骼肌实现收缩和舒张功能的基本结构单位（图 1-3-2）。

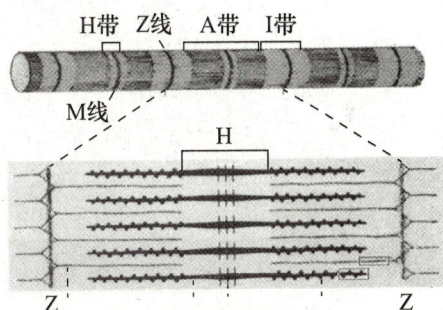

图 1-3-2 肌节示意图

二、心肌

心肌（cardiac muscle）分布在心和邻近心的大血管根部。心肌主要由心肌纤维构成，其间有结缔组织、血管和神经。心肌纤维呈短柱状，有分支。相邻肌纤维端端相连，相互吻合成网。心肌纤维有横纹，但不如骨骼肌明显；每条心肌纤维一般有 1 个椭圆形的核，位于细胞中央，染色较浅。相邻两心肌纤维连接处互相嵌合，特化成闰盘，光镜下呈着色较深的横行或阶梯状的细线（图 1-3-3）。心肌收缩有自动节律性，不受意识支配，为不随意肌，不易疲劳。

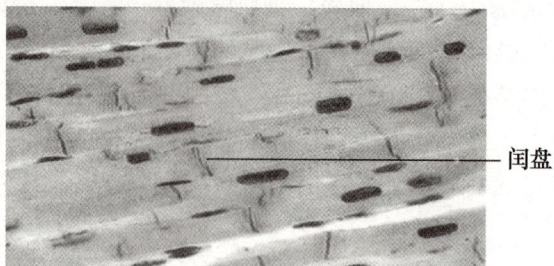

图 1-3-3　心肌纤维光镜图

三、平滑肌

平滑肌（smooth muscle）广泛分布于内脏器官、血管、淋巴管等器官的壁内，收缩缓慢而持久，属于不随意肌。平滑肌纤维呈长梭形，大小不一，长度为 15～200 μm（妊娠子宫的平滑肌纤维可长达 500 μm），无横纹，只有1个核，位于中央，细胞收缩时核常呈扭曲或折叠状。平滑肌纤维间彼此平行，聚集排列，一个细胞粗的中间部与另一细胞细的末端毗邻，使细胞间连接紧密，有利于细胞间收缩力的传导（图 1-3-4）。

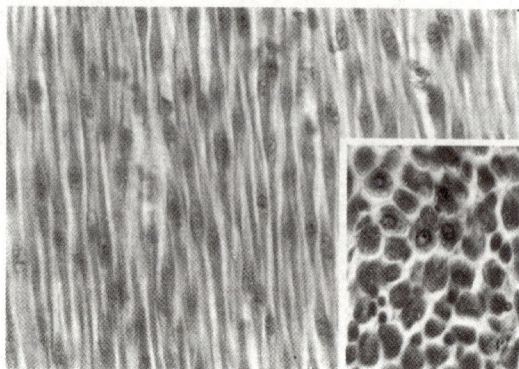

图 1-3-4　平滑肌纤维光镜图

【案例分析】

1. 多发性肌炎是一种以肌无力、肌痛为主要表现的自身免疫性疾病，主要累及骨骼肌。

2. 该病表现为肌纤维肿胀，横纹消失，进而肌纤维断裂，甚至坏死。临床表现为对称性近端肢体无力，难以下蹲或起立，双臂难以上举，常伴有肌肉关节酸胀疼痛，且有压痛。如呼吸肌受累，可有胸闷及呼吸困难。

任务四　神经组织

案例导入

患者，男，25岁，2周前有上呼吸道感染史。因"四肢无力1周，伴吞咽困难、呼吸困难1日"入院。体检：呼吸急促，表情痛苦，双侧周围性面瘫，咽反射消失，四肢肌张力低，腱反射消失，病理反射未引出，双上肢手腕以下、双下肢膝以下呈对称性手套、袜套样感觉减退。初步诊断为急性脱髓鞘性多发性神经炎（又称吉兰—巴雷综合征）。

思　考

1.病变侵犯了哪种组织？

2.该组织会有何影响？

神经组织（nervous tissue）是构成神经系统的组织学基础，由神经细胞（nerve cell）和神经胶质细胞（neuroglial cell）组成。神经细胞又称神经元（neuron），是神经系统结构和功能的基本单位，有接受刺激、整合信息和传导冲动的能力，有些神经元还有分泌激素的功能。神经胶质细胞的数量比神经元多，无传导神经冲动的能力，对神经元起支持、营养、保护和绝缘等作用。

一、神经元

（一）神经元的结构

神经元形态不一、大小不等，由胞体、树突和轴突组成（图1-4-1）。

1.胞体　形态多样，大小不等，由细胞膜、细胞质和细胞核组成，是神经元的营养代谢中心。

（1）细胞膜为单位膜，延伸包裹于轴突与树突，有产生兴奋、接受刺激和传导神经冲动的功能。

（2）细胞核位于胞体的中央，大而圆，着色浅，核仁明显。

（3）细胞质的特征性结构为尼氏体和神经原纤维。

①尼氏体（Nissl body）：为嗜碱性颗粒或小块，分布均匀并延续到树突内。神经元光镜图见图1-4-2。其主要功能是合成细胞器更新所需的结构蛋白质、合成神经递质（neurotransmitter）所需的酶类以及肽类的神经调质（neuromodulator）。

②神经原纤维（neurofibril）：在镀银标本上，神经原纤维呈棕黑色、交错排列成

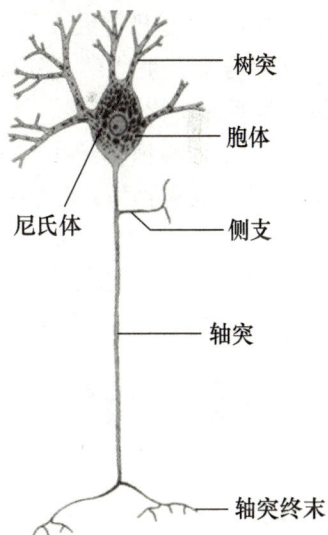

图1-4-1　神经元结构模式图

（树突、胞体、侧支、轴突、尼氏体、轴突终末）

细丝网，分布到轴突与树突内，参与神经元内的物质运输。

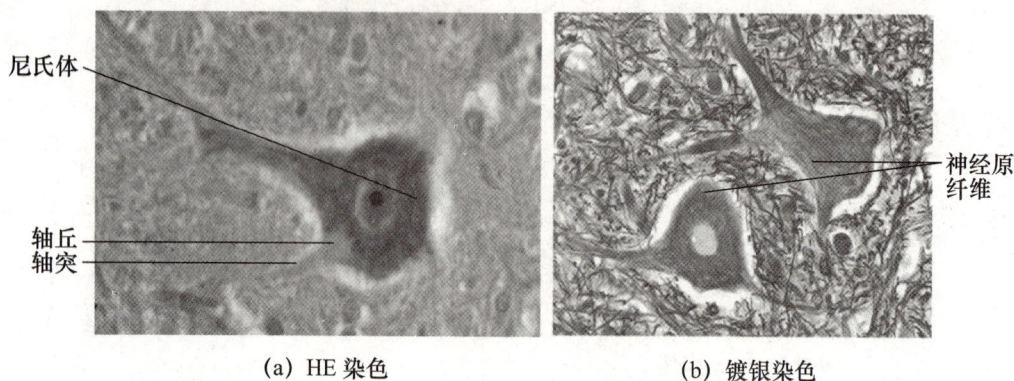

（a）HE 染色　　　　　（b）镀银染色

图 1-4-2　神经元光镜图

2. 突起

（1）树突（dendrite）：每个神经元有 1 个或多个树突，形如树枝状，主要功能是接受刺激，并将刺激传向胞体。

（2）轴突（axon）：一个神经元只有 1 个轴突，其内无尼氏体，染色浅，长短不一，主要功能是传导神经冲动。

神经元模式图

（二）神经元的分类

1. 按神经元突起的数量分类

（1）假单极神经元从神经元的细胞体发出一个突起，离细胞体不远处该突起再分出 2 个分支，呈"T"字形，一支分布到其他组织或器官中，称周围突；另一支进入中枢神经系统，称中枢突。

（2）双极神经元有 2 个突起，分别为树突和轴突。

（3）多极神经元有多个突起，含 1 个轴突和多个树突。神经元模式图见图 1-4-3。

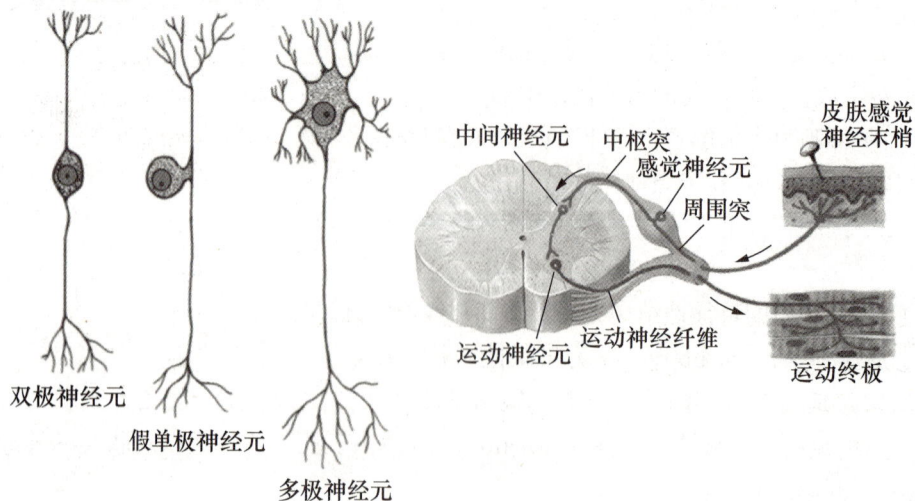

图 1-4-3　神经元模式图

2.按神经元的功能分类

（1）感觉神经元（sensory neuron）或传入神经元，多为假单极神经元（图1-4-3）。胞体主要位于脊神经节或脑神经节内；其周围突接受刺激，并将刺激经中枢突传向中枢。

（2）运动神经元（motor neuron）或传出神经元，属多极神经元（图1-4-3）。胞体主要位于脑、脊髓及内脏神经节内；树突接受中枢的指令，轴突支配肌纤维或腺细胞，使其产生收缩或分泌效应。

（3）中间神经元（interneuron）或联合神经元，分布在感觉神经元和运动神经元之间，起联络作用。多数属多极神经元，约占神经元总数的99%。

二、神经元的连接

神经元的连接位于神经元与神经元之间，或神经元与非神经元（效应器及感受器细胞）之间的一种特化的细胞连接方式，称突触（synapse），是神经元传导信息的重要结构。根据突触传递信息的方式，可分为化学性突触（chemical synapse）和电突触（electrical synapse）。前者较常见，由突触前成分、突触间隙和突触后成分组成，是以释放神经递质传递信息的突触；后者是通过缝隙连接传递电信息的突触，传导方向取决于两个神经元之间的关系而不依赖神经递质，故可双向传导。

电镜下，化学突触的突触前成分和突触后成分相对应的细胞膜较其余部位略增厚，分别称为突触前膜和突触后膜，两膜之间的狭窄间隙称为突触间隙（图1-4-4）。当突触前神经元发出的神经冲动沿轴膜传导至轴突终末时，引发突触前膜发生一系列变化，突触小泡移至突触前膜并与之融合，释放神经递质到突触间隙，神经递质与突触后膜上的特异性受体结合，使突触后神经元（或效应细胞）产生兴奋性或抑制性突触后电位，将信息传送给后一神经元或效应细胞。

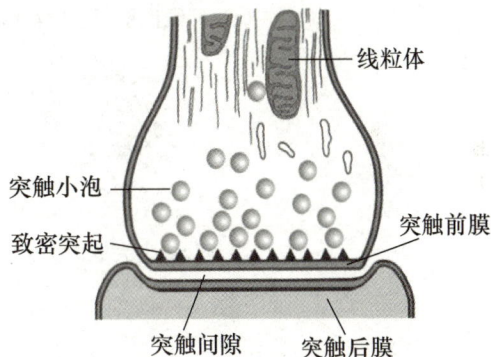

图1-4-4　化学突触结构模式图

三、神经胶质细胞

神经胶质细胞（neuroglial cell）数量比神经元多10～50倍，广泛分布于中枢神经系统和周围神经系统，对神经元起支持、营养、保护和绝缘等作用。根据其存在的部位，分为中枢神经系统的神经胶质细胞和周围神经系统的神经胶质细胞。

（一）中枢神经系统的神经胶质细胞

1.星形胶质细胞　为神经胶质细胞中体积最大、数量最多的细胞，参与血-脑屏障的构成，分为纤维性星形胶质细胞和原浆性星形胶质细胞。星形胶质细胞能分泌神经营养因子，维持神经元的生存及其功能活动。在中枢神经系统损伤时，星形胶质细胞可以增生，形成瘢痕。

2. **少突胶质细胞**　体积小，呈梨形或卵圆形。每个突起末端膨大扩展成扁平叶片状，呈同心圆包绕神经元轴突形成髓鞘。

3. **小胶质细胞**　体积最小，胞体细长或椭圆，数量少，主要分布于灰质内。当中枢神经系统损伤时，小胶质细胞可转变为巨噬细胞，吞噬死亡的细胞、蜕变的髓鞘等。

4. **室管膜细胞**　被覆于脑室和脊髓中央管腔面，呈单层立方或柱状，形成室管膜，具有支持和保护功能，并参与脑脊液形成。中枢神经系统神经胶质细胞模式图如图1-4-5。

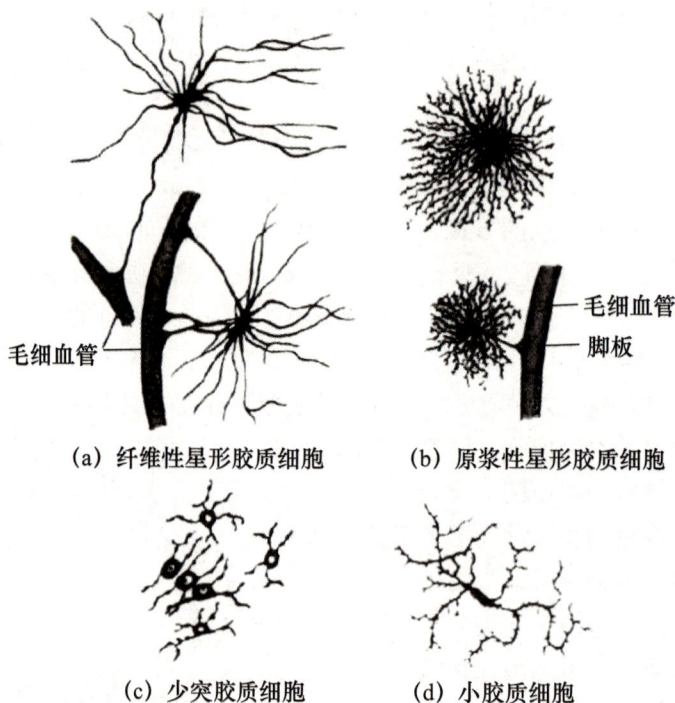

毛细血管

（a）纤维性星形胶质细胞

毛细血管
脚板

（b）原浆性星形胶质细胞

（c）少突胶质细胞

（d）小胶质细胞

图1-4-5　中枢神经系统神经胶质细胞模式图

（二）周围神经系统的神经胶质细胞

1. **施万细胞**　施万细胞分为2种：①一种呈长卷筒状，包绕轴突形成的鞘状结构，称髓鞘（myelin sheath）（图1-4-6、图1-4-7）；②另一种呈长圆柱状，表面有数量不等的纵行凹沟，其内有神经元的长突起。参与周围神经系统无髓神经纤维的构成（图1-4-6）。施万细胞表面有基膜，能分泌神经营养因子，促进受损伤的神经元存活及轴突的再生。

2. **卫星细胞**　卫星细胞是神经节内包裹在神经元胞体周围的一层扁平或立方形细胞。

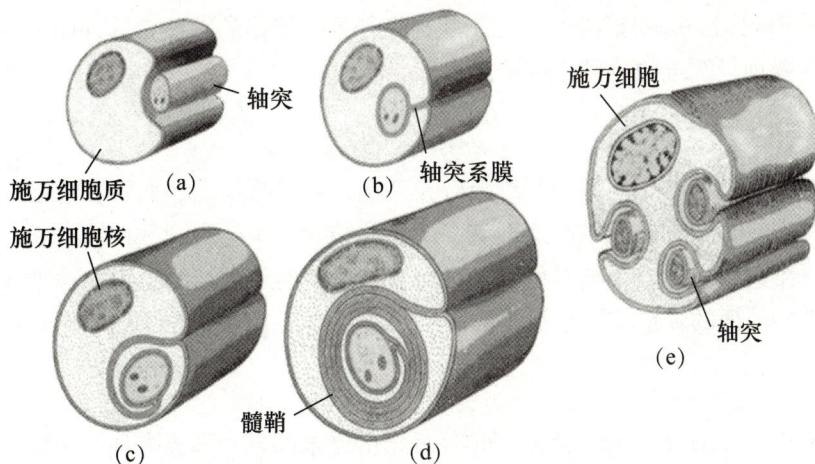

图 1-4-6　周围神经系统神经纤维模式图

（a）～（d）为有髓神经纤维；（e）为无髓神经纤维

四、神经纤维和神经

（一）神经纤维

神经纤维（nerve fiber）由神经元的长突起和包绕在其外的神经胶质细胞构成。根据包裹轴突的神经胶质细胞是否形成完整的髓鞘，分为有髓神经纤维和无髓神经纤维。

1. 有髓神经纤维　周围神经系统的有髓神经纤维由施万细胞包卷轴突而成。一条有髓神经纤维有多个施万细胞，一个施万细胞包卷一段轴突，构成一个结间体。每两个结间体交界处无髓鞘，形成一狭窄处，称郎飞结（图 1-4-7）。髓鞘在组织液与轴膜间起绝缘作用。

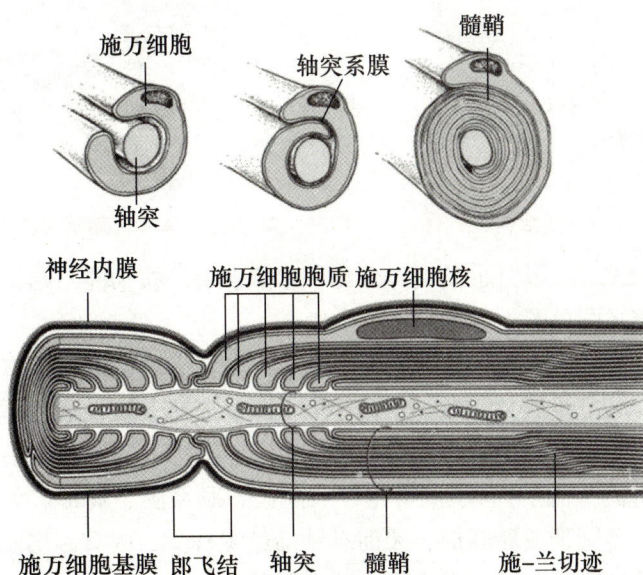

图 1-4-7　周围神经系统有髓神经纤维结构模式图

2. 无髓神经纤维 中枢神经系统无髓神经纤维为裸露的轴突，其外面无神经胶质细胞包裹。无髓神经纤维的传导速度较慢。

（二）神经

周围神经系统的若干条神经纤维集合在一起，被结缔组织、血管和淋巴管所包裹，共同构成神经。每条神经纤维的表面有一薄层的结缔组织包裹，称神经内膜。神经内的多条神经纤维集合成束，称神经束。包裹每个神经束的致密结缔组织，称神经束膜。包裹在一条神经外面的疏松结缔组织，称神经外膜。神经结构模式图见图1-4-8。

五、神经末梢

神经末梢（nerve ending）是周围神经纤维的终末部分，形成多种特殊装置，分别称感受器和效应器，分布全身。按功能分为感觉神经末梢和运动神经末梢。

（一）感觉神经末梢

感觉神经末梢（sensory nerve ending）是感觉神经元周围突的终末部分，该部分与周围组织共同组成感受器（receptor）。感受器可以接受内、外环境中的各种刺激，将刺激转化为冲动传至中枢，产生感觉。

1. 游离神经末梢 为有髓或无髓神经纤维的终末，裸露的部分分成细支，主要分布在表皮、角膜、黏膜上皮、浆膜和结缔组织等，能够感受冷、热和疼痛等刺激。游离神经末梢模式图见图1-4-9。

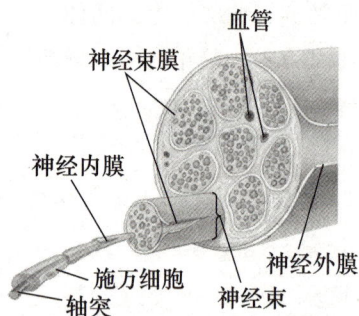

图1-4-8　神经结构模式图

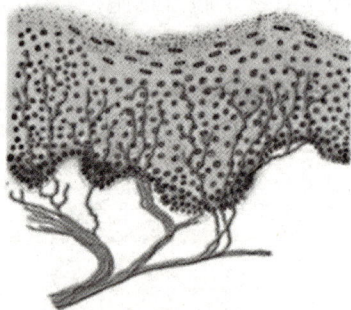

图1-4-9　游离神经末梢模式图

2. 有被囊神经末梢 其外面均有结缔组织被囊包裹。按功能与结构可分3种类型。有被囊神经末梢模式图见图1-4-10。

（1）触觉小体：分布在手指、足趾掌面的真皮乳头内，以手指掌侧皮肤内最多，感受应力刺激，参与产生触觉。触觉小体呈卵圆形，长轴与皮肤表面垂直。触觉小体的数量随着年龄增加而减少。

（2）环层小体：广泛分布于皮下组织、腹膜、肠系膜、韧带、关节囊等处。环层小体的体积较大，呈圆形或卵圆形，表面有结缔组织被囊，内有多层同心圆排列的扁平细胞，中央有一圆柱体。环层小体感受较强的应力，参与产生压觉和振动觉。

（3）肌梭：分布于骨骼肌内的梭形结构。其功能是感知骨骼肌的伸缩、牵拉变化，进而调节骨骼肌的张力，属于本体感受器。

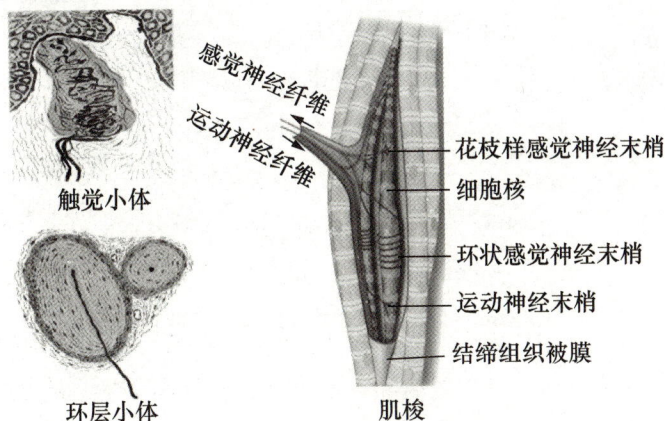

图 1-4-10　有被囊神经末梢模式图

（二）运动神经末梢

运动神经末梢（motor nerve ending）是运动神经元的轴突分布于肌纤维和腺细胞的终末结构，支配肌纤维的收缩和腺细胞的分泌。运动神经末梢可分为躯体运动神经末梢和内脏运动神经末梢两大类。

1. 躯体运动神经末梢　分布于骨骼肌纤维。支配骨骼肌的运动神经纤维反复分支，每一分支终末与一条骨骼肌纤维建立突触连接，在连接处形成卵圆形的板状隆起，称运动终板（motor endplate）（图1-4-11），是一种化学性突触。当神经冲动到达运动终板时，轴突终末释放乙酰胆碱，后者与突触后膜上的特异性受体结合，离子通道开放，肌膜去极化，引发肌纤维收缩。

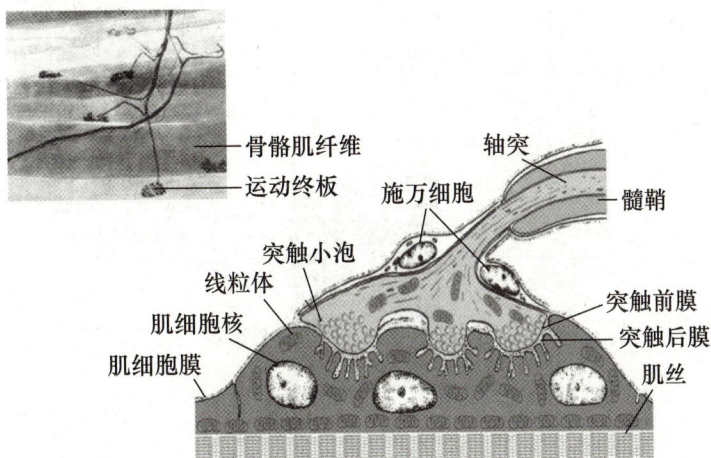

图 1-4-11　运动终板结构模式图

2. 内脏运动神经末梢　分布于内脏、心血管的平滑肌、心肌和腺上皮等处的植物性神经末梢。神经纤维分支呈串珠样膨体，与肌纤维和腺细胞构成突触。内脏运动神经模式图见图 1-4-12。

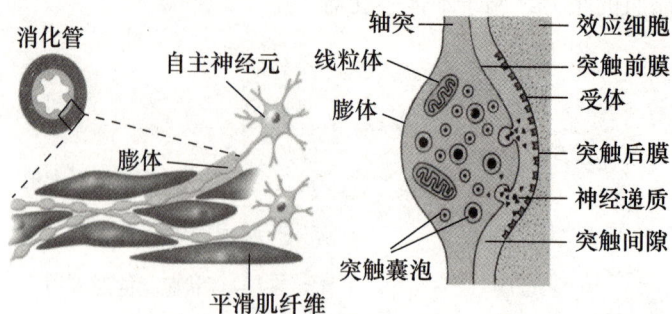

图 1-4-12　内脏运动神经末梢模式图

【案例分析】

1. 吉兰—巴雷综合征是以周围神经和神经根的脱髓鞘病变及小血管炎性细胞浸润为病理特点的自身免疫性周围神经病。

2. 临床表现为急性对称性弛缓性肢体瘫痪。其病变组织学特征为局限性、节段性髓鞘脱失，伴有血管周围及神经内膜淋巴细胞、单核细胞及巨噬细胞浸润。

学习检测

1. 被覆上皮的结构特点有哪些？

2. 结缔组织有哪些特点？

3. 试比较骨骼肌和心肌光镜下结构的异同点。

4. 神经末梢如何分类？分别分布于哪些组织？

人体胚胎发生

项目二
运动系统

学习目标

1. 掌握骨的形态、关节的基本结构和辅助结构；椎骨的形态和连接特点；胸骨、颅骨、下颌骨的形态；上肢骨、下肢骨的组成、位置；重要关节组成结构；肌的构造、形态和辅助装置；重要肌肉组成结构；膈的位置、形态结构和功能；运动上、下肢各主要关节的肌肉。

2. 熟悉骨的构造；关节的运动形式；脊柱的组成、整体观及功能；胸廓的组成和功能；颞下颌关节结构特点和功能；颅的整体观及主要结构；重要肌肉的体表位置。

3. 了解骨连接的概念、分类；肋骨的一般形态结构；颅骨间的连接形式；腕骨、掌骨、指骨的形态；髌骨、跟骨和距骨的形态；了解部分肌肉在康复医学中的作用。

任务一 骨与骨连接

案例导入

患者，男，16 岁，跳远运动员。1 个月前出现膝关节疼痛，特别是在跳远的时候，后逐渐加重，自觉在膝关节活动时有"踏踏"声响。询问近期的训练史发现，该运动员近 1 个月内练习深蹲比较多。

思　考

1. 该患者可能患有什么疾病？
2. 查阅资料了解有哪些康复方法。

一、骨概述

骨是人体最坚硬的器官，健康的成人共有 206 块骨。按骨在身体的位置，分为中轴骨（80 块）和四肢骨（126 块），中轴骨又包括颅骨（29 块）、躯干骨（51 块），四肢骨又包括上肢骨（64 块）、下肢骨（62 块）（图 2-1-1）。

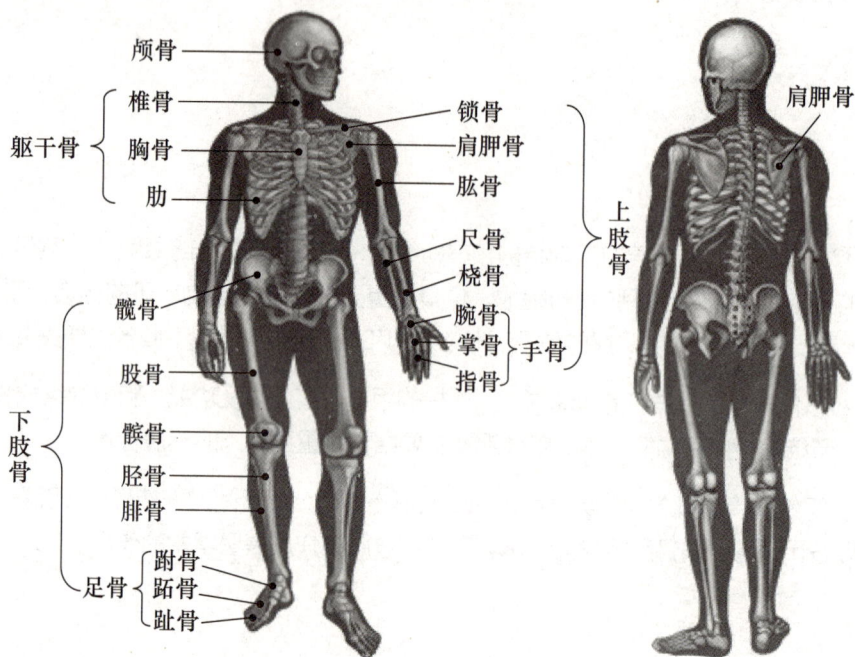

图 2-1-1　人体骨骼

（一）骨的形态

骨根据其形态可分为长骨、短骨、扁骨和不规则骨 4 类（图 2-1-2）。

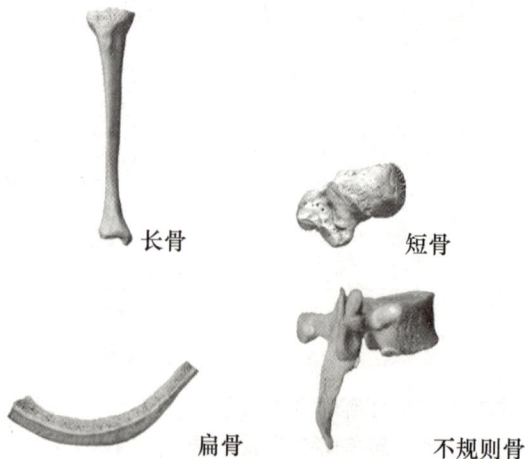

图 2-1-2　骨的形态

1. **长骨**　多呈长管状，一般分布于四肢，在运动中起到杠杆作用。长骨有一体和两端，体又叫骨干，骨质致密，稍细且中空，内有髓腔，髓腔中含骨髓，在体的一定部位常有血管出入的滋养孔。两端又叫骺，形状膨大并具有光滑的关节面，有关节软骨覆盖。儿童长骨的骨干与骺之间有一层软骨，称骺软骨。此软骨能不断增生，又不断骨化，使骨的长度不断增长。成年后骺软骨骨化，原骺软骨处会留有一线状痕迹，称为骺线。

2. **短骨**　一般呈立方形，其表层为骨密度，内部为骨松质。多位于既承受较大压力又承担复杂运动的部位，如腕部、踝部。

3. **扁骨**　呈宽扁板状，多分布于头、胸等部位。常构成容纳重要器官的腔壁，对腔内器官有保护作用，如颅骨保护脑，胸骨和肋骨保护心、肺等。

4. **不规则骨**　形态不规则，如椎骨。此外，还有"含气骨""籽骨"，前者指骨中含有气体腔的骨，如上颌骨等；后者指包于肌腱或韧带内的结节状小骨块，如髌骨。

（二）骨的构造

每块骨都由骨质、骨膜、骨髓及血管、神经等构成，骨具有保护、负重、运动、造血等功能（见本书项目一中的任务二）。

（三）骨的化学成分与物理性质

骨的化学成分分为有机物和无机物。成人骨中有机物约占 28%，主要为骨胶原；无机物约占 72%，主要是水（约占 50%）和钙盐（主要为磷酸钙、碳酸钙等，约占 20%）。有机物使骨具有韧性和弹性，无机物使骨具有硬度和脆性。有机物和无机物的结合，使骨既有弹性又很坚硬。儿童、少年骨内有机物较多，有机物与无机物之比可达到 1:1 左右，硬度小，弹性大，不易发生骨折，但是易变形。成年人骨中有机物与无机物之比为 3:7，老年人骨内无机物含量更多，有机物与无机物之比甚至可达 2:8 左右，硬度大，弹性小，骨折的可能性较大。

（四）体育运动对骨形态结构的影响

长期系统科学的运动训练，必将对骨的形态结构产生影响，主要体现在骨的形态学适应变化上。骨周围肌肉活动得越多，骨在尺度上增长得越明显。一般来说，长期从事科学的运动训练，可使骨密度增厚，骨径变粗，骨面肌肉附着处突起明显，骨小梁的排列因张力和压力的变化显得更加清晰而有规律。同时，由于运动的影响，骨的新陈代谢加强，血液循环得以改善，从而在形态结构上产生良好的适应性变化。

二、骨连接总述

（一）骨连接的分类

全身各骨之间由纤维结缔组织、软骨组织相连，称为关节。根据骨间连接的组织、方式以及活动情况的不同，可分为不动关节、动关节和半关节。

1. **不动关节**　骨与骨间以结缔组织相连，中间没有间断和缝隙，运动范围非常小或完全不能活动，根据连接组织的不同，分为以下 3 种：

（1）骨与骨间借纤维结缔组织相连，如前臂骨和小腿骨的骨间膜以及颅骨的缝连接等。

（2）骨之间借软骨组织相连，软骨具有弹性和韧性，有缓冲震荡的作用，如椎体间的椎间盘和耻骨间的耻骨联合。

（3）骨与骨间借骨组织相连，如各骶椎间骨性愈合和颅骨缝的结缔组织骨化形成的骨性连接。

2. 动关节（简称关节）　骨与骨间借复杂的结构相连，出现腔隙并失去连续性，又叫有腔隙连接或间接连接。

3. 半关节　半关节是动关节和不动关节之间的过渡连接形式，其特点是两块骨之间借软骨直接相连，但在软骨内又有裂缝状腔隙，如耻骨联合。

（二）关节的构造

关节包括主要结构和辅助结构两部分。

1. 关节的主要结构　关节的主要结构包括关节面、关节囊和关节腔（图 2-1-3），即关节的三要素。这些结构为每个关节必有的基本结构。

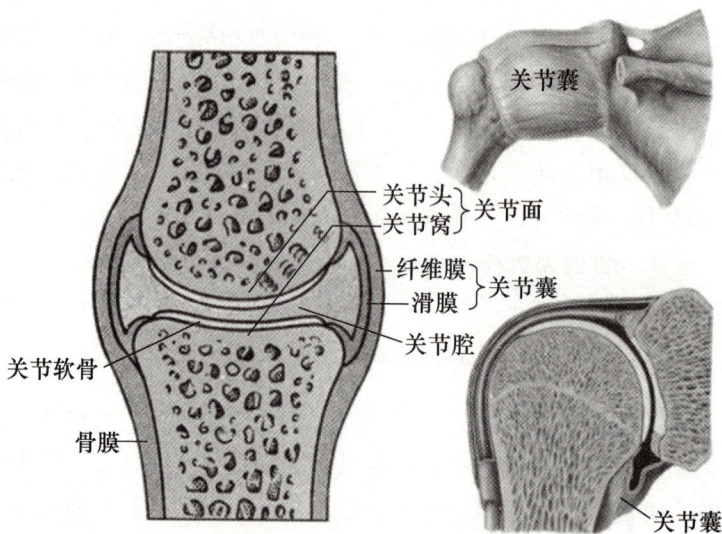

图 2-1-3　滑膜关节的构造

（1）关节面是指两块骨互相接触的光滑面，通常一骨形成凸面，称为关节头；另一骨形成凹面，称为关节窝。关节表面覆盖一层关节软骨，关节软骨大多光滑、透明，可在运动时减少摩擦、防震，减缓运动时的冲击。

（2）关节囊为附着于关节面周缘及附近的骨面的结缔组织囊，封闭关节腔，分为内、外两层。外层称纤维层，由致密结缔组织构成，与骨膜连续，其薄厚及张弛随关节功能而有所不同。内层称滑膜层，由疏松结缔组织构成，紧贴于纤维层的内面，并附着于关节软骨的周缘。滑膜表面光滑，具有丰富的血管网，能分泌滑液，能润滑关节软骨面，增加关节运动效能，减少关节表面摩擦及侵蚀，并营养关节软骨，为软骨提供良好的液态环境。

（3）关节腔是由关节囊滑膜和关节软骨共同围成的密闭腔隙，腔内有少许滑液。关节腔内为负压，是维持关节稳定性的重要因素之一。

2. 关节的辅助结构　关节除上述结构外，某些关节为适应其特殊功能，还有一些辅助结构。

（1）韧带由致密结缔组织构成，位于关节周围或关节囊内，作用是连接相邻骨，对关节有加固作用，其可分为囊韧带、囊内韧带和囊外韧带。

（2）滑膜囊是关节囊滑膜层向外突出形成的囊状结构，位于肌腱与骨之间，囊腔内有滑液，以便肌肉收缩时减少肌腱与骨之间的摩擦。

（3）滑膜襞是关节囊滑膜层突向关节腔内的皱襞，可以填充关节腔的空隙，使关节面更加巩固和适应，缓冲运动时的震动和减少摩擦。

（4）关节唇是附着于关节窝周缘的纤维软骨板，有加深关节窝、增大关节面的作用，使关节更加稳固。

（5）关节内软骨由纤维软骨构成，位于关节腔内，分为关节盘和半月板。关节盘是位于两关节面之间的纤维软骨板，其周缘附着于关节囊，多呈圆形，中间稍薄，周缘稍厚。关节盘除了使两个关节面彼此适应，还可以缓和与减少外力冲击和震荡。

（三）关节的运动

人体的关节运动一般都是旋转运动，即运动关节绕关节的某个轴来进行。其可分成以下 4 种（图 2-1-4～图 2-1-7）：

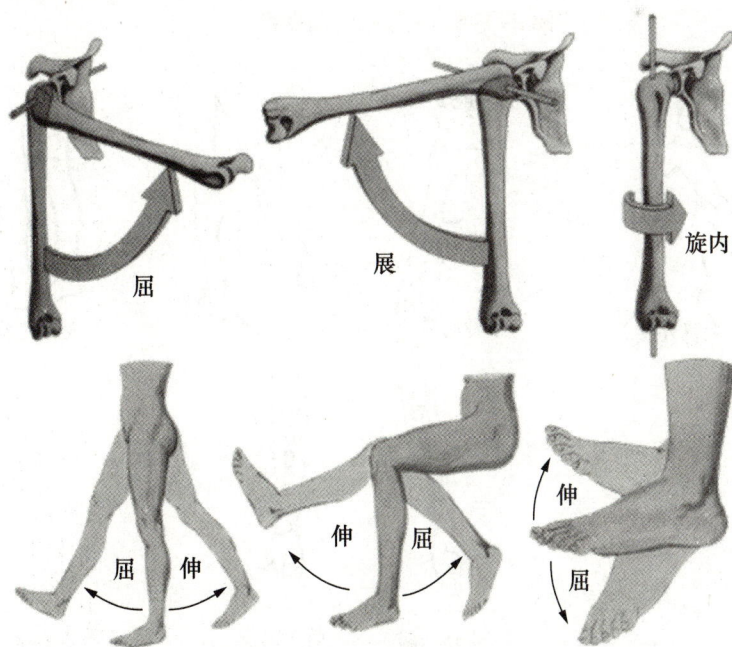

图 2-1-4　关节的运动形式（1）

躯干屈　　　　躯干伸　　　　水平屈　　　　水平伸

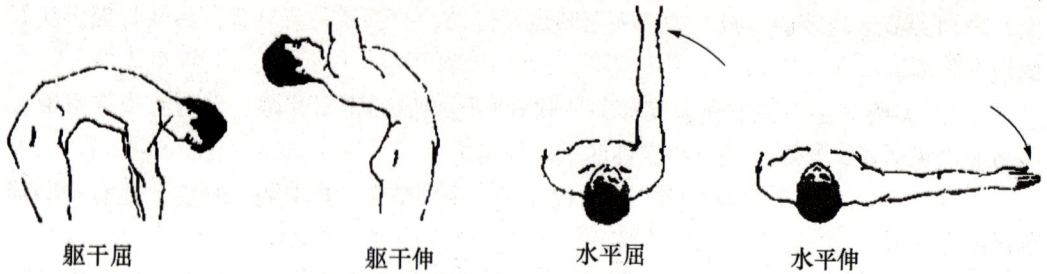

图 2-1-5　关节的运动形式（2）

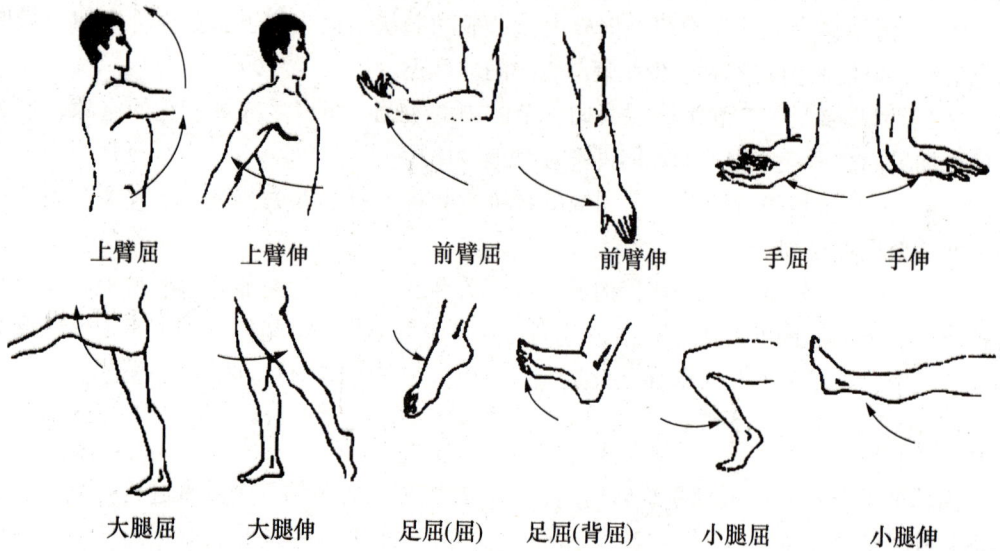

上臂屈　　上臂伸　　前臂屈　　前臂伸　　手屈　　手伸

大腿屈　　大腿伸　　足屈(屈)　足屈(背屈)　小腿屈　　小腿伸

图 2-1-6　关节的运动形式（3）

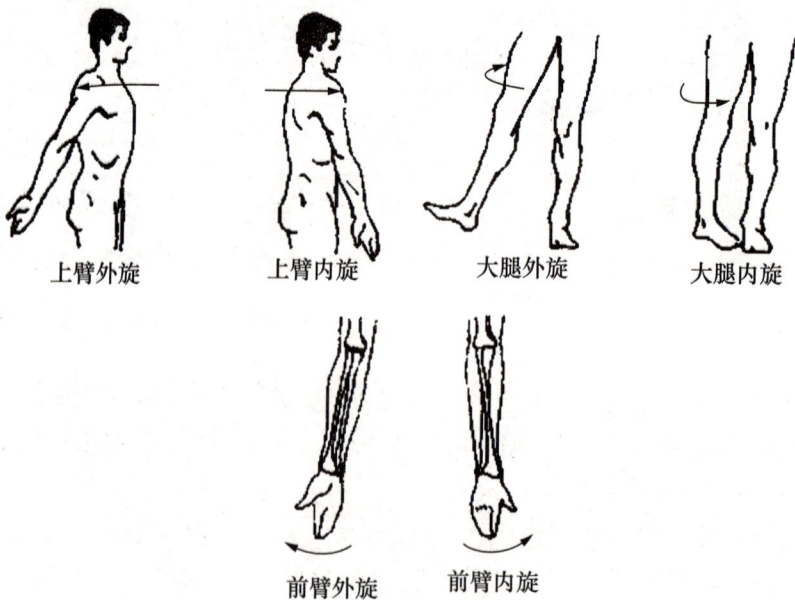

上臂外旋　　　上臂内旋　　　大腿外旋　　　大腿内旋

前臂外旋　　前臂内旋

图 2-1-7　关节的运动形式（4）

（1）屈、伸，指运动关节绕额状轴在矢状面内所进行的运动。向前运动为屈，向后运动为伸（髋关节以上，向前为屈，向后为伸；膝关节以下，向后为屈，向前为伸）。

（2）水平屈伸，指手臂在肩关节或者大腿在髋关节处外展90°，绕垂直轴在水平面内运动，向前为水平屈，向后为水平伸。

（3）内收、外展，指运动关节绕矢状轴在额状面进行的运动。运动时骨向躯干或向正中面靠近，称为内收（或收），离开躯干或正中面称为外展（或展）。

（4）回旋，指运动关节绕其本身的垂直轴在水平面内进行的运动。骨的前面转向内侧称为旋内，骨的前面转向外侧称为旋外。

（四）关节的分类

根据关节运动轴的数目，关节可分为单轴关节、双轴关节和多轴关节（图2-1-8）。

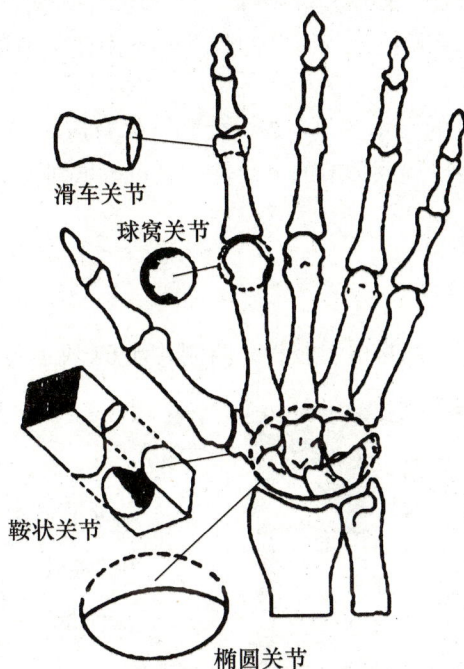

图2-1-8 关节的分类

（1）单轴关节只能绕一个运动轴在一个平面内运动，包括滑车关节和车轴关节。车轴关节又称圆柱关节，运动关节可绕本身的垂直轴在水平面内进行回旋运动，如桡尺近侧和远侧关节。

（2）双轴关节能绕两个相互垂直的轴在两个平面上运动，包括椭圆关节和鞍状关节。椭圆关节运动关节能进行屈伸、内收、外展和环转运动，如桡腕关节；鞍状关节运动关节也可做屈伸、内收、外展和环转运动，如拇指腕掌关节。

（3）多轴关节能绕三个相互垂直的轴在三个平面上运动，包括球窝关节和平面关节。球窝关节运动关节可做屈伸、内收、外展、回旋及环绕，如肩关节。平面关节又叫微动关节，只能做微小的回旋和滑动，如骶髂关节。

（五）关节运动幅度及其影响因素

关节运动幅度是指一个动作从开始到结束，该关节处相邻的两关节间运动范围的极限角度。关节运动幅度与关节灵活性和稳定性有关，并受以下因素的影响。

（1）构成关节的两关节面面积大小的差别：面积差别大的，其灵活性大，坚固性小；面积差别小的，其灵活性小，坚固性大。

（2）关节囊的厚薄及松紧度：关节囊厚且紧张的，其灵活性小，坚固性大；关节囊薄弱且松弛的，其灵活性大，坚固性小。

（3）关节韧带的多少和强弱：韧带多且强的，其坚固性大，灵活性小；韧带少而弱的，其坚固性小，灵活性大。

（4）关节周围的肌肉状况：关节周围肌肉力量强，伸展性和弹性差的，其坚固性大，灵活性小；周围肌肉弱，伸展性和弹性好的，其坚固性小，灵活性大。

（5）关节周围的骨突起：关节周围的骨突起常阻碍关节的运动，影响关节的运动幅度。

此外，关节运动幅度的大小还与年龄、性别、体育运动等有关。特别是体育运动，经常参加体育锻炼，既可以提高关节的灵活性，又可以增强关节的坚固性。

三、上肢骨及其连接

（一）上肢骨

上肢骨可分为上肢带骨和自由上肢骨，两侧共计64块（图2-1-9）。

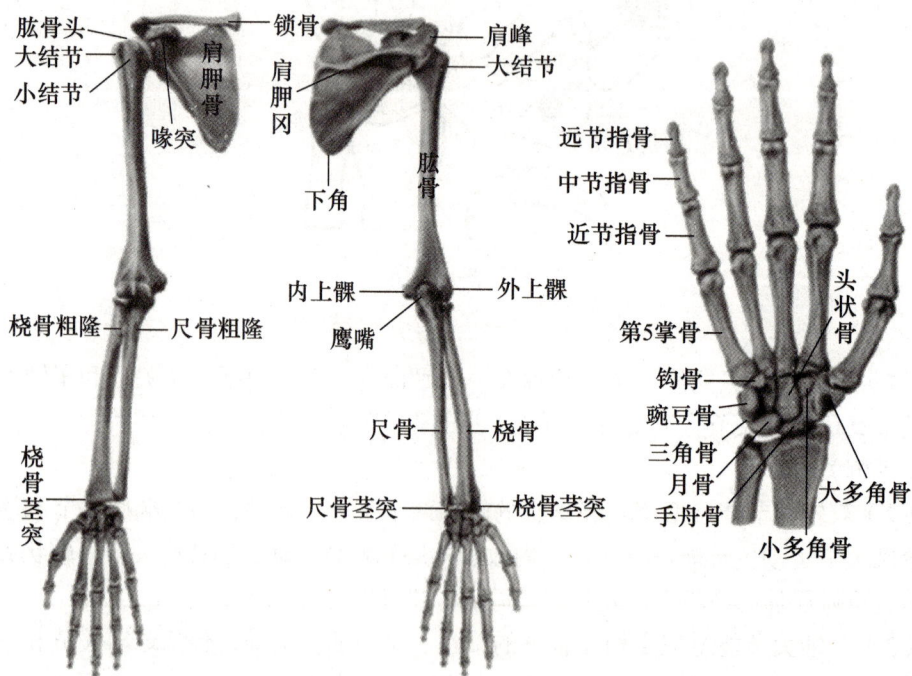

图 2-1-9　上肢骨

1. 上肢带骨

（1）锁骨略呈"⌒"形，横位于胸骨与肩胛骨之间，形似长骨，但无骨髓腔，分为一体两端，全长于皮下均可摸到，是重要的骨性标志。锁骨内侧 2/3 凸向前，外侧 1/3 凸向后，上面平滑，下面粗糙，有肌和韧带附着。靠近胸骨的一端粗大，为胸骨端；胸骨外侧端形似扁平，为肩峰端，与肩胛骨的肩峰相关节；中间部分是锁骨体。锁骨支撑肩胛骨，使肩胛骨离开胸廓，有利于上肢的运动（图 2-1-10）。

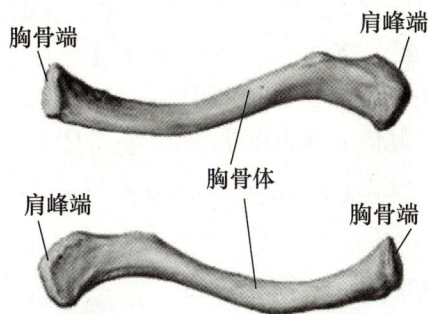

图 2-1-10　锁骨

（2）肩胛骨是一三角形扁骨，位于胸廓的后方上外侧，上下平齐第 2 肋至第 7 肋，可于皮下触知，三角形底部在上方，尖部向下方，可区分为两面、三角和三缘。两面即前面和后面，前面与肋相对，稍凹陷，为肩胛下窝；后面靠上部有一嵴，为肩胛冈，肩胛冈分为上方的冈上窝和下方的冈下窝。肩胛冈的外侧延伸的扁平突起为肩峰，与锁骨相关节。三角即外侧角、上角和下角；外侧角最肥厚，有梨形关节面，称为关节盂，与肱骨头相关节；上角和下角分别为内侧缘的上端和下端，分别对向第 2 肋和第 7 肋。三缘为内侧缘、外侧缘和上缘，内侧缘又称脊柱缘，上缘近外侧角处有一曲指状的突起称喙突（图 2-1-11）。

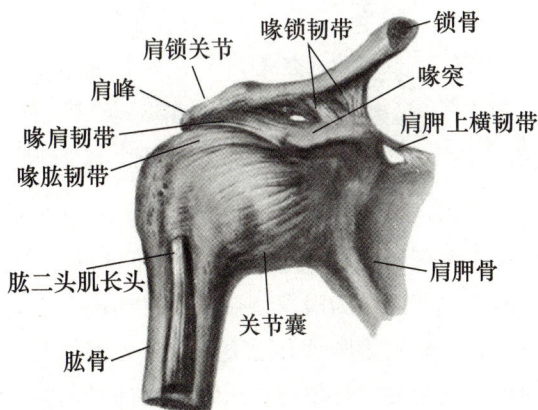

图 2-1-11　肩胛骨

2. 自由上肢骨

（1）肱骨位于臂部，分为骨体、上端和下端。上端粗大，有半球形的肱骨头，它与肩胛骨的关节盂相关节。肱骨头前下方有肱骨小结节，小结节外侧的较大隆起为大结节，两结节间的纵沟为结节间沟。两结节各向下延伸一骨嵴，分别称为小结节嵴和大结节嵴。肱骨体的中部外侧面有一呈"V"形的三角肌粗隆，为三角肌止点。体的后方有一条自内上斜向外下呈螺旋状的浅沟，名为桡神经沟，是桡神经经过之处。肱骨下端内外侧扩大形成内上髁和外上髁。最下端是关节面，外侧部有半球形的肱骨小头，与桡骨相关节；内侧部有形如滑车的肱骨滑车，与尺骨相关节。滑车前上方有冠突窝，前臂屈时可容纳桡骨头；滑车后上方有鹰嘴窝，前臂伸时可容纳尺骨鹰嘴。除上述标志外，在肱骨滑车内侧，内上髁的背面有一沟是尺神经沟，尺神经从此经过（图2-1-12）。

（2）桡骨位于前臂外侧，分为上端、骨体和下端，上端细小而下端粗大。上端有圆柱状的桡骨头，头上有关节凹与肱骨小头相关节；头的周缘有环状关节面与尺骨相关节。桡骨头下方为桡骨颈，其内下方为桡骨粗隆。桡骨体呈三棱柱形，桡骨下端内侧有与尺骨头相关节的尺切迹，外侧有向下突出的桡骨茎突，下面为腕关节面，与腕骨相关节（图2-1-13）。

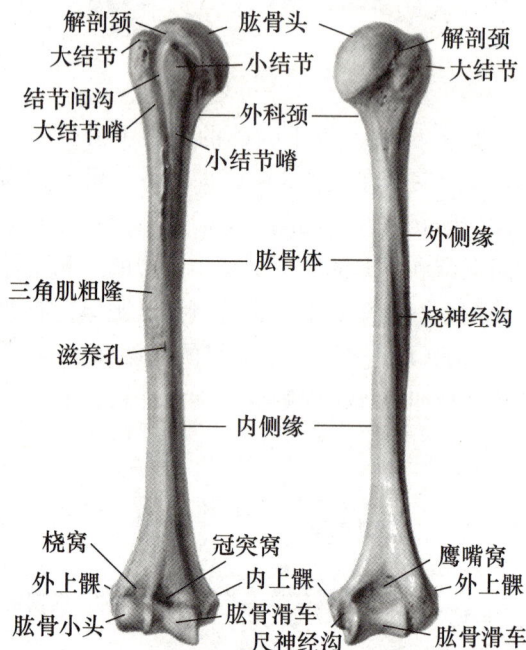

图 2-1-12 肱骨

（3）尺骨位于前臂内侧部，分为尺骨体和上、下两端。上端较为粗大而下端细小，上端前方有半月形凹陷关节面，为滑车切迹（半月切迹），与肱骨滑车相关节。在切迹的上、下方均有一突起，分别为鹰嘴和冠突，冠突外侧的关节面为桡切迹，与桡骨头相关节。冠突下方的粗糙隆起为尺骨粗隆。尺骨体上部呈三棱柱形，下部呈圆柱形。三棱外侧缘又名骨间缘，与桡骨的骨间缘相对（图2-1-13）。

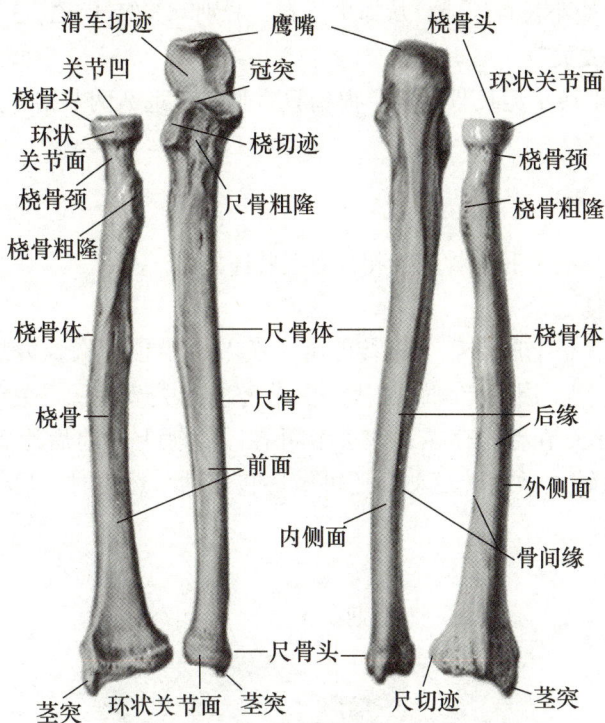

图 2-1-13 桡骨和尺骨

（4）手骨分为腕骨、掌骨及指骨（图 2-1-14）。

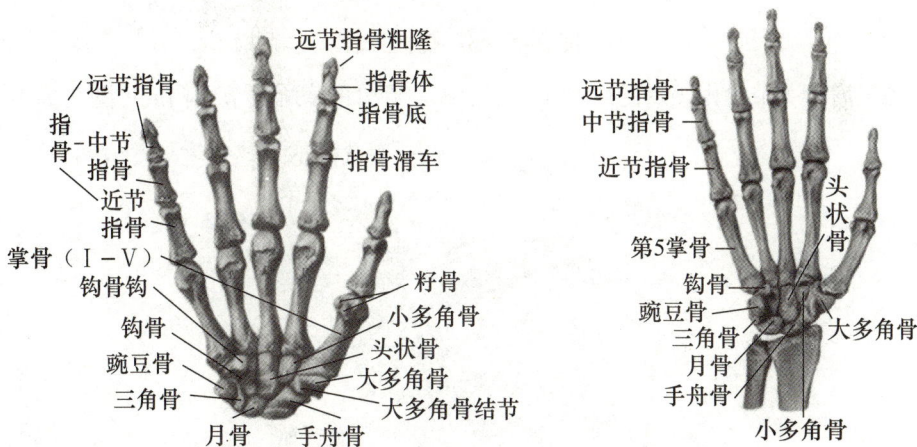

图 2-1-14 手骨

①腕骨：由 8 块小的短骨组成，大致呈立方形，有 6 个面。8 块骨排成两列，每列各有 4 块。由桡侧尺侧，近侧列顺序依次为手舟骨、月骨、三角骨和豌豆骨；远侧列顺序依次为大多角骨、小多角骨、头状骨和钩骨。各腕骨均与相邻的关节面构成腕骨间关节。近侧列的手舟骨、月骨和三角骨共同形成桡腕关节关节头，而豌豆骨则位于三角骨的掌侧。各腕骨相互连接，背面隆起，掌面凹陷，从而形成腕骨沟。

②掌骨：由 5 块小长骨组成，从拇指侧起，分别称为第 1、2、3、4、5 掌骨。有关节面与近节指骨形成关节。

③指骨：由 14 块小型长骨组成。拇指只有近节、远节两节指骨，其余各指都有近节、中节与远节指骨。

（二）上肢骨连接

上肢骨连接可分为上肢带骨连接和自由上肢连接。

1. 上肢带骨连接

（1）胸锁关节是上肢和躯干连接的唯一关节，由锁骨胸骨端与胸骨柄的锁骨切迹构成。关节囊坚韧，周围有韧带加固。关节腔内有关节盘，将关节腔分隔为内下和外上两部分。因有关节盘的存在，该关节可在垂直轴上做前后运动，在矢状轴上做上下运动，在冠状轴上做旋转运动，还可做环转运动。运动时，肩部随锁骨同时活动（图 2-1-15）。

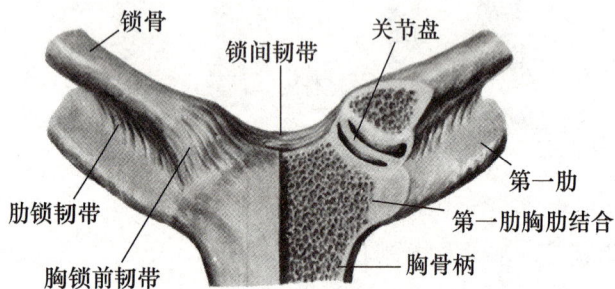

图 2-1-15 胸锁关节

（2）肩锁关节是由锁骨的肩峰端关节面和肩胛骨的肩峰关节面构成（图 2-1-16）。

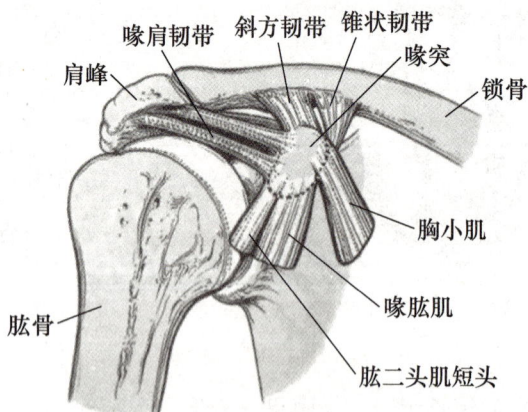

图 2-1-16 肩锁关节

2. 自由上肢连接

（1）肩关节由肩胛骨的关节盂和肱骨头构成，相连两骨关节面大小相差较大（图 2-1-17）。

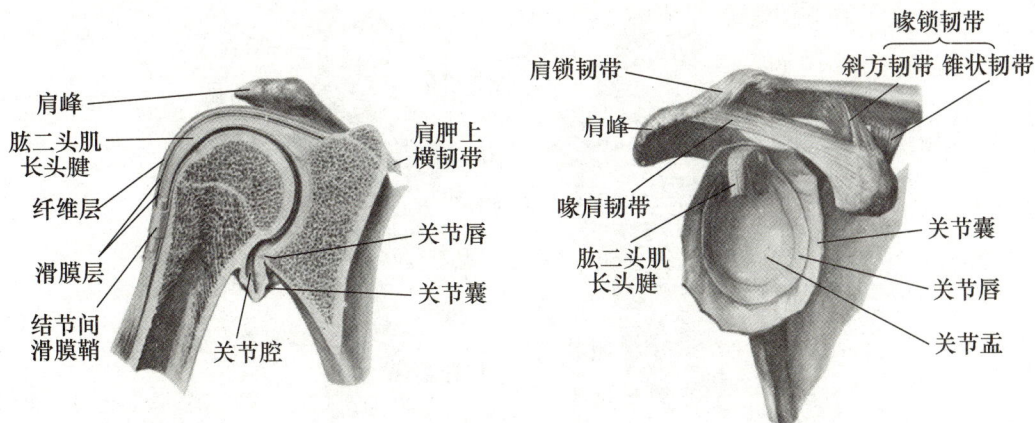

肩锁韧带　喙锁韧带　斜方韧带　锥状韧带
肩峰
肩峰
肱二头肌长头腱
纤维层
滑膜层
结节间滑膜鞘
肩胛上横韧带
关节唇
关节囊
关节腔
喙肩韧带
肱二头肌长头腱
关节囊
关节唇
关节盂

图 2-1-17　肩关节

①肩关节特点：A. 肱骨头大，关节盂小而浅，周缘有纤维软骨构成的盂唇（关节唇）加深，但它们只与 1/4～1/3 的肱骨头关节面相连，因此肩关节可做较大幅度的运动。B. 肩关节囊薄而松弛，囊内有肱二头肌的长头腱通过，经结节间沟出现在关节囊外。C. 囊的上部、后部和前部都有肌和肌腱跨越，并且这些肌腱纤维和关节囊纤维层紧密交织，从而加强了关节囊。关节囊的前下部因缺乏肌和肌腱加强而较薄弱，故临床上的肩关节脱位，多见于前下方脱位，此时肱骨头移至喙突的下方。D. 关节囊上方有喙肩韧带架在肩峰与喙突之间，构成"喙肩弓"，从上方保护肩关节和防止其向上脱位。

②肩关节是人体运动最灵活的关节，它可以做屈伸运动，屈大于伸；做外展、内收运动，展大于收；做旋内、旋外运动，旋内大于旋外；也可以做环转运动。

（2）肘关节由肱骨下端和桡、尺骨上端关节面组成（图 2-1-18）。

①肘关节包括以下三个关节：A. 肱尺关节，是由肱骨滑车与尺骨滑车切迹构成的滑车关节；B. 肱桡关节，是由肱骨小头和桡骨头凹构成的球窝状关节；C. 桡尺近侧关节，是由桡骨头环状关节面和尺骨的桡切迹构成的圆柱关节。

②肘关节特点：A. 三个关节包在一个共同的关节囊内，关节腔相互通连；B. 关节囊的前后薄而松弛，两侧有桡侧副韧带和尺侧副韧带增强；C. 关节囊纤维层的环形纤维，在桡骨头处比较发达，形成坚韧的桡骨环状韧带，包绕桡骨头的环状关节面，两端分别连在尺骨的桡切迹前、后缘。幼儿的桡骨头尚未发育完全，环状韧带松弛，因此在肘关节伸直时猛力牵拉前臂，常发生桡骨头半脱位的情况。

尺骨鹰嘴和肱骨内上髁、外上髁是肘部重要的骨性标志。正常状态下当肘关节伸直时，上述三点成一直线；当肘关节前屈至 90° 时，三点成一等腰三角形。当肘关节后脱位时，上述三点的位置关系发生改变，而当肱骨髁上骨折时，三点的关系保持不变。

（3）前臂骨包括前臂骨间膜、桡尺近侧关节和桡尺远侧关节。桡尺近端参与肘关节的组成；桡尺近侧关节和远侧关节，均属于车轴关节，在结构上是独立的，在机能上是联合的，桡骨可绕垂直轴做旋前、旋后运动。

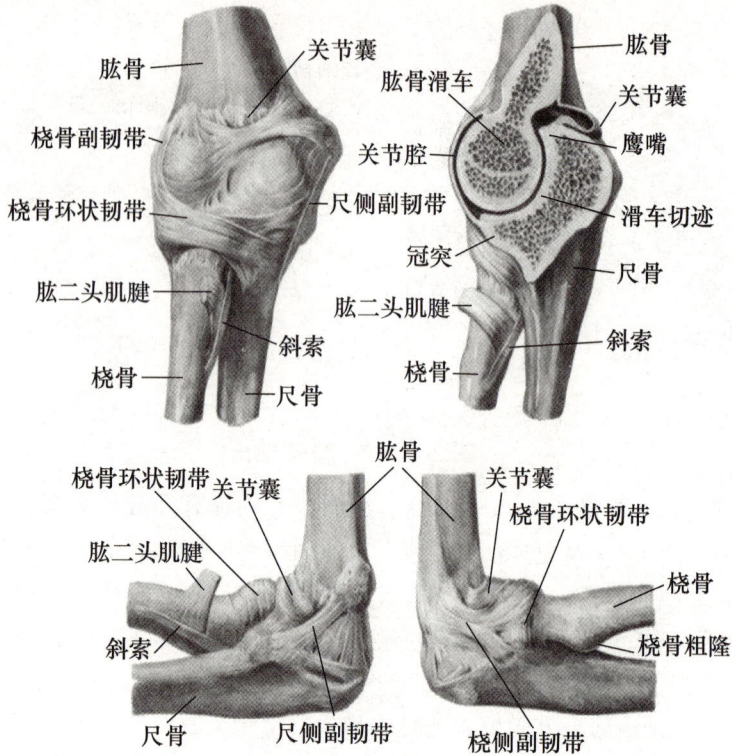

肱骨　关节囊
肱骨滑车
桡骨副韧带
关节腔
桡骨环状韧带
尺侧副韧带
肱二头肌腱
冠突
斜索
桡骨
尺骨

肱骨
关节囊
鹰嘴
滑车切迹
尺骨
肱二头肌腱
斜索
桡骨

桡骨环状韧带　关节囊
肱骨
关节囊
肱二头肌腱
桡骨环状韧带
斜索
桡骨
尺骨
尺侧副韧带
桡骨粗隆
桡侧副韧带

图 2-1-18　肘关节

（4）手关节由桡腕关节和腕骨间关节组成，在机能上两者构成联合关节（图2-1-19）。

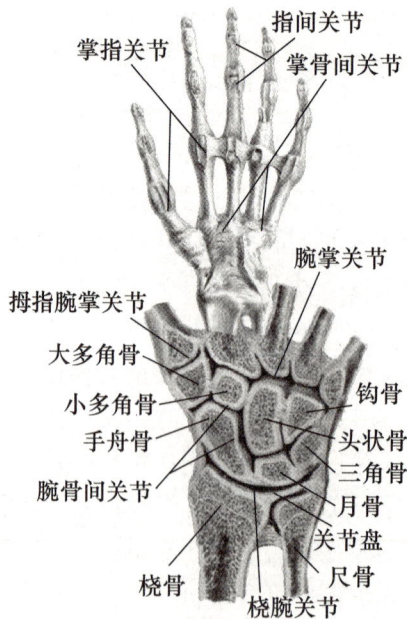

掌指关节
指间关节
掌骨间关节
腕掌关节
拇指腕掌关节
大多角骨
钩骨
小多角骨
手舟骨
头状骨
腕骨间关节
三角骨
月骨
关节盘
桡骨
尺骨
桡腕关节

图 2-1-19　手关节

①桡腕关节（又称腕关节）由桡骨的腕关节面和关节盘组成的关节窝，近侧列手舟骨、月骨、三角骨组成的关节头共同构成，关节头几乎无活动。尺骨由于被三角形关节盘隔开，不参与桡腕关节的组成。桡腕关节的关节囊松弛，囊外有韧带加强，外侧有腕桡侧副韧带，内侧有腕尺侧副韧带，背面有桡腕背侧韧带，前面有桡腕掌侧韧带。桡腕关节可做屈、伸、收、展和环转运动。

②腕骨间关节由近侧列3块腕骨（手舟骨、月骨、三角骨）和远侧列4块腕骨（大多角骨、小多角骨、头状骨和钩骨）组成。远侧列的4块腕骨也被坚韧的骨间韧带连接，可将此4块骨看成1块骨。手关节的韧带装置复杂，不仅加固了手关节，而且也维持着腕"穹窿"。

（5）腕掌关节由远侧腕骨与5块掌骨底组成。第1腕掌关节（又称拇指腕掌关节）由大多角骨和第一掌骨底组成，可做屈伸、内收、外展运动，还可做环转运动。

（6）掌指关节由掌骨头与近节指骨底组成，共5个。不能做回旋运动，只能在冠状轴上做屈伸运动；在矢状轴上靠近中指为收，离开中指为展；在关节伸直时，还可做环转运动。

（7）指关节共有9个，都是滑车关节，关节囊松弛，两侧有副韧带加强，只能做屈伸运动。

四、下肢骨及其连接

（一）下肢骨

下肢骨包括下肢带骨和自由下肢骨。下肢带骨即髋骨。自由下肢骨包括大腿骨、小腿骨和足骨。自由下肢骨借助下肢带骨连于躯干骨，两侧共62块（图2-1-20）。

1.下肢带骨 每侧下肢带骨各有一块，即髋骨，是形状不规则的扁骨，髋骨的外侧面有一深窝，叫髋臼，其关节面与股骨头相关节。髋骨的前下方有一大孔，称闭孔。幼儿时期的髋骨，由髂骨、耻骨和坐骨三部分通过软骨连接组成，成年后软骨骨化成为一块骨（图2-1-21）。

（1）髂骨位于髋骨的后上部，分为髂骨体和髂骨翼。髂骨体厚实，构成髋臼的上部，髂骨翼位于髂骨上部，较扁略呈扇形。髂骨翼内面的大浅窝，称为髂窝。窝的后方有耳状面与骶骨耳状面相关节。

（2）坐骨位于髋骨的后下部，分为坐骨体和坐骨支。坐骨体构成髋臼的后下部，较肥厚，下端转折向前而成坐骨支。体与支会合处较肥厚粗大，称坐骨结节，其上后方有一坐骨棘，棘的上方有坐骨大切迹，下方有坐骨小切迹。

（3）耻骨位于髋骨的前下部，分为体和支（上、下两支）。耻骨体构成髋臼的前下部，较肥厚。耻骨上、下支移行部的内侧面有长圆形粗糙面，称耻骨联合面，与对侧相应面构成耻骨联合。耻骨上支的上缘薄而锐，称为耻骨梳，前方终于耻骨结节。

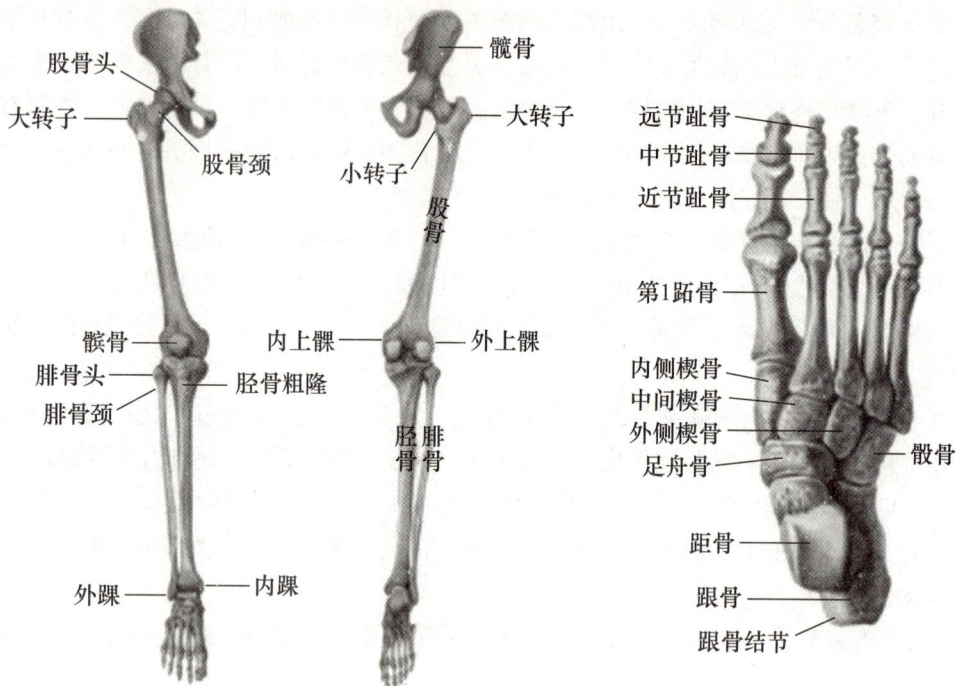

图 2-1-20 下肢骨

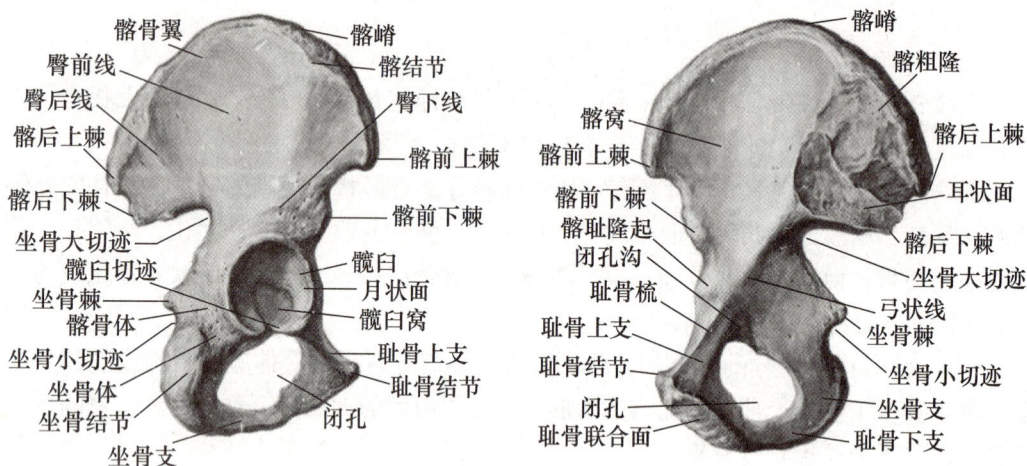

图 2-1-21 下肢带骨

2. 自由下肢骨 包括股骨、髌骨、小腿骨（胫骨、腓骨）和足骨。除髌骨和足骨外，其他均属于长骨。

（1）股骨位于大腿部，是人体最长的骨，其长度约占身长的 1/4，分为股骨体和上、下两端。股骨头上端有球形的关节面，与髋臼构成髋关节。股骨头下外侧的狭细部分为股骨颈，颈下为股骨体。颈与体交界处有两个突起，上外侧的方形突起为大转子，下内侧的为小转子，都有肌腱附着。大转子是重要的体表标志，可在体表摸到，是测量下肢长度的骨性标志。

股骨体后面有纵行的骨嵴，称为粗线，向上外延续为臀肌粗隆，为臀大肌的附着处。下端有两个膨大，分别为内侧髁和外侧髁。内、外侧髁侧面最突起处分别称为内上髁和外上髁，都是在体表可以摸到的骨性标志。髁的前面、下面和后面都是光滑的关节面，分别与髌骨和胫骨相关节，参与膝关节的组成（图 2-1-22）。

（2）髌骨是人体最大的籽骨，位于股四头肌腱内，上宽下尖，前后扁，前面粗糙，后面为光滑的关节面，髌骨的位置浅表，可因外力作用而出现骨折（图 2-1-23）。

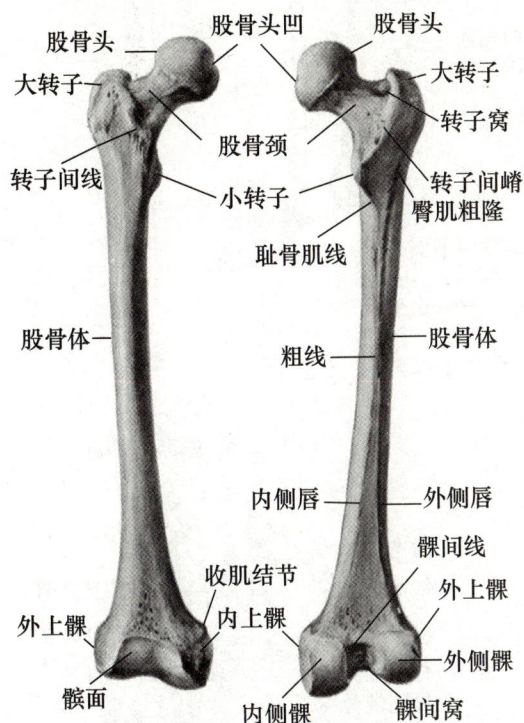

图 2-1-22　股骨

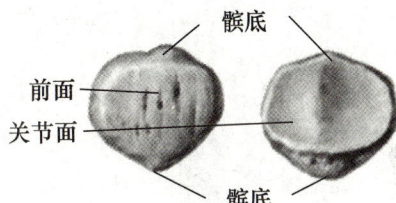

图 2-1-23　髌骨

（3）小腿骨分为胫骨和腓骨。胫骨位于小腿内侧，由一体两端组成。胫骨体粗大，为人体长骨骨体中最粗大的骨。胫骨上端粗大，向两侧膨大形成内侧髁和外侧髁。两髁上面有关节面，与股骨内、外侧髁相关节，两髁关节面间有髁间隆起。外侧髁的后下有一小关节面，与腓骨头相关节。在胫骨上端与体移行处的前面，有一胫骨粗隆，是股四头肌肌腱的附着处。胫骨体主要部分呈三棱柱形，体表都可触摸到。胫骨下端内侧向下突起形成内踝，与腓骨相连接。下端的底部有关节面，与距骨相连接。腓骨位于小腿的外侧，上端为腓骨头，略膨大，其内侧上方为关节面，与胫骨的腓关节面相关节。腓骨体细长，有骨间缘在内侧，与胫骨的骨间缘相对。腓骨下端膨大为外踝，其内侧的关节面与距骨形成关节。腓骨头、内踝和外踝都可在体表触摸到，是人体测量的重要标志（图 2-1-24）。

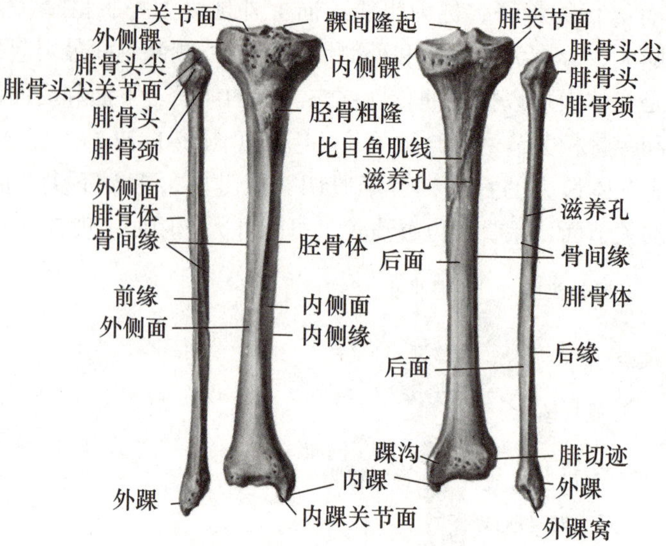

上关节面　髁间隆起　腓关节面
外侧髁　　内侧髁　　腓骨头尖
腓骨头尖　　　　　　腓骨头
腓骨头尖关节面　　　腓骨颈
腓骨头　胫骨粗隆
腓骨颈　比目鱼肌线
外侧面　滋养孔　　　滋养孔
腓骨体　胫骨体　　　骨间缘
骨间缘　后面　　　　腓骨体
前缘　内侧面　　　　后缘
外侧面　内侧缘
后面
踝沟　　　　　　　　腓切迹
外踝　内踝　　　　　外踝
内踝关节面　　　　　外踝窝

图 2-1-24　胫骨和腓骨

（4）足骨可分为跗骨、跖骨及趾骨（图 2-1-25）。

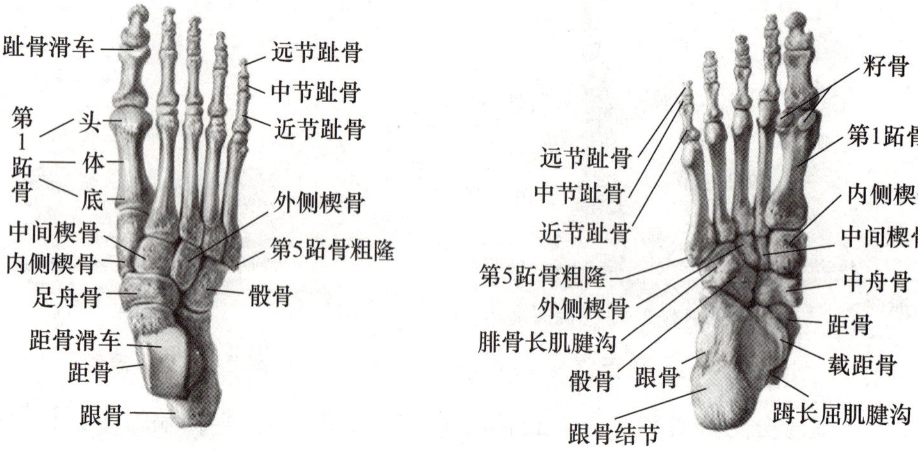

趾骨滑车　远节趾骨
　　　　　中节趾骨
第　头　近节趾骨
1
跖　体
骨　底　外侧楔骨
中间楔骨　第5跖骨粗隆
内侧楔骨
足舟骨　　骰骨
距骨滑车
距骨
跟骨

籽骨
第1跖骨
内侧楔骨
远节趾骨　中间楔骨
中节趾骨　中舟骨
近节趾骨　距骨
第5跖骨粗隆　载距骨
外侧楔骨
腓骨长肌腱沟　蹈长屈肌腱沟
骰骨　跟骨
跟骨结节

图 2-1-25　足骨

①跗骨属于短骨，有 7 块。跟骨在距骨后下方，其后端突出部为跟骨结节。距骨在小腿骨下方，跟骨的前方接骰骨，距骨前方接足舟骨，足舟骨的前方为 3 块楔骨。各跗骨的相邻面都有关节面相关节。距骨上方的距骨滑车与胫骨、腓骨的下端相关节。

②跖骨属于长骨，有 5 块，从内向外依次为第 1～5 跖骨。第 5 跖骨底向外侧的突起，为第 5 跖骨粗隆，是重要的体表标志。

③趾骨属于长骨，有 14 块，比指骨短小，其数目和命名与指骨相同。蹈趾为 2 节，其余各趾均为 3 节。

（二）下肢骨的连接

下肢骨的连接可分为下肢带骨连接和自由下肢骨连接两部分。

1.下肢带骨的连接

（1）骶髂关节由骶骨的耳状面与髂骨的耳状面构成。关节囊紧张，并有坚强的韧带加强其稳固性，活动范围很小，主要是支持体重和缓冲从下肢或骨盆传来的震动和冲击。加强骶髂关节的韧带有以下 2 种（图 2-1-26）：

①骶结节韧带：从骶骨、尾骨的外侧缘连至坐骨结节。

②骶棘韧带：从骶、尾骨的外侧缘开始，集中附着于坐骨棘。

骶结节韧带、骶棘韧带与坐骨大、小切迹分别围成坐骨大孔和坐骨小孔，两孔内有神经、血管和肌肉通过。

（2）耻骨联合（图 2-1-27）由两侧的耻骨联合面借纤维软骨连接而成。耻骨联合周围有韧带加固。耻骨下方与两耻骨支之间形成夹角，男性呈锐角，称耻骨角；女性呈钝角，称耻骨弓。经常体育锻炼的女子耻骨弓角度会增大，有利于分娩。

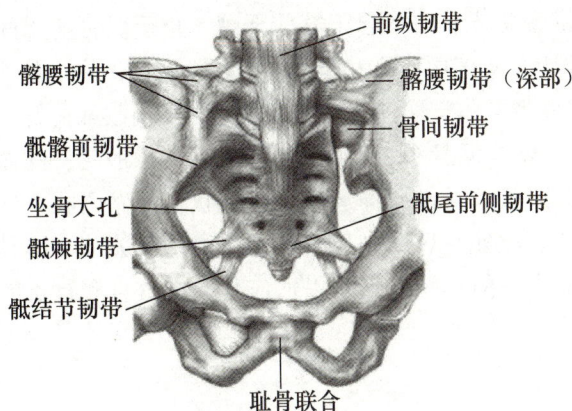

图 2-1-26　骶髂关节

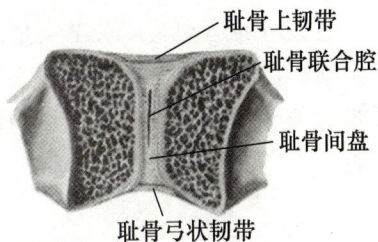

图 2-1-27　耻骨联合

（3）骨盆：

①骨盆由骶骨、尾骨及左右两侧髋骨借关节和韧带连接而成。其主要功能是支持体重、缓冲震动、保护盆腔脏器、附着肌肉等，对于女性来说，还是胎儿娩出的产道。骨盆由骶骨岬至耻骨联合上缘的两侧连线为分界线，上方为大骨盆，下方为小骨盆（又叫骨盆腔）。

②男性骨盆外形窄而长，骨盆上口较小，类似桃形，骨盆腔形似漏斗，耻骨弓的角度为 70°～75°；女性骨盆外形宽而短，骨盆上口较大，类似圆形，骨盆腔形似圆桶，耻骨弓的角度为 90°～100°。由于女性骨盆要适应孕育胎儿，与分娩关系密切，所以男骨盆、女骨盆有明显的性别差异（图 2-1-28）。

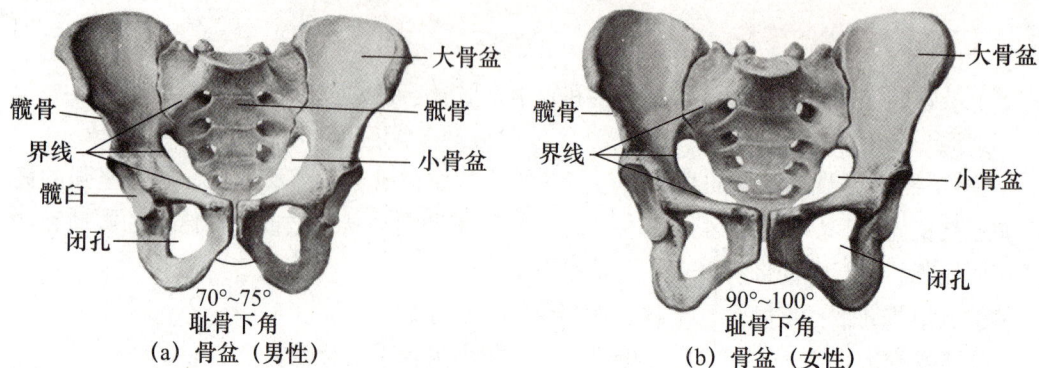

图 2-1-28 骨盆

2. 自由下肢连接

（1）髋关节（图 2-1-29）由髋骨的髋臼和股骨头组成，髋臼周围有髋臼唇加深，可容纳股骨头的 2/3 面积，使股骨头和髋臼适应更好，增加关节的稳固性。关节囊厚且坚韧，股骨颈的大部分被包在关节囊内，但股骨颈后面的外 1/3 在关节囊外。关节囊外有韧带加强，主要有：①髂股韧带，位于关节前面，起于髂前下棘，止于股骨转子间线。此韧带可限制大腿过度后伸，对维持人体直立有很大作用；②耻股韧带，位于髋关节内侧，限制大腿外展和外旋；③坐股韧带，位于髋关节后侧，限制大腿内收和内旋；④股骨头韧带，位于关节腔内，连于关节窝与股骨头之间，韧带中含有滋养股骨头的血管。髋关节的运动与肩关节类似，可在冠状轴上做屈伸运动；在矢状轴上做内收、外展运动；在垂直轴上做旋内、旋外运动。此外，还可做环转运动。由于髋关节囊厚且紧张，关节窝深，髋关节的运动范围较小，但稳固性强，以适应其支持负重和行走的功能。

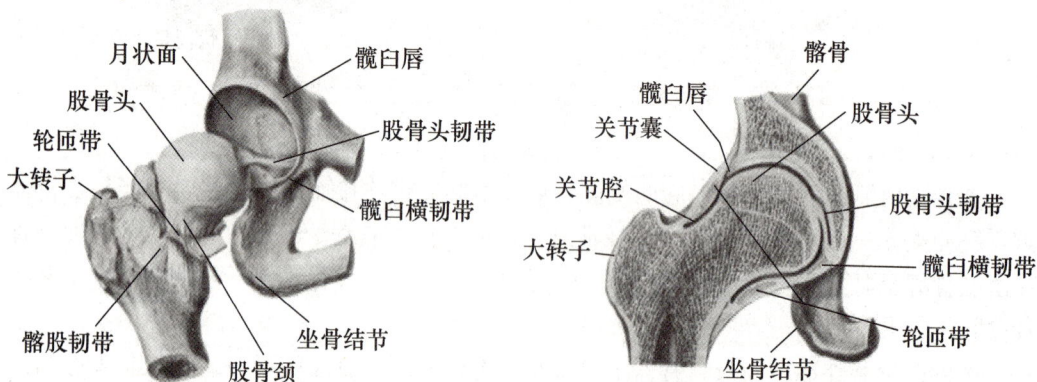

图 2-1-29 髋关节

（2）膝关节（图 2-1-30）是人体结构中最大、最复杂的关节。它由股骨下端关节面、胫骨上端关节面及髌骨关节面共同构成。由于膝关节在人体关节中所处的特殊位置，故有许多辅助结构来加固。

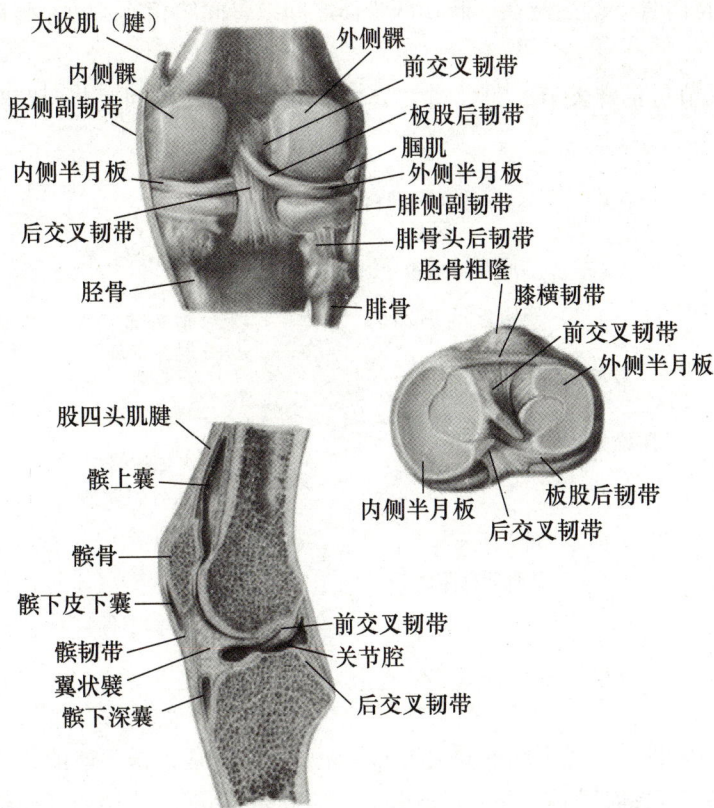

图 2-1-30　膝关节

①半月板在股骨与胫骨关节面之间，有内侧半月板和外侧半月板，二者皆为纤维软骨。半月板的外缘较厚，内缘较薄，呈半月状，下面平而上面凹陷。内侧半月板较大，呈"C"形，外侧半月板较小，呈"盘"状，近似"O"形。半月板有传递负荷、吸收震荡、保护相连骨关节面、增强润滑、减少摩擦、维持关节稳定等作用。

②膝关节的韧带较多，主要有：A. 髌韧带，位于髌骨下部，关节囊前方，从前方加固膝关节；B. 胫侧副韧带，位于关节囊内侧，与内侧半月板周围相吻合，一旦受外伤，常造成关节囊内侧和内侧半月板同时损伤；C. 腓侧副韧带，位于膝关节外侧；D. 膝交叉韧带，位于关节囊内，是连接股骨和胫骨的强有力韧带，分为前交叉韧带（限制胫骨上端向前移动）和后交叉韧带（限制胫骨上端向后移动）；E. 腘斜韧带，位于关节囊后方，从后方加固膝关节。

③滑膜皱襞是关节囊滑膜层向腔内皱褶而成，襞内充满脂肪组织，起着填充关节内空隙、防震和加固关节的作用。

④在膝关节周围的肌腱附着处有许多滑膜囊，有的与关节腔相通，有的单独存在，起着减少摩擦的作用。

⑤膝关节的运动主要有绕额状轴做屈伸运动，在屈膝状态下，绕垂直轴做轻度的旋内和旋外运动。

（3）小腿的胫骨和腓骨连接紧密，两骨上端构成微动的胫腓关节，下端是胫腓连接，借助韧带将两骨下端固定在一起。两骨体之间以骨间膜相连，故小腿两骨之间几乎不能运动。

（4）足关节包括踝关节、跗骨间关节、跗跖关节、跖骨间关节、跖趾关节和趾骨间关节（图 2-1-31）。

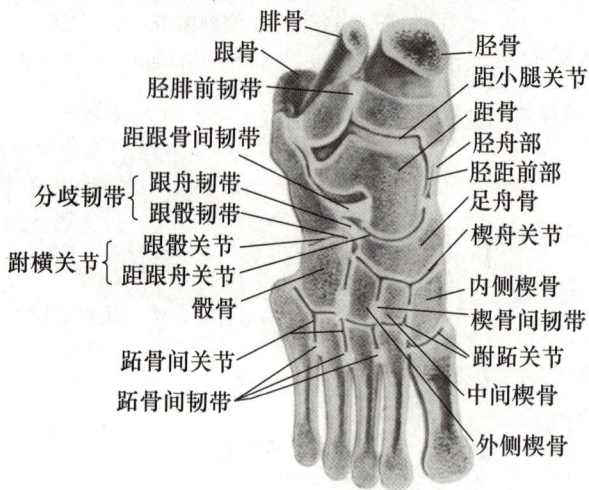

图 2-1-31　足关节

①踝关节由胫骨、腓骨下端的踝关节面与距骨滑车构成。踝关节的关节囊前后壁薄而松弛，内侧有三角韧带加强，外侧较薄弱。跖屈时距小腿关节松动，且稳定性较差，易扭伤，其中以内翻扭伤较为多见（即外侧韧带损伤）。踝关节在冠状轴上可做背屈（伸，足尖向上）和跖屈（屈，足尖向下）的运动。当足跖屈时，可在矢状轴上做轻微的内收、外展运动。

②足弓由足的跗骨、跖骨及足部的关节、韧带、肌腱共同构成的凸向上方的弓形结构，称为足弓。足弓弹性好，有利于人类完成走、跑、跳等所必需的生活技能。足弓可支持负重，在跳跃和行走时缓冲震荡，保护足底血管神经免受压迫。如足部先天性软组织发育不良、维持足弓的软组织劳损等因素导致足弓塌陷，便会形成扁平足。扁平足患者的足底血管神经容易受压，使足部容易疲劳，甚至产生疼痛，导致走、跑、跳的能力下降。

五、躯干骨及其连接

（一）躯干骨

躯干骨包括椎骨（24 块）、骶骨（1 块）、尾骨（1 块）、肋骨（12 对，24 块）和胸骨（1 块），共 51 块。

1. 椎骨（图 2-1-32）　椎骨在幼儿期总数为 33～34 块，根据其所在部位由上而下依次为颈椎 7 块、胸椎 12 块、腰椎 5 块、骶椎 5 块、尾椎 4～5 块。成年后 5 块骶椎愈合成 1 块骶骨，4～5 块尾椎愈合成 1 块尾骨，因此成年人的椎骨总数一般为 26 块。

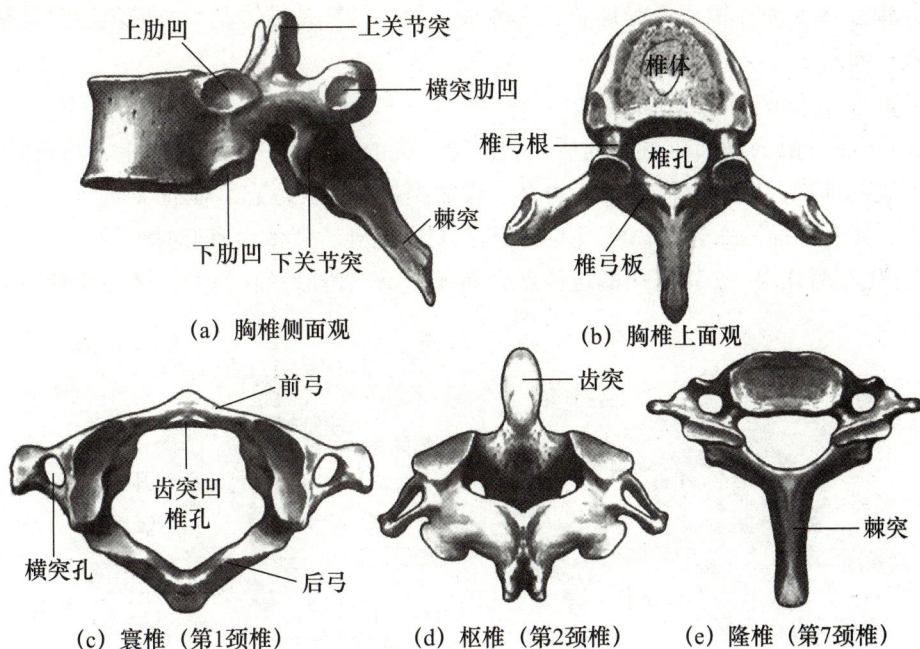

(a) 胸椎侧面观　　　　　(b) 胸椎上面观

(c) 寰椎（第1颈椎）　　(d) 枢椎（第2颈椎）　　(e) 隆椎（第7颈椎）

图 2-1-32　椎骨

（1）椎骨都由椎体和椎弓构成：

①椎体位于椎骨的前方中部，呈短圆柱状，是椎骨负重的主要部分，内部是骨松质，表面是薄层的骨密质，它承担着头部和躯干的重量，因此越是向下的椎体，其面积和体积越大。而从骶椎开始，由于重量转移到了下肢，故其面积和体积又逐渐减小。椎体在垂直暴力作用下，易发生压缩性骨折。

②椎弓是附着在椎体后方的弓状骨板，它与椎体围成椎孔，所有椎孔叠加连成椎管，椎管内部容纳脊髓和脊神经根等。椎弓与椎体相连的部分较细，称椎弓根，形成其上方的椎上切迹和椎下切迹，相邻椎骨的椎上切迹和椎下切迹围成椎间孔，有脊神经和血管通过。每个椎弓有 7 个突起，即向两侧伸出的 1 对横突，向上伸出的 1 对上关节突，向下伸出的 1 对下关节突，向后伸出单一的棘突，上、下关节突上均有关节面。

（2）各部椎骨的特征：

①颈椎共 7 块，其主要特征是横突有孔，称为横突孔，椎动脉、椎静脉及神经由此通过。椎体小，椎孔较大，呈三角形。第 2～6 颈椎的棘突较短，末端分叉，第 7 颈椎棘突最长，末端不分叉，上、下关节面基本呈水平位。第 3～6 颈椎属一般颈椎，第 1、2、7 颈椎为特殊颈椎。第 1 颈椎又称寰椎，无椎体、棘突和关节突，形似环形，有前弓、后弓及两个侧块。第 2 颈椎又称枢椎，其特点为自椎体向上伸出一指状突起，称为齿突，齿突前面有关节面。第7颈椎又称隆椎，棘突特别长且末端不分叉，当头前屈时特别隆起，可在项根部触摸到。

②胸椎共 12 块，其特征是椎体较大，椎体两侧有与肋骨相关节的肋凹，分别称为椎体肋凹和横突肋凹。胸椎棘突较长且斜向后下方。

③腰椎共 5 块，由于承受体重压力较大，故其特征是椎体肥大，棘突短粗且呈宽板状，直伸向后。

2. 骶骨与尾骨（图 2-1-33）

（1）骶骨由 5 块骶椎融合而成，呈上宽下尖的三角形。骶骨底向上，与第5腰椎体相接，底的前缘向前突出称为岬，为女性骨盆测量的重要标志。骶骨尖向前下，与尾骨相连接。骶骨前面凹而光滑，横线的两侧有4对骶前孔，背侧面有4对骶后孔。

（2）尾骨由 4～5 块退化的尾椎融合而成，呈三角形，底朝上，借助软骨和韧带与骶骨相连。

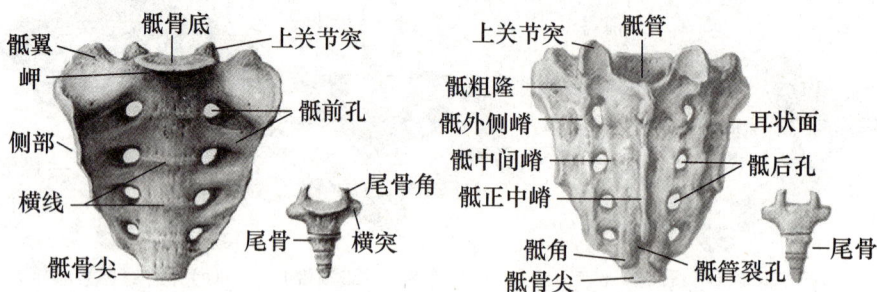

图 2-1-33　骶骨与尾骨

3. 胸骨（图 2-1-34）　　位于胸前皮下，是一块长扁骨，由上而下分别为胸骨柄、胸骨体和剑突 3 部分。胸骨柄、胸骨体相接处有突向前方的横行隆起，称为胸骨角，胸骨的下端为一形状不定的薄骨片，称为剑突，位于下部，尖向下，幼年时为软骨，老年后才完全骨化。

4. 肋（图 2-1-35）　　由肋骨和肋软骨构成，共 12 对。肋骨为细长弓状的扁骨，可分为肋骨体、胸骨端及椎体端 3 部分。肋骨的前端接肋软骨，后端膨大，称肋头。肋头外侧稍细部为肋颈，肋颈外侧稍隆起的部分称肋结节。肋体有内、外两面和上、下两缘。肋结节外侧有一弯曲较明显的地方，称为肋角。

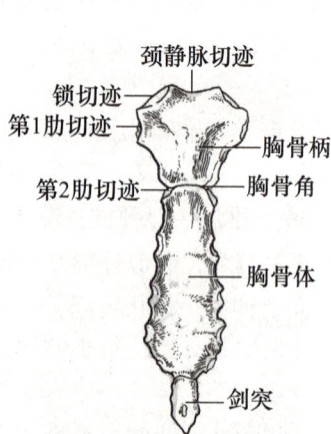

图 2-1-34　胸骨

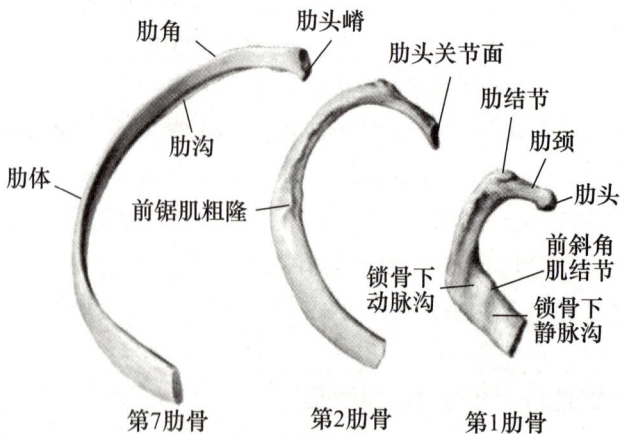

图 2-1-35　肋骨

（二）躯干骨的连接

1. 椎骨间连接　各椎骨间由椎间盘、韧带和关节相连接。

（1）椎间盘（图 2-1-36）：位于相邻椎体间的纤维软骨盘，共有 23 块。椎间盘以胸段中部最薄，颈部其次，腰部最厚。椎间盘由上下软骨板、纤维环和髓核构成。多层呈环状排列的纤维软骨环，前宽后窄，围绕在髓核的周围，可防止髓核向外突出，纤维环坚韧有弹性；髓核是一种富有弹性的胶状物质，有缓和冲击的作用。它被限制在纤维环之内，施加压力则有向外膨出的趋势。

颈部、腰部的椎间盘前厚后薄，胸部相反，椎间盘除连接椎体外还有承受压力，吸收震荡，减缓冲击以保护脑的功能。椎间盘后部较薄弱，但椎体正后方有后纵韧带加固，而椎间盘的后外侧部无韧带加固，当成年人在过度劳损、体位骤变、猛力动作或暴力撞击下，纤维环破裂，髓核向后外侧突出，压迫脊神经根，形成椎间盘突出症。

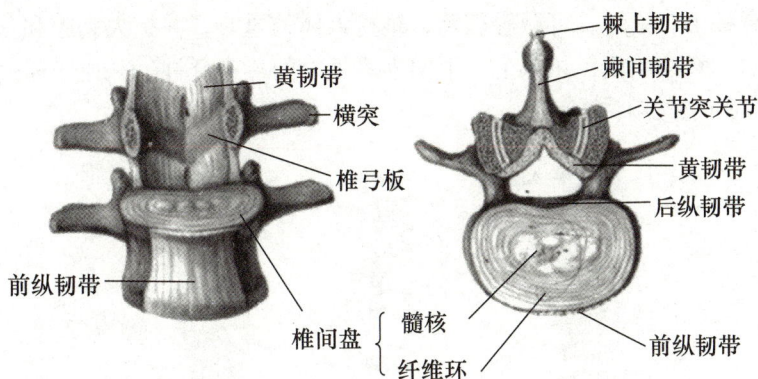

图 2-1-36　椎间盘

（2）椎骨间的韧带（图 2-1-37）：

①前纵韧带为人体中最长的韧带，很坚韧，位于椎体的前面，前纵韧带有防止脊柱过伸和椎间盘向前脱出的作用。

②后纵韧带位于各椎体和椎间盘的后面，后纵韧带有限制脊柱过分前屈和防止椎间盘向后脱出的作用。

③黄韧带填充于椎板之间，当其增生变厚钙化时，可出现皱褶突入椎管，使椎管矢状径变小。

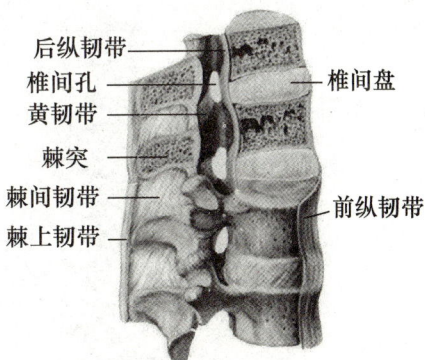

图 2-1-37　椎骨间的连接

（3）关节：

①关节突关节：左右各一，由相邻的椎骨上、下关节突的关节面构成，在机能上形成联合关节。关节面扁平，活动范围小，但多个椎间关节同时活动时，可产生较大的运动幅度。

②寰枕关节：由枕髁与寰椎上关节凹构成，呈椭圆状，可使头做前俯、后仰和侧屈运动。

③寰枢关节：由两个寰枢外侧关节和一个寰枢正中关节构成。此外，齿突后方有坚韧的寰椎横韧带，有限制齿突向后方移动的作用。

④钩椎关节：在下 5 个颈椎体之间，由椎体上方两侧缘向上突起的椎体钩和上位椎体下方两侧缘的凹陷所构成。

2. 脊柱

（1）脊柱由 24 块独立椎骨、1 块骶骨和 1 块尾骨及连接它们的 23 块椎间盘、关节和韧带装置构成。

（2）脊柱的长度因姿势不同而略有差异。颈部棘突短，接近水平位。胸部棘突向后下方倾斜，呈叠瓦状。腰部棘突则呈水平位。从侧面观察脊柱，可见 4 个生理弯曲，即：颈曲、胸曲、腰曲及骶曲。颈曲和腰曲向前突出，而胸曲和骶曲向后突出。脊柱的生理弯曲使脊柱更有弹性，可减轻震荡，维持人体的重心，并扩大胸腔和盆腔的容积，容纳体内脏器。脊柱侧面，相邻上、下两椎弓根之间，有脊神经和血管通过的椎间孔，两侧共有 23 对（图 2-1-38）。

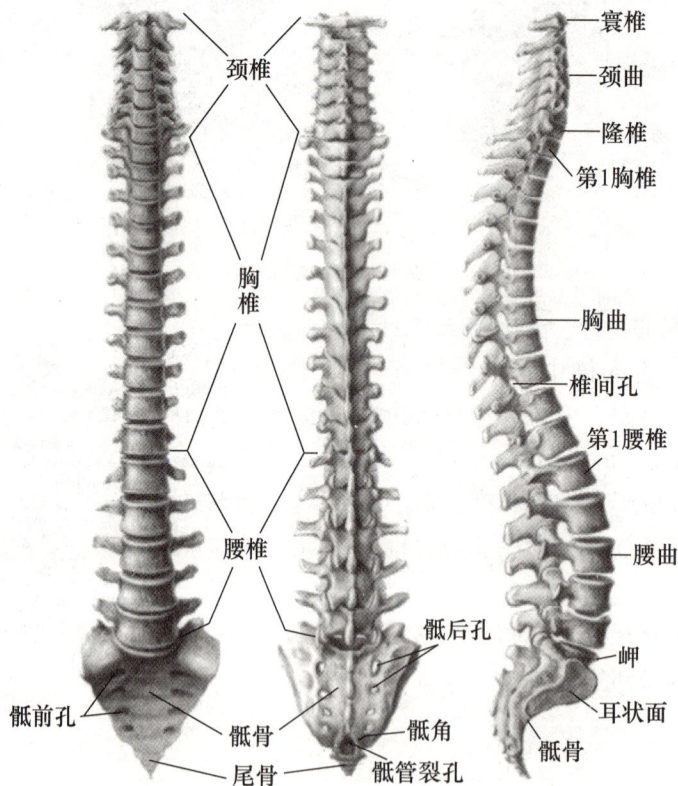

图 2-1-38　脊柱

（3）脊柱具有支持体重的功能，其正常弯曲可使身体重心稍后移，有利于维持身体平衡、人体直立和行走；脊柱参与一些腔壁的构成，如椎管、胸腔、腹腔等，以容纳保护脊髓和内脏器官；脊柱有良好的弹性，起着传递压力，缓冲震动的作用；脊柱可完成各种基本运动，成为运动时的杠杆，它可在冠状轴上做前屈和后伸运动，在矢状轴上做侧屈运动，在垂直轴上做旋转运动，在矢状轴和冠状轴运动的基础上，也可做环转运动。

3.胸廓

（1）胸廓由12个胸椎、1块胸骨和12对肋骨借关节和韧带连接而成。第8～10对肋软骨与上位肋软骨相连，形成肋弓。第11、12对肋软骨前端游离于腹壁肌中，又称浮肋，不和胸骨相连。

（2）胸廓的形态。成人胸廓形似圆锥，其横（左右）径长，矢状（前后）径短，垂直（上下）径上部狭窄，下部宽阔。胸廓有上、下两口，上口由第1胸椎、第1对肋及胸骨柄上缘组成，是食管、气管、大血管和重要的神经等出入的通道；下口由第12胸椎，第11、12对肋及两肋弓和胸骨剑突共同组成，被膈肌封闭。胸廓的内腔称为胸腔，容纳心及其大血管、肺、气管、食管和神经等（图2-1-39）。

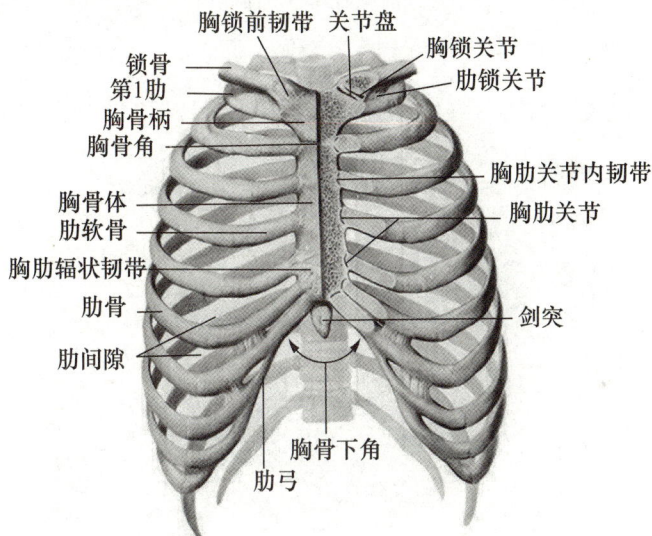

图2-1-39　胸廓

（3）胸廓具有保护心肺、保护重要血管和神经的功能。此外，通过胸廓的运动，完成胸式呼吸运动。吸气时肋向外扩张和上提，胸骨向前上方移动，同时膈肌下降，胸廓增大；呼气时肋下沉，膈肌上升，胸廓减小。

六、颅骨及其连接

（一）颅骨

颅骨位于脊柱的上方，共29块，可分为脑颅骨、面颅骨和听小骨（图2-1-41）。

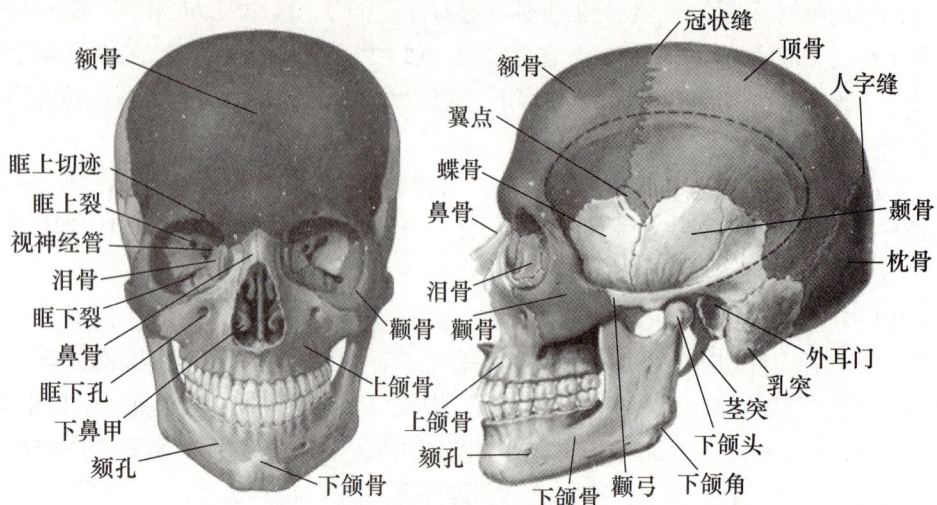

（a）颅的侧面观与前面观

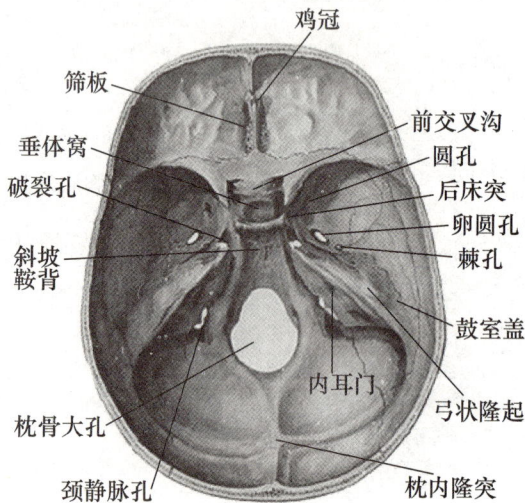

（b）颅底内面观

图 2-1-40　颅的侧面观与前面观、颅底内面观

1. 脑颅骨　由 1 块额骨、2 块顶骨、1 块枕骨、1 块蝶骨、2 块颞骨及 1 块筛骨共同围成颅腔。

2. 面颅骨　面颅骨共 15 块，包括成对的上颌骨、腭骨、颧骨、鼻骨、泪骨、下鼻甲骨及单个的下颌骨、梨骨和舌骨，共同围成口腔、眼眶及鼻腔。下颌骨是面颅骨中最大的骨，其中部为下颌体，两侧为下颌支；舌骨成马蹄状，借助韧带和肌肉与其他颅骨进行较为松弛的连接。

3. 听小骨　位于颞骨岩部内，两侧对称，共 6 块，每侧 3 块，根据其位置由外向内依次是锤骨、砧骨和镫骨。听小骨之间以小关节面形成听骨链，锤骨与鼓膜相连，镫骨与内耳相连。

（二）颅骨的连接

颅骨大多借缝或软骨相连接，以关节形式连接的为颞下颌关节。新生儿颅骨尚未完全骨化，骨间存在结缔组织膜，如囟门。一般在出生 2 年内此结缔组织骨化。

颞下颌关节，又称下颌关节，由下颌头与颞骨的下颌窝构成。覆盖关节面的软骨是纤维软骨。关节囊松弛，前部薄，后部厚，囊外有外侧韧带加固。颞下颌关节的运动关系到咀嚼、语言和表情等功能，需要左右同时运动，为联合关节，能进行上提、下降、前伸和后缩及侧方运动。如果张口过大、过猛，关节囊又松弛，下颌头和关节盘会向前滑至关节结节的前方而不能退回关节窝，造成颞下颌关节前脱位（图 2-1-41）。

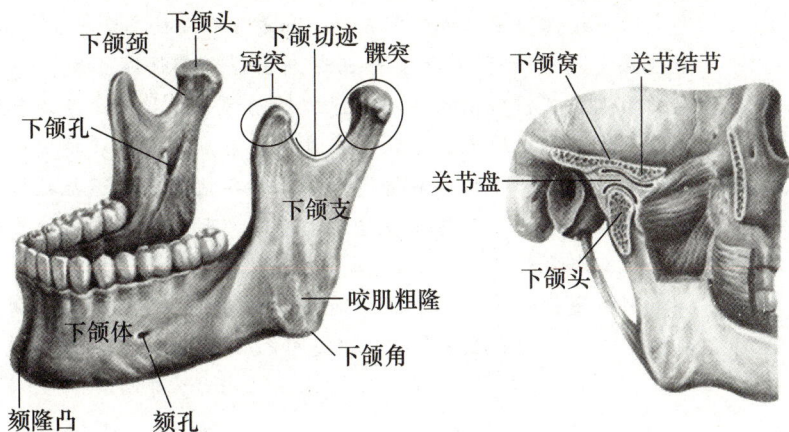

图 2-1-41　下颌骨与颞下颌关节

（三）颅的整体性

颅的前面有 1 对可见的眼眶，1 个骨性鼻腔和 1 个口腔。颅的侧面可见外耳门，其前下方有下颌窝，后下方有乳突。颅的底面后中部有枕骨大孔，两侧有 1 对椭圆形的枕髁，枕骨大孔后上方有枕外隆凸，其两侧有上项线。颅底内面由前向后有 3 个窝，分别是：颅前窝（主要容纳大脑额叶）；颅中窝（主要容纳大脑颞叶），其中部有垂体窝；颅后窝（主要容纳小脑、脑桥及延髓）。

在颅骨内共有 4 对与鼻腔相通的小腔，称为鼻旁窦，即：上颌窦、额窦、筛窦、蝶窦。

【案例分析】

1. 可能的疾病：髌骨软骨病、髌骨末端病

鉴别：髌骨软骨病——一般下蹲到某一个角度（90°～135°）时才有疼痛（单腿下蹲试验）；在髌骨周围，拇指按压其边缘（髌骨研磨试验），注意检查股四头肌，后屈伸膝放松一下。

髌骨末端病——较大范围的疼痛，髌尖最痛，伸膝抗阻试验和半蹲试验见髌尖痛

加剧。

2. 治疗康复：髌周点按压，促进血液循环。静蹲（膝超过脚尖）、直腿抬高 15°~20° 练习。康复为主，针刺为辅。戴护膝运动。

■ 任务二　骨骼肌

案例导入

患者，女，45 岁，某机构文案工作者，长期伏案工作。

主诉：颈部僵硬，疼痛感 3 年，加重伴有间断头晕半年。

现病史：患者于 3 年前开始渐渐出现颈部僵硬、酸痛感，多于长时间伏案工作后出现。症状通过活动颈部或卧床休息均可缓解或消失。故当时出现上述症状未在意，但后期上述症状持续进展，发作持续时间延长，频率显著增加。约半年前除了上述症状外患者开始出现头晕症状，不伴有肢体活动不利，无肢体感觉异常，精神差，影响工作效率。

专科检查：颈椎前凸和胸椎后凸显著增加，颈椎无明显侧弯；颈部肌肉僵硬，颈椎活动受限；棘突间无压痛，双上肢肌力正常。

思　考

1. 上交叉综合征是什么？

2. 上交叉综合征会出现什么症状？

3. 作为康复工作人员，有哪些建议？

肌（muscle）根据组织结构和功能不同可分为骨骼肌、心肌和平滑肌。这里重点叙述骨骼肌。

一、概述

骨骼肌在人体内分布极为广泛，有 600 多块，约占体重的 40%。每块骨骼肌都具有一定的形态、结构、位置和辅助装置，并有丰富的血管、淋巴管和神经分布，执行一定的功能，所以每块肌都可视为一个器官。

（一）形态和构造

肌的形态多种多样，可概括地分为长肌、短肌、阔肌和轮匝肌 4 种（图 2-2-1）。长肌多见于四肢，收缩时肌显著缩短而引起大幅度的运动。有的长肌有两个以上的起始头，依其头数被称为二头肌、三头肌和四头肌。短肌多分布于躯干的深层，具有明显的节段性，收缩时运动幅度较小。阔肌扁而薄，多分布于胸壁、腹壁，收缩时除运动躯干外，还对内脏起保护和支持作用。轮匝肌多呈环形，位于孔、裂的周围，收缩时使孔裂关闭。每块骨骼肌都由肌腹和肌腱构成。

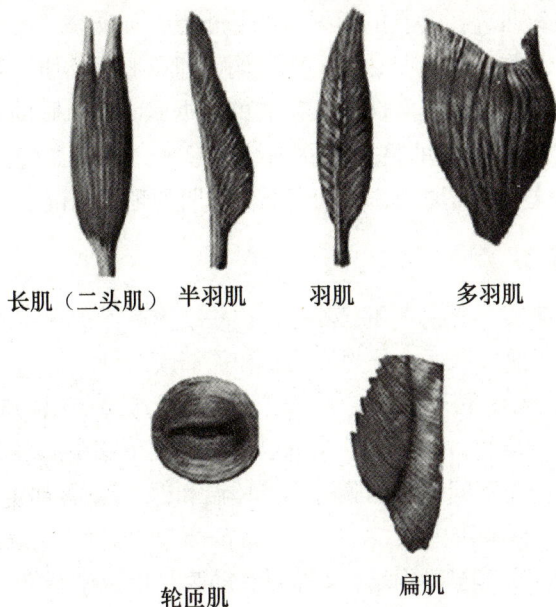

长肌（二头肌）　半羽肌　羽肌　多羽肌

轮匝肌　　　扁肌

图 2-2-1 肌的形态

1. 肌腹　主要由肌纤维构成，色红，柔软而有收缩能力。

2. 肌腱　主要由致密结缔组织构成，色白、强韧而无收缩能力，位于肌腹的两端，能抵抗很大的牵引力。阔肌的肌腱称为腱膜，如腹外斜肌腱膜。

（二）肌的起止和作用

肌一般都以两端附着于骨，中间跨过一个或几个关节。当肌收缩时，牵动骨骼，产生运动。肌收缩时，通常一骨的位置相对固定，另一骨的位置相对移动。肌在固定骨的附着点，称定点或起点；在移动骨的附着点，称动点或止点。一般接近身体正中线或肢体近侧端的附着点是起点，反之是止点。但起点和止点是相对的，在一定条件下，两者可以互换，即当移动骨被固定时，在肌的收缩牵引下，固定骨则变为移动骨。如此，原来的动点（止点）就变成定点（起点）；而原来的定点（起点）则变成动点（止点）。

肌有两种作用，一种是静力作用，肌具有一定张力，使身体各部之间保持一定姿势，取得相对平衡，如站立、坐位和体操中的静动作。另一种是动力作用，使身体完成各种动作，如伸手取物、行走和跑跳等。全身的肌，除运动功能外，还是人体进行新陈代谢、储存能源和产生体温的重要器官。

骨骼肌大多分布在关节的周围，其规律是在一个运动轴的相对侧有两个作用相反的肌或肌群，称为拮抗肌，如肘关节前方的屈肌群和后方的伸肌群。在运动轴一侧，作用相同的肌，称为协同肌，如肘关节前方的各块屈肌。

（三）肌的命名

肌的命名原则很多，主要有以下几种：①有的根据肌的形态，如三角肌、菱形肌、斜方肌等；②有的根据肌的功能，如屈肌、伸肌、收肌、展肌等；③有的根据肌束的方向，如直肌、横肌和斜肌等；④有的根据肌的起止点，如肱桡肌、胸锁乳突肌等；⑤有的根据肌所在部位，如胸肌、腹肌、冈上肌、冈下肌、胫骨前肌、肋间肌等；⑥有的根据肌构造的特点，如半腱肌、半膜肌等；⑦有的根据肌头和肌腹的数目，如肱二头肌、肱三头肌和二腹肌等；⑧也有的将几条原则结合起来命名，如桡侧腕长、短伸肌，指浅、深屈肌等。了解这些命名原则，有助于加深对肌的理解和记忆。

（四）肌的辅助装置

肌的辅助装置有筋膜、滑膜囊和腱鞘等，这些结构有保护和辅助肌活动的作用。

1. 筋膜　筋膜位于肌的表面，分为浅筋膜和深筋膜两种。

（1）浅筋膜：位于皮下，又称皮下筋膜，由疏松结缔组织构成，其内含脂肪（皮下脂肪）、浅静脉、皮神经、浅淋巴结及淋巴管等。皮下脂肪的多少因个体、性别、身体部位及营养状况不同而不同。浅筋膜有维持体温和保护深部结构的作用。临床常作皮下注射，即将药物注入浅筋膜内。

（2）深筋膜：位于浅筋膜深面，又称固有筋膜，由致密结缔组织构成，遍布全身且互相连续，深筋膜包被每块肌，并深入到各肌层之间，形成各肌的筋膜鞘和筋膜间隙。四肢的深筋膜，伸入各肌群之间，与长骨的骨膜相连，形成肌间隔，分隔肌群，以利于肌群的活动。在腕部和踝部，深筋膜显著增厚，形成支持带，对深面的肌群起支持和约束作用。深筋膜还可包绕血管、神经，形成血管神经束的筋膜鞘。此外，深筋膜还可包裹腺体，形成腺体的被膜。深筋膜有重要的功能意义，肌收缩时能在各肌和各肌群之间起缓冲作用，免受摩擦。深筋膜可作为部分肌的起止点，血管神经在深筋膜形成的鞘内有利于血管扩张。另外在炎症时深筋膜则有限制炎症脓液扩散流动的作用。因此，熟知深筋膜分布状况，还可推测脓液扩展蔓延的去向。

2. 滑膜囊　为一密闭的结缔组织扁囊，内有少量滑液。其大小由直径几毫米至几厘米，有的独立存在，有的与关节腔相通。多位于肌腱与骨面之间，可减少两者之间的摩擦，促进肌腱运动的灵活性。滑膜囊在慢性损伤和感染时，形成滑膜囊炎。

3. 腱鞘　为套在长肌腱周围的鞘管。多位于手足摩擦较大的部位，如腕部、踝部、手指掌侧和足趾跖侧等处。腱鞘分为两层。外层为纤维层，内层为滑膜层。滑膜层由滑膜构成，呈双层筒状，又分脏、壁两层。脏层（内层）紧包腱的表面；外层紧贴于纤维鞘的内面。脏、壁两层之间含有少量滑液，这两层相互移行的部分，称滑膜腔，内有血管、神经通过。临床上常见腱鞘炎，严重时局部呈结节性肿胀，引起局部疼痛和活动受限。

二、头颈肌

头肌可分为面肌和咀嚼肌。

（一）面肌

面肌又称表情肌，为扁薄的皮肌，位置浅表，大多起自颅骨的不同部位，止于面部皮肤，主要在口裂、眼裂和鼻孔的周围，可分为环形肌和辐射状肌，可闭合或开大上述孔裂，同时牵动面部皮肤显出喜、怒、哀、乐等各种表情。

1. **颅顶肌** 由枕额肌组成，覆盖于颅盖外面，阔而薄，由成对的枕腹和额腹以及中间的帽状腱膜组成。枕腹（枕肌）起自枕骨，止于帽状腱膜，可向下牵拉腱膜。额腹（额肌）起自帽状腱膜，止于额部皮肤，收缩时可扬眉、皱额。帽状腱膜很坚韧。三者紧密结合构成头皮。帽状腱膜与深部的骨膜则隔以疏松结缔组织，故头皮可在颅骨表面滑动。头皮外伤时，常在腱膜深面形成血肿或撕脱。

2. **孔裂周围肌纤维** 孔裂周围肌纤维呈环形排列的可关闭孔裂，呈放射状排列的则可开大孔裂。

（1）眼轮匝肌：肌纤维环绕于眶和眼裂周围，呈扁椭圆形。作用：使眼裂闭合。

（2）口轮匝肌：肌纤维环绕口唇。作用：收缩时关闭口裂（闭口）。

（3）颊肌：位于口角两侧面颊深部，紧贴于口腔侧壁的黏膜外面。作用：收缩时可使唇、颊紧贴牙齿，帮助咀嚼和吸吮。

其他放射状肌很多，分别排列于唇的上方和下方，收缩时可提上唇、降下唇，并可牵拉口向上、向下或向外。

如果表情肌瘫痪，则可出现不能闭眼、口角歪斜、鼻唇沟变浅等现象。

（二）咀嚼肌

咀嚼肌包括咬肌、颞肌、翼外肌和翼内肌。这些肌肉的作用均与咀嚼运动有关，即运动颞下颌关节，故有关的肌肉都止于下颌骨。

1. **咬肌** 呈长方形，起自颧弓，向后下止于下颌角的外面。

2. **颞肌** 呈扇形，起自颞窝骨面，肌束向下会聚，通过颧弓的内侧，止于下颌骨的冠突。咬肌和颞肌的作用：主要是上提下颌骨。

颈肌按其位置可分为颈浅肌群、颈中肌群和颈深肌群。

（1）颈浅肌群：主要有胸锁乳突肌。胸锁乳突肌（图 2-2-2）斜列于颈部两侧，为颈部一对强有力的肌肉，起自胸骨柄前面和锁骨的胸骨端，肌束斜向后上方，止于颞骨乳突。

作用：两侧收缩，头向后仰；单侧收缩，使头歪向同侧，面转向对侧。单侧胸锁乳突肌可因胎儿产伤等原因造成肌挛缩，导致斜颈畸形。

（2）颈中肌群：包括舌骨上肌和舌骨下肌。

（3）颈深肌群：前中后斜角肌均起自颈椎横突。其中前、中斜角肌止于第一肋。后斜角肌止于第二肋。前中斜角肌与第一肋围成的三角形间隙称为斜角肌间隙，是临床上臂丛神经组织麻醉部位。

三、躯干肌

躯干肌可分为背肌、胸肌、膈、腹肌及会阴肌，会阴肌不在此叙述。

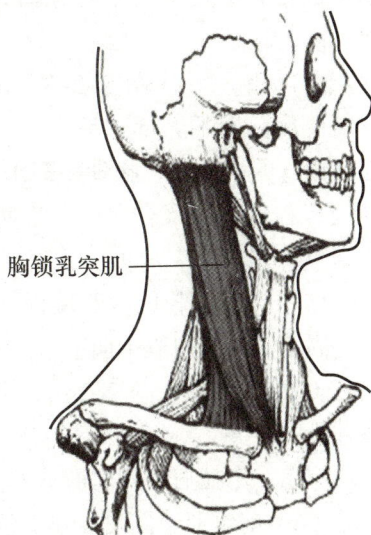

胸锁乳突肌

图 2-2-2 胸锁乳突肌

（一）背肌

背肌为位于躯干后面的肌群，可分为浅、深两层。浅层主要有斜方肌、背阔肌等，深层主要有竖脊肌。

1. 斜方肌 位于项部和背上部，为三角形的阔肌，两侧相合成斜方形。该肌起自枕外隆凸、项韧带及全部胸椎棘突。上部的肌束斜向外下方，中部的平行向外，下部的斜向外上方；止于锁骨外 1/3、肩胛骨的肩峰和肩胛冈。

作用：全肌收缩牵引肩胛骨向脊柱靠拢；上部肌束可上提肩胛骨；下部肌束可使肩胛骨下降。

2. 背阔肌 位于背下部和胸侧部，为全身最大的阔肌，呈三角形。以腱膜起自下 6 个胸椎和全部腰椎棘突、骶正中嵴及髂嵴后部。

作用：使肩关节内收、旋内和后伸；当上肢上举被固定时，则上提躯干（如引体向上）。

3. 竖脊肌 又称骶棘肌，为背肌中最长、最大的肌，纵列于躯干的背面，脊柱两侧的沟内。起自骶骨背面及髂嵴的后部，向上分出许多肌束，沿途止于椎骨和肋骨，并到达颞骨乳突。

作用：使脊柱后伸和仰头，是强有力的伸肌，对保持人体直立姿势有重要作用。破伤风的患者，此肌可强烈痉挛，形成特有的"角弓反张"体征。许多腰痛的患者，主要是由于竖脊肌受累，即临床所谓的"腰肌劳损"。

（二）胸肌

胸肌可分为胸上肢肌和胸固有肌。

1. 胸上肢肌 均起自胸廓外面，止于上肢带骨或肱骨，主要有胸大肌、胸小肌、前锯肌。

（1）胸大肌（图 2-2-3）位置表浅，覆盖胸廓前壁的大部，呈扇形，宽而厚。起自锁骨的内侧半、胸骨和第 1～6 肋软骨等处，各部肌束聚合向外以扁腱止于肱骨大结节嵴。

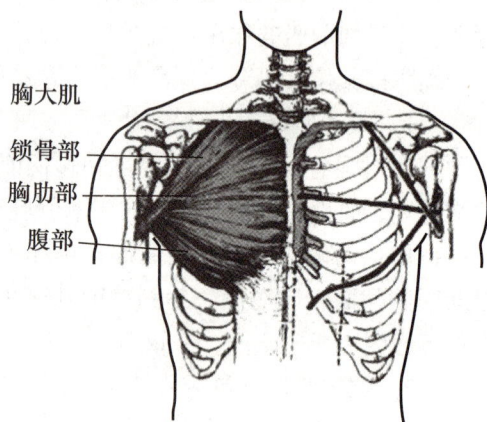

图 2-2-3 胸大肌

（标注：胸大肌、锁骨部、胸肋部、腹部）

作用：使肱骨内收和旋内，如上肢上举并固定，可牵引躯干向上，并上提肋骨，协助吸气。

（2）胸小肌（图 2-2-4）位于胸大肌深面，呈三角形。其起自第 3～5 肋骨，止于肩胛骨的喙突。

作用：牵拉肩胛骨向前下方。当肩胛骨固定时，可上提肋以助吸气。

（3）前锯肌（图 2-2-5）位于胸廓侧面，以肌齿起自上 8 或 9 个肋骨外面，肌束向后内行，经肩胛骨前面，止于肩胛骨内侧缘。

作用：可拉肩胛骨向前，并使肩胛骨紧贴胸廓。如肩胛骨固定，则可提肋，助吸气。前锯肌瘫痪时，肩胛骨内侧缘翘起，称为"翼状肩胛"。

2. 胸固有肌　参与构成胸壁，在肋间隙内，主要包括肋间内、外肌。

（1）肋间外肌：起自上位肋骨下缘，肌束斜向前下，止于下一肋骨的上缘。

（2）肋间内肌：位于肋间外肌的深面，肌束方向与肋间外肌相反。

作用：肋间外肌可提肋以助吸气；肋间内肌可降肋以助呼气。

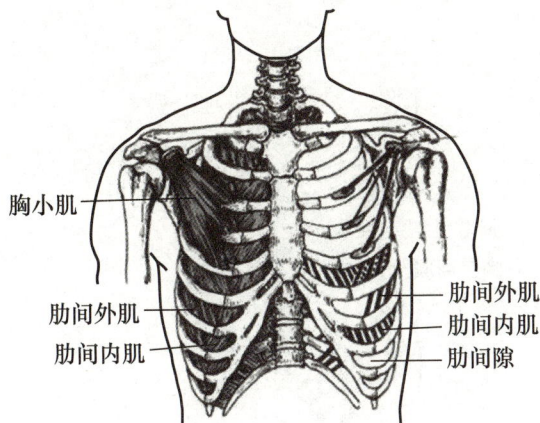

图 2-2-4　胸小肌

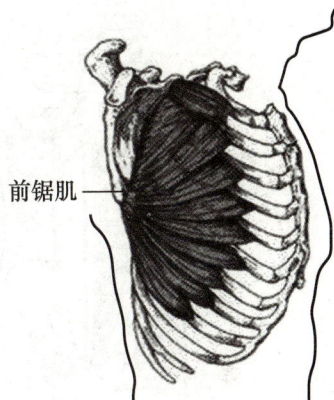

图 2-2-5　前锯肌

（三）膈

膈封闭胸廓下口，介于胸腔与腹腔之间，为向上膨隆呈穹隆状扁薄阔肌，起自胸廓下口内面及腰椎前面，各部肌束向中央集中移行为腱膜，称中心腱。

膈上有 3 个裂孔：①主动脉裂孔，在膈与脊柱之间，位于第 12 胸椎前方，有降主动脉及胸导管通过；②食管裂孔，位于主动脉裂孔的左前方，约平第 10 胸椎，有食管和左、右迷走神经通过；③腔静脉孔，位于食管裂孔右前方的中心腱内，位置最高，约平第 8 胸椎高度，有下腔静脉通过。

作用：膈为主要的呼吸肌，收缩时，圆顶下降，胸腔容积扩大，引起吸气；舒张时，膈的圆顶上升恢复原位，胸腔容积减小，引起呼气。膈与腹肌同时收缩，则能增加腹压，可协助排便、呕吐及分娩等活动。

（四）腹肌

腹肌可分为前外侧群和后群。

1. 前外侧群　形成腹腔的前外侧壁，包括腹直肌、腹外斜肌、腹内斜肌和腹横肌等。

（1）腹直肌（图 2-2-6）：位于腹前壁正中线的两旁，居腹直肌鞘中，为上宽下窄的带形肌，起自耻骨联合与耻骨结节之间，向上止于胸骨剑突及第 5~7 肋软骨的前面。肌的全长被 3~4 条横行的腱划分成多个肌腹。

（2）腹外斜肌：位于腹前外侧壁浅层，为一宽阔扁肌，起自下 8 肋外面，肌束由后外上方斜向前内下方，一部分止于髂嵴，而大部分在腹直肌外侧缘处移行为腹外斜肌腱膜。腱膜向内侧参与腹直肌鞘前层的构成，腱膜的下缘卷曲增厚连于髂前上棘与耻骨结节之间，形成腹股沟韧带。在耻骨结节外上方，腱膜形成一小三角形裂隙，称为腹股沟管浅环（皮下环）。

（3）腹内斜肌（图 2-2-7）：位于腹外斜肌深面，起自胸腰筋膜、髂嵴和腹股沟韧带外侧半，大部分肌束向内上方，下部肌束向内下方，在腹直肌外侧缘移行为腹内斜肌腱膜。

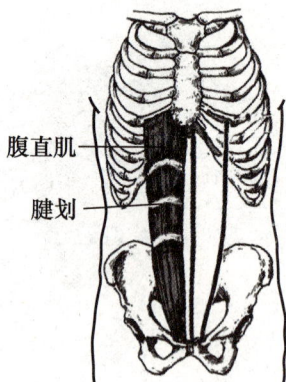

图 2-2-6 腹直肌

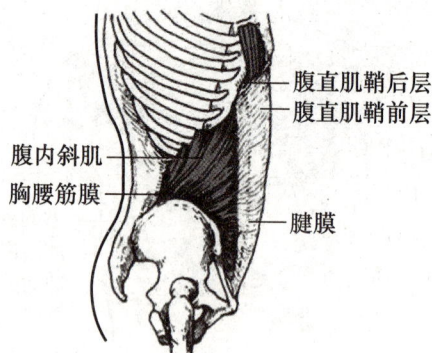

图 2-2-7 腹内斜肌

（4）腹横肌：位于腹内斜肌深面，参与构成腹直肌鞘后层。

腹肌前外侧群肌的作用：共同保护和支持腹腔脏器，收缩时可以缩小腹腔，增加腹压，以协助呼气、排便、分娩、呕吐及咳嗽等活动。腹肌前外侧群肌还可使脊柱做前屈、侧屈及旋转等运动。

2.后群 腰方肌位于腹后壁脊柱两侧。

作用：下降和固定第 12 肋，并使脊柱腰部侧屈。

四、上肢肌

上肢肌可以按所在部位分为肩肌、臂肌、前臂肌和手肌。

（一）肩肌

肩肌分布于肩关节周围，均起自上肢带骨，跨越肩关节，止于肱骨的上端，有稳定和运动肩关节的作用。

三角肌 位于肩部，呈三角形，起自锁骨的外侧段、肩峰和肩胛冈，止于肱骨三角肌粗隆（图 2-2-8）。肱骨上端由于三角肌的覆盖，使肩关节呈圆隆状，如肩关节向下脱位或三角肌瘫痪萎缩，则可形成"方形肩"体征。三角肌是肌肉注射的部位之一。

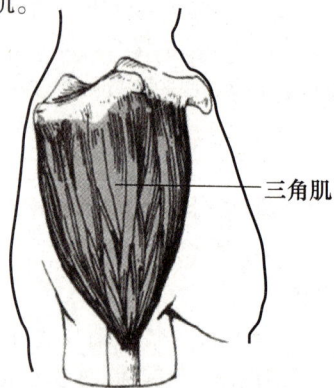

图 2-2-8 三角肌

作用：主要是使肩关节外展，其前部肌纤维收缩可使肩关节前屈并略旋内；后部肌纤维收缩可使肩关节后伸并略旋外。

（二）臂肌

位于肱骨周围。臂肌可分前群、后群。前群为屈肌，后群为伸肌。

1. 前群　位于肱骨前方，有浅层的肱二头肌，上方的喙肱肌和下方深层的肱肌。

（1）肱二头肌：呈长梭形，位于臂前部浅层，起端有长、短两头（图 2-2-9）。长头以长腱起自肩胛骨关节盂的上方，短头在内侧，起自肩胛骨喙突。两头在臂中部会合成肌腹，止于桡骨粗隆。

作用：主要为屈肘关节，长头协助屈肩关节，并使已旋前的前臂做旋后动作。

（2）喙肱肌：位于肱二头肌短头内后侧，起自肩胛骨喙突，止于肱骨中部内侧（图 2-2-10）。

作用：屈和内收肩关节。

（3）肱肌：位于肱二头肌深面。起自肱骨体下半部的前面，止于尺骨粗隆（图 2-2-10）。

作用：屈肘关节。

2. 后群　位于肱骨后方，为肱三头肌。肱三头肌（图 2-2-11）在臂后，上方起始有3 个头，长头起自肩胛骨关节盂的下方；外侧头起自肱骨后面桡神经沟的外上方；内侧头起于肱骨体后面桡神经沟内下方。

作用：主要为伸肘关节，长头尚可使臂后伸。

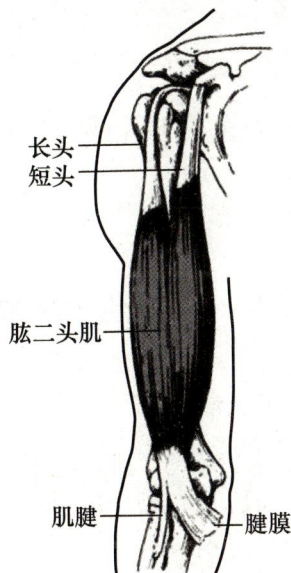

图 2-2-9　肱二头肌

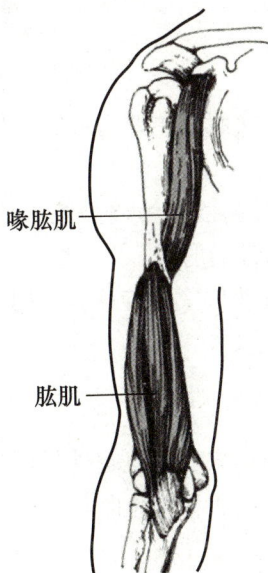

图 2-2-10　喙肱肌

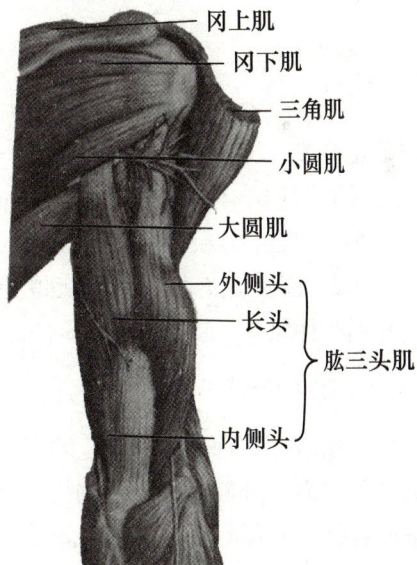

图 2-2-11　肱三头肌

（三）前臂肌

前臂肌位于尺、桡骨周围，分为前、后两群。每群又分为浅、深两层，共 20 块肌。各层肌的肌腹大部分在前臂的上半部，向下形成细长的肌腱，因而使前臂呈现近端较粗而向远侧逐渐变细的外形。主要作用于肘关节、腕关节和手关节。

1. **前群** 位于前臂的前面，共 9 块，主要为屈腕、屈指和使前臂旋前的肌，称为屈肌群，分为浅、深两层。

（1）浅层有 6 块肌（图 2-2-12、图 2-2-13），自桡侧向尺侧依次为肱桡肌、旋前圆肌、桡侧腕屈肌、掌长肌、指浅屈肌和尺侧腕屈肌。

（2）深层有3块肌，在桡侧有拇长屈肌，尺侧有指深屈肌，在桡骨、尺骨远端的前面有旋前方肌。

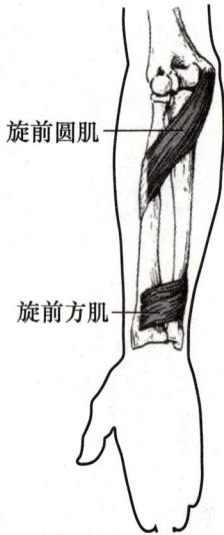

图 2-2-12　前臂浅群肌（1）　　　　图 2-2-13　前臂浅群肌（2）

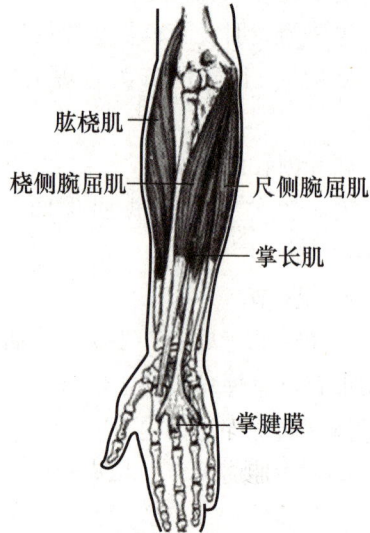

2. **后群** 位于前臂的后面，共 11 块肌，主要为伸腕、伸指和旋后的肌，称为伸肌群，也分浅、深两层。

（1）浅层有 6 块肌，由桡侧向尺侧依次为桡侧腕长伸肌、桡侧腕短伸肌、指伸肌、小指伸肌、尺侧腕伸肌以及在肘后部的肘肌。

（2）深层有 5 块肌，由近侧向远侧依次为旋后肌、拇长展肌、拇短伸肌、拇长伸肌和示指伸肌。

（四）手肌

手指活动有许多肌参与，除了从前臂来的长肌腱外，还有许多短小的手肌，这些肌都在手掌面。外侧群在拇指侧构成一隆起，称为鱼际。内侧群在小指侧，构成小鱼际。中间群位于大鱼际、小鱼际之间。

（五）上肢的局部记载

1. **腋窝** 为锥形腔隙，位于臂上部和胸外侧壁之间，具有顶、底和 4 个壁。顶由第1肋、锁骨和肩胛骨上缘围成，向上与颈相通。底由腋筋膜构成。前壁为胸大肌和胸小肌。后壁为肩胛下肌和背阔肌等。内侧壁为胸廓外侧壁上部的肋骨和肋间肌以及前锯肌。外侧壁为肱二头肌短头、喙肱肌和肱骨上部。在腋窝中有臂丛、腋血管、腋淋巴结等重要结构。

2. 肘窝 位于肘关节前方呈三角形的浅窝，上界为肱骨内上髁、外上髁之间的连线；外侧界为肱桡肌的内侧缘；内侧界为旋前圆肌的外侧缘，窝内有神经、血管通过。

五、下肢肌

下肢肌可分为髋肌、大腿肌、小腿肌和足肌。下肢肌比上肢肌粗壮强大，这与维持直立姿势、支持体重和行走有关。

（一）髋肌

髋肌主要起自骨盆的内面或外面，跨越髋关节，止于股骨，能运动髋关节，按其所在的部位和作用，可分为前、后两群。

1. 前群 有髂腰肌和阔筋膜张肌。

（1）髂腰肌（图 2-2-14）：由腰大肌和髂肌组成。腰大肌起自腰椎体侧面和横突，髂肌起自髂窝。两肌向下互相结合，经腹股沟韧带深面和髋关节的前内侧，止于股骨小转子。腰大肌被一筋膜鞘包裹，当患腰椎结核时，有时脓液可沿此鞘流入髂窝或大腿根部。

作用：使髋关节前屈和旋外。下肢固定时，可使躯干和骨盆前屈。

（2）阔筋膜张肌：位于大腿的前外侧，起自髂前上棘，肌腹被阔筋膜包裹，向下移行为髂胫束，止于股骨外侧髁。临床医生常选用此肌作肌瓣移植，修复软组织缺损。

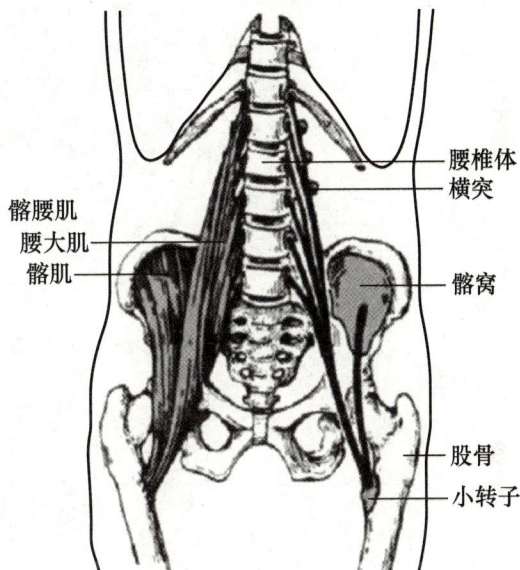

图 2-2-14　髂腰肌

作用：可屈髋关节并紧张阔筋膜。

2. 后群 包括臀大肌、臀中肌、臀小肌、梨状肌、闭孔内肌、闭孔外肌和股方肌等。

（1）臀大肌（图 2-2-15）：位于臀部皮下，由于人类直立姿势的影响，故大而肥厚，形成特有的臀部膨隆。臀大肌起于髂骨外面和骶骨、尾骨的后面，止于股骨的臀肌粗隆和髂胫束。臀大肌为肌肉注射的常用部位。

作用：臀大肌是髋关节有力的伸肌，此外尚可使髋关节旋外。

（2）臀中肌和臀小肌（图 2-2-16）：两肌均起自髂骨外面，臀中肌掩盖臀小肌。两肌向下止于股骨大转子。

作用：两肌均可外展髋关节。

（3）梨状肌（图 2-2-17）：起自骶骨前面，向外经坐骨大孔，止于股骨大转子。

作用：使髋关节外展和外旋。

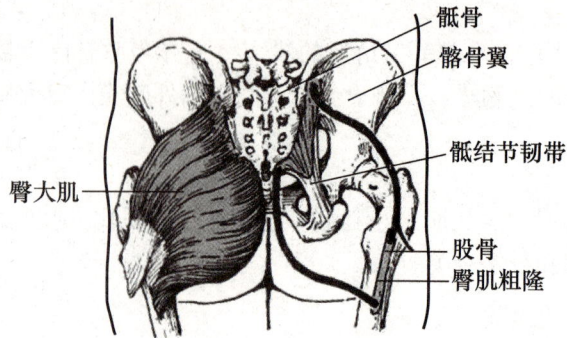

图 2-2-15　臀大肌

骶骨
髂骨翼
骶结节韧带
臀大肌
股骨
臀肌粗隆

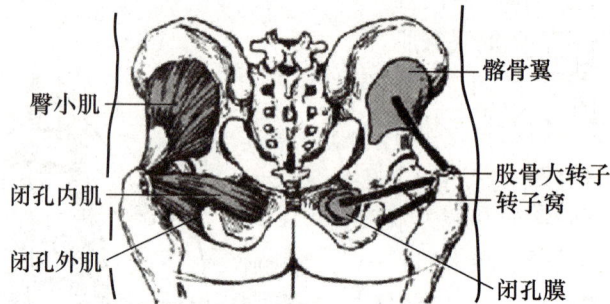

图 2-2-16　臀中肌和臀小肌

臀小肌
闭孔内肌
闭孔外肌
髂骨翼
股骨大转子
转子窝
闭孔膜

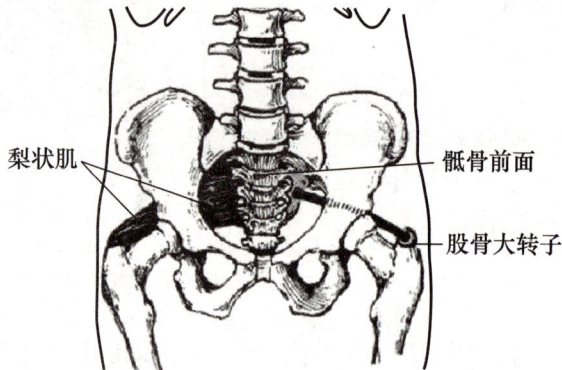

图 2-2-17　梨状肌

梨状肌
骶骨前面
股骨大转子

（二）大腿肌

大腿肌位于股骨周围，可分为前群、内侧群和后群。

1. 前群　位于股骨前方，有缝匠肌和股四头肌。

（1）缝匠肌：是全身最长的肌，呈扁带状，起自髂前上棘，经大腿前面，转向内下侧，止于胫骨上端的内侧面。

作用：屈髋关节和膝关节，并使小腿旋内。

（2）股四头肌（图 2-2-18）：是全身体积最大的肌，有 4 个头，分别为股直肌、股内侧肌、股外侧肌和股中间肌。股直肌位于大腿前面，起自髂前下棘；股内侧肌和股外侧肌分别起自股骨粗线内侧唇、外侧唇；股中间肌位于股直肌的深面，在股内侧肌、外侧肌之间，起自股骨体的前面。

作用：股四头肌是膝关节强有力的伸肌，股直肌还有屈髋关节的作用。当小腿屈曲，叩击髌韧带时，可引出膝跳反射（伸小腿动作）。

2. 内侧群　也称内收肌群，有5块肌。在浅层，自外侧向内侧依次为：耻骨肌、长收肌和股薄肌；中层有位于长收肌深面的短收肌；深层有大收肌。

作用：主要是内收髋关节。

3. 后群　位于大腿的后面，有股二头肌、半腱肌和半膜肌。

（1）股二头肌（biceps femoris）（图2-2-19）：位于大腿后面外侧，长头起自坐骨结节，短头起自股骨粗线，两头合并，止于腓骨头。

（2）半腱肌（图2-2-20）：起于坐骨结节，止于胫骨上端的内侧。

（3）半膜肌（图2-2-20）：在半腱肌的深面，起自坐骨结节，其腱膜几乎占肌长的一半，止于胫骨内侧髁的后面。

作用：后群的3块肌可以屈膝关节和伸髋关节。股二头肌还可使小腿旋外，半腱肌和半膜肌可使小腿旋内。

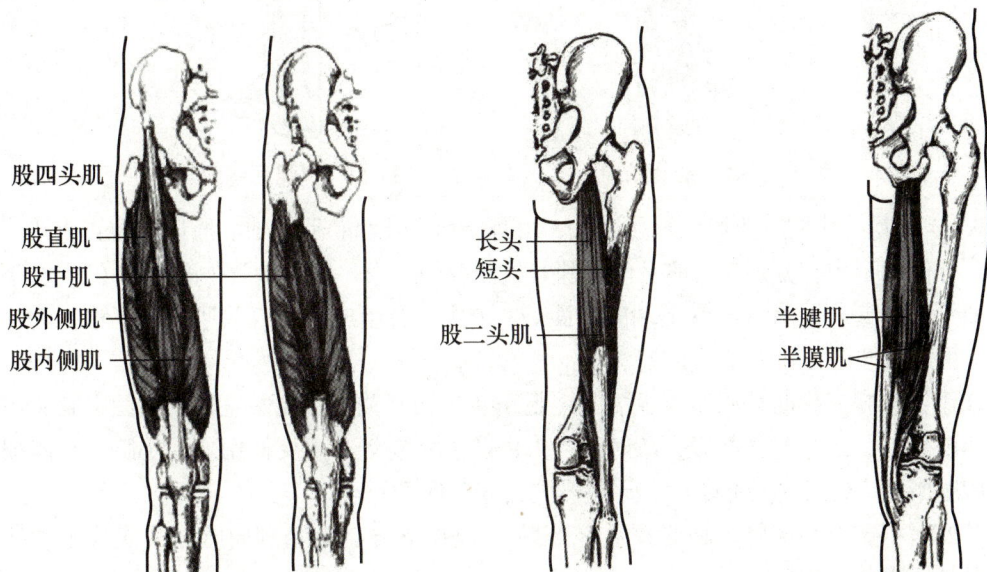

图2-2-18　股四头肌　　图2-2-19　大腿后群肌（1）　图2-2-20　大腿后群肌（2）

（三）小腿肌

小腿肌分为前群、外侧群和后群。

1. 前群　位于小腿骨前方，自胫侧向腓侧依次为胫骨前肌、拇长伸肌和趾长伸肌。

（1）胫骨前肌（图2-2-21）：起自胫骨体外侧面，止于内侧楔骨和第一跖骨底。
作用：使足背屈和内翻。

（2）蹬长伸肌：位于胫骨前肌和趾长伸肌之间。起自腓骨体和小腿骨间膜，止于踇趾远节趾骨底。作用：伸踇趾，也可使足背屈。

（3）趾长伸肌：位于胫骨前肌和踇长伸肌的外侧，起自腓骨前面，向下分 4 个腱，分别止于第 2～5 趾的中节、远节趾骨底。作用：伸第 2～5 趾，并可使足背屈。

2. 外侧群　有 2 块肌，包括腓骨长肌和腓骨短肌，均位于腓骨的外侧。

作用：能使足外翻并跖屈。

3. 后群　位于小腿骨后方，可分浅、深两层。

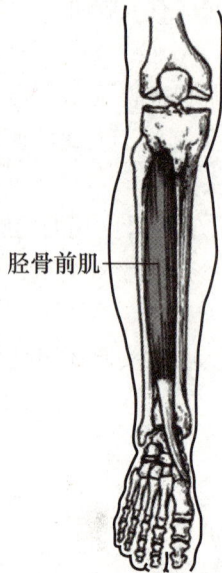

图 2-2-21　胫骨前肌　　　　图 2-2-22　小腿后群肌

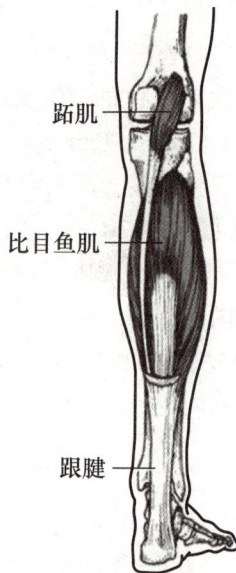

（1）浅层为小腿三头肌，该肌强大，由腓肠肌和比目鱼肌构成。腓肠肌位置表浅，有内、外侧两个头，分别起自股骨内侧髁、外侧髁的后面。比目鱼肌（图 2-2-22）位于腓肠肌深面，起自胫骨、腓骨上端的后面。3 个头会合组成小腿三头肌，向下移行为一个粗大的跟腱止于跟骨结节。

作用：小腿三头肌可屈距小腿关节（足跖屈）和膝关节，在站立时，能固定膝关节和距小腿关节，防止身体前倾，故对维持人体的直立姿势有重要作用。如小腿三头肌损伤或跟腱撕裂，则不能抬起足跟，严重影响行走、跑和跳跃。

（2）深层有 4 块肌。腘肌在上方，另 3 块在下方，自胫侧向腓侧依次为趾长屈肌、胫骨后肌和踇长屈肌。

（四）足肌

足肌可分为足背肌和足底肌，主要作用是运动足趾和维持足弓。

（五）下肢的局部记载

1. 股三角　在大腿前面的上部，为底朝上、尖朝下的三角形。上界为腹股沟韧带，内侧界为长收肌内侧缘，外侧界为缝匠肌的内侧缘。三角内有股神经、股动静脉和淋巴结等。

2. 腘窝　位于膝关节后方，呈菱形。

六、肌间结构

1. 腹直肌鞘

（1）腹直肌鞘：包裹腹直肌，前层由腹外斜肌腱膜与腹内斜肌腱膜的前层愈合而成，后层由腹内斜肌腱膜的后层与腹横肌腱膜愈合而成。在脐下 4~5 cm 以下，构成鞘后层的腹内斜肌腱膜的后层和腹横肌的腱膜，完全转至腹直肌前面，参与构成鞘的前层，所以此处缺乏鞘的后层。从后方观察腹直肌鞘时，可见后层的游离下缘为凸向上方的弧形线，称弓状线（半环线）。此线以下的腹直肌后面直接与腹横筋膜相贴。

（2）肌鞘的内侧形成白线（linea alba）：在脐下白线是名副其实的线状，在脐以上白线形成一带，宽为 1~2 cm。在鞘的外侧形成半月线，与腰椎横突尖及输尿管处于同一垂线上。

2. 腹白线　腹白线由两侧腹直肌鞘于腹正中线相互交织而成。脐上白线较宽，脐下白线狭而坚固。腹白线是腹底壁正中线上的白色纤维索，从剑状软骨到耻骨前腱，由两侧的腹内、外斜肌和腹横肌腱膜交织而成，中部有脐。

3. 腹股沟管和腹股沟三角

（1）腹股沟管，位于腹股沟韧带内侧 1/2 的上方，是由外向内下斜行的肌肉筋膜间裂隙，长度为 4~5 cm，有精索或子宫圆韧带通过。

（2）腹股沟三角（Hesselbach 三角、海氏三角）是腹股沟韧带内侧半、腹直肌外侧缘与腹壁下动脉围成的三角形区域。

腹股沟管和腹股沟三角都是腹壁下部的薄弱区。在病理情况下形成腹股沟斜疝、腹股沟直疝、股疝。斜疝多发于青壮年男性，直疝多发于老年男性，股疝多见于女性。

4. 肘窝　位于肘关节前面，是略呈三角形的凹陷，窝内主要结构自外向内有肱二头肌腱、肱动脉及其分支、正中神经。

七、全身重要的肌性重要标志

（一）头颈部

1. 咬肌

（1）解剖位置：起自颧弓的下缘和内面，纤维斜向后下，止于咬肌粗隆（图 2-2-23）。

（2）体表位置：当牙咬紧时，在下颌角的前上方，颧弓下方可摸到坚硬的条状隆起。

（3）意义：上提下颌骨（闭口）。

2. 颞肌

（1）解剖位置：起自颞窝，通过颧弓的深面，止于下颌骨的冠突。

（2）体表位置：当牙咬紧时，在颞窝，于颧弓上方可摸到坚硬的隆起。

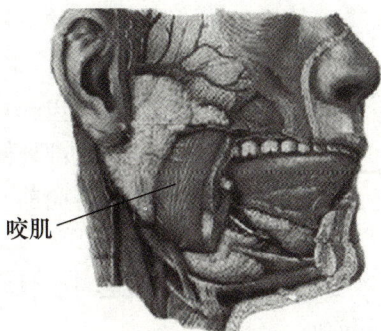

图 2-2-23　咬肌

（3）意义：上提下颌骨（闭口）。

3. 胸锁乳突肌

（1）解剖位置：起自胸骨柄前面的锁骨的胸骨端，止于颞骨乳突。

（2）体表位置：当头向一侧转动时，可明显看到从前下方斜向后上方呈长条状的隆起。

（3）意义：一侧收缩使头向同侧倾斜，两侧收缩使头后仰。

（二）躯干部

1. 斜方肌

（1）解剖位置：起自上项线、枕外隆凸、颈韧带、第7颈椎棘突、全部胸椎棘突及其上韧带，止于锁骨外侧三分之一、肩峰和肩胛骨。

（2）体表位置：在项部和背上部，可见斜方肌的外上缘的轮廓。

（3）意义：拉肩胛骨向脊柱靠拢，上部纤维提肩胛骨，下部纤维降肩胛骨。

2. 背阔肌

（1）解剖位置：位于背的下半部及胸的后外侧，起自下6个胸椎棘突、全部腰椎棘突、骶正中嵴及髂嵴后部（图2-2-24）。

（2）体表位置：在背下部可见背阔肌的轮廓。

（3）意义：下缘参与形成腋后壁，为全身最大的扁肌。

3. 胸大肌

（1）解剖位置：起自锁骨内侧2/3，胸骨前面第1～6肋软骨前面和腹外斜肌腱膜，以扁肌腱止于肱骨大结节嵴。

（2）体表位置：胸前壁较膨隆的肌性隆起，其下缘构成腋前壁。

（3）意义：使肩关节内收、旋内和前屈。

4. 竖脊肌

（1）解剖位置：起自骶骨背面、髂嵴后部和腰椎棘突，肌束向外上分为3组，沿途分别止于肋骨、椎骨及颞骨乳突（图2-2-25）。

（2）体表位置：脊柱两旁的纵形肌性隆起。

（3）意义：一侧收缩使脊柱向两侧屈，两侧同时收缩使脊柱向后伸和仰头。

5. 前锯肌

（1）解剖位置：以肌齿起自上8或9个肋骨外面，止于肩胛骨内侧缘和下角。

（2）体表位置：在胸部外侧壁，发达者可见其肌齿。

（3）意义：拉肩胛骨向前并紧贴胸廓。

6. 腹直肌

（1）解剖位置：起自耻骨联合和耻骨嵴，肌束向上止于胸骨剑突和第5～7肋软骨的前面。

（2）体表位置：腹前正中线两侧的纵形隆起，肌肉发达者可见脐以上有3条横沟，即为腹直肌的腱划。

（3）意义：助呼气，使脊柱前屈、侧屈及旋转。

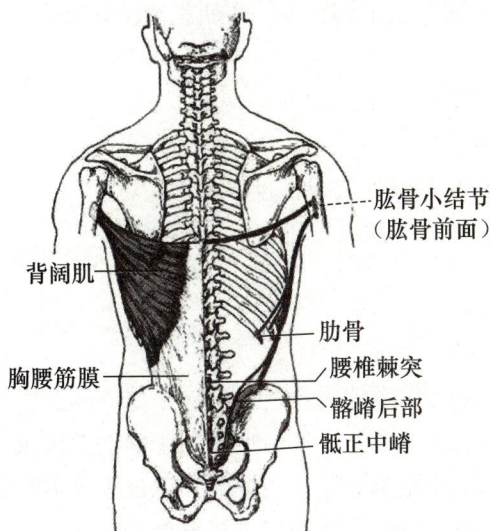

图 2-2-24　背阔肌

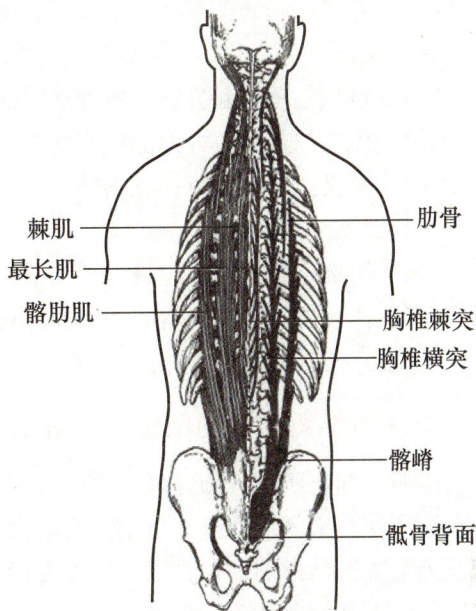

图 2-2-25　竖脊肌

（三）上肢

1. 肱二头肌

（1）解剖位置：长头起自肩胛骨盂上结节，短头起自肩胛骨喙突，止于桡骨粗隆。

（2）体表位置：当屈肘握拳旋后时，可明显在臂前面见到膨隆的肌腹。在肘窝中央，亦可摸到肱二头肌的肌腱。

（3）意义：屈肘关节，使前臂旋后，协助屈肩关节。

2. 三角肌

（1）解剖位置：起自锁骨外侧 1/3、肩峰和肩胛冈，止于肱骨三角肌粗隆。

（2）体表位置：在肩部形成圆隆的外形，其止点在臂外侧中部呈现一小凹。

（3）意义：使肩关节外展。

3. 肱三头肌

（1）解剖位置：在臂的后面，长头起自肩胛骨盂下结节，内侧头起自桡神经沟内下方骨面，外侧头起自桡神经沟外上方骨面，止于尺骨鹰嘴。

（2）体表位置：在臂的后面，三角肌后缘的下方可见到肱三头肌长头。

（3）意义：伸肘关节，协助肩关节伸及内收（长头）。

（四）下肢

1. 股四头肌

（1）解剖位置：起自髂前上棘，股骨粗线内外侧唇，股骨体前面。

（2）体表位置：在大腿屈和内收时，可见股直肌在缝匠肌和阔筋膜张肌所组成的夹角内。股内侧肌和股外侧肌在大腿前面的下部，分别位于股直肌的内、外侧。

（3）意义：屈髋关节，屈膝关节，使已屈的膝关节旋内。

2. 臀大肌

（1）解剖位置：起自髂骨翼外面，骶骨背面，止于髂胫束，臀肌粗隆。

（2）体表位置：在臀部形成圆隆外形。

（3）意义：使髋关节伸和旋外。

3. 股二头肌

（1）解剖位置：长头起自坐骨结节，短头起自股骨粗线，止于腓骨头。

（2）体表位置：在腘窝的外上界，可摸到股二头肌的肌腱。

（3）意义：使已屈的膝关节旋内。

八、骨骼肌损伤的康复应用解剖

骨骼肌损伤所造成的疼痛和功能障碍是临床工作中的内容之一。除了传统的药物和手术治疗外，康复治疗也是目前主要的治疗方法之一。但康复治疗是基于解剖部位及力学原理来进行治疗的一种方法，所以准确地掌握并能熟练地应用解剖知识是康复治疗的基础。以下我们通过两个常见损伤部位及与其相关的疾病来初步了解解剖知识在康复治疗中的应用。

（一）肩部肌肉损伤

发生在肩部的疼痛和功能障碍严重影响了人们的日常生活，与肩关节有关的疾病有很多，如冻结肩、肩袖损伤、盂肱关节骨性关节炎等。

下面我们通过介绍肩袖损伤来了解其康复治疗的解剖基础及基本原则。

1. 肩袖及肩袖损伤的定义　肩袖（图 2-2-26）指冈上肌、冈下肌、小圆肌和肩胛下肌这 4 块肌肉，因为它们像肩的袖子一样包裹肩部，又叫肩胛旋转袖，对肩部的功能和稳定起着极其重要的作用。

肩袖损伤又称为肩袖撞击综合征，肩峰下撞击综合征是撞击综合征最常见类型。肩袖断裂多指冈上肌肌腱断裂，是临床上常见的一种肩部功能受限疾病。

2. 解剖结构　要了解肩部的疾病就首先必须熟知肩袖的解剖及其功能。

（1）冈上肌位于斜方肌深面，起自肩胛骨的冈上窝，肌束向外经肩峰和喙肩韧带的下方，跨越肩关节，止于肱骨大结节的上部。

（2）冈下肌位于冈下窝内，肌肉的一部分被三角肌和斜方肌遮盖。冈下肌起自冈下窝，肌束向外经过肩关节的后面，止于肱骨大结节中部。

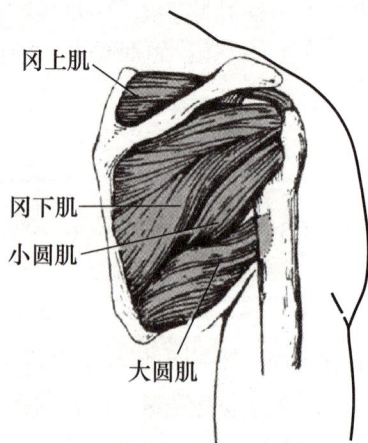

图 2-2-26　肩袖

（图中标注：冈上肌、冈下肌、小圆肌、大圆肌）

（3）小圆肌位于冈下肌的下方，起自肩胛骨外侧缘的上 2/3 的背侧面，止于肱骨大结节的下部。

（4）肩胛下肌扁且广阔，邻近前锯肌，起自肩胛下窝，肌束向外上，经肩关节的前方，止于肱骨小结节。

（5）肩胛下肌、冈下肌、冈上肌和小圆肌在经过肩关节的前方、上方和后方时，与关节囊紧贴，且尚有许多腱纤维融入关节囊壁，所以肩袖肌群的收缩对稳定肩关节起着重要作用。此外尚有悬吊肱骨，协助三角肌外展肩关节的功能。其中冈上肌收缩时，使肩关节外展；冈下肌和小圆肌收缩时，使肩关节外旋；肩胛下肌收缩时，使肩关节内收和旋内。

（6）冈上肌在肩袖中，是肩部四周力量集中的交叉点。肩部外展活动频繁时，很容易受到挤压、摩擦而损伤，产生无菌性炎症甚至断裂。

3. 病因　肩袖损伤原因很多，外伤撞击、骨质增生、肩关节不稳定等因素均会造成。

4. 症状

（1）肩部外侧疼痛较甚，前屈、外展时加重，前倾位活动疼痛，有时可放射至三角肌止点区域，逐渐出现静息痛和夜间痛。

（2）肱骨大结节部、肩峰下或结节间沟处有明显压痛。

（3）主动活动受限，但被动活动不受限。

（4）部分活动感觉力弱。

5. 辅助检查　由于肩袖结构复杂，临床工作中我们可以通过一些检查来确定损伤部位。下面介绍一些常用的检查方法。

（1）Neer 试验（图 2-2-27）：检查者立于患者背后，一手固定肩胛骨，另一只手保持肩关节内旋位，使患肢拇指间向下，然后使患肩前屈过顶。如果诱发出疼痛，即为阳性。

（2）Hawkin's 试验（图 2-2-28）：患者肩关节内收位 90°，肘关节屈曲 90°，前臂保持水平，检查者用力使患者前臂向下致肩关节内旋，出现疼痛为试验阳性。

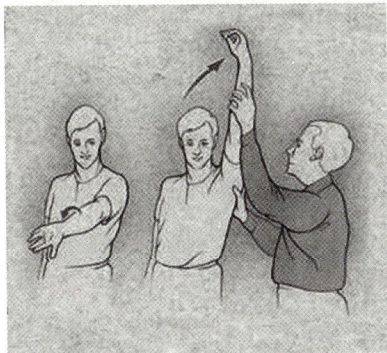

图 2-2-27　Neer 试验　　　　图 2-2-28　Hawkin's 试验

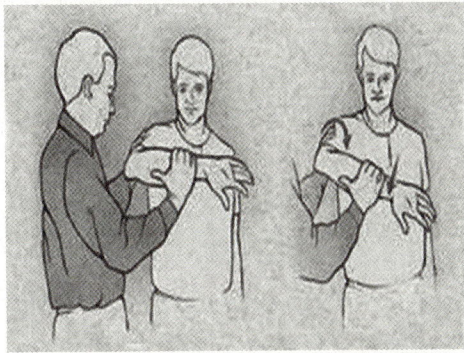

（3）Jobe 试验（图 2-2-29）：肩外展 90°，然后内旋并向前 30°，前臂旋前拇指尖

向下。在此体位上，检查者向下增加阻力。患者抵抗与对侧相比力量减弱或者出现疼痛为阳性。

（4）落臂试验（图 2-2-30）：检查者将患者肩关节外展至 90° 以上，嘱患者自行保持肩外展 90°～100° 的位置，患肩无力坠落者为阳性。

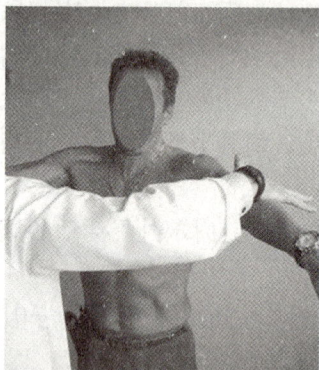

图 2-2-29　Jobe 试验　　　　　　　　　图 2-2-30　落臂试验

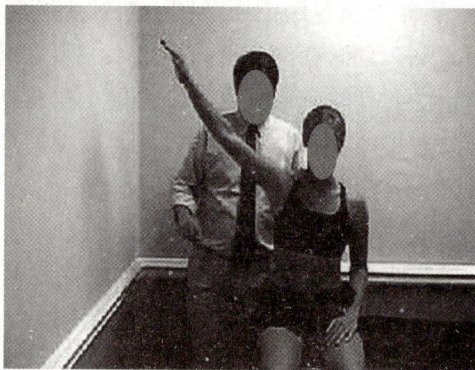

6.诊断　根据病史、发病原因、典型临床表现及辅助检查即可诊断。

7.治疗原则　我们只有通过检查和评估后才可以确定损伤部位及程度，来进一步制定康复练习方案。对于急性期损伤患者，可采用冷敷、制动等方法来减轻损伤；对于度过急性期或慢性损伤患者，康复练习的原则是开始以被动活动为主，逐渐过渡到主动活动；从以扩大关节活动度过渡到肌肉的力量强化练习。遵循循序渐进原则，预防并发症，避免二次损伤。

（二）肌肉失衡

长期的肌肉失衡状态会造成身体结构的失稳或结构异常，继而会造成相应功能的异常。上交叉综合征就是肌肉失衡的常见表现之一。

1.定义　上交叉综合征也称为近端或肩带交叉综合征。位于背侧紧张的上部斜方肌和肩胛提肌与位于腹侧紧张的胸大肌和胸小肌前后交叉。薄弱的颈前部深层屈肌与薄弱的中下斜方肌前后交叉。上述肌肉的长期失衡状态会造成相应结构和功能的紊乱，表现为圆肩、驼背、头部前倾、颈椎酸痛、肩部麻木、腰椎不适、头晕等。

2.原因　长久以错误坐姿伏案工作；过分锻炼胸大肌，缺乏锻炼上背肌群；或存在刻意缩胸的行为。

3.解剖基础　人体结构的稳定和功能的正常运转均依赖于骨骼系统、肌肉系统和神经系统的共同维持。3 个系统相互依赖、相互影响。

斜方肌：见前述

胸大肌：见前述。

胸小肌：见前述。

肩胛提肌（图 2-2-31）：位于颈项两侧，肌肉上部位于胸锁乳突肌深侧，下部位于斜方肌的深面，为一对带状长肌，起自上 4 块颈椎的横突，肌纤维斜向后下稍外方，止于肩胛骨上角和肩胛骨脊柱缘的上部。有上提肩胛骨并使肩胛骨下回旋的作用。

颈深肌群（图 2-2-32）：位于颈前部，距离颈胸椎体最近的一组肌群，包括颈长肌、头长肌、头前直肌和头外侧直肌。

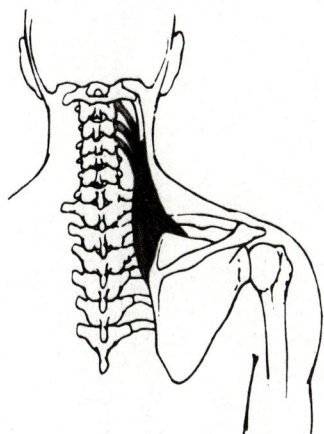

图 2-2-31　肩胛提肌

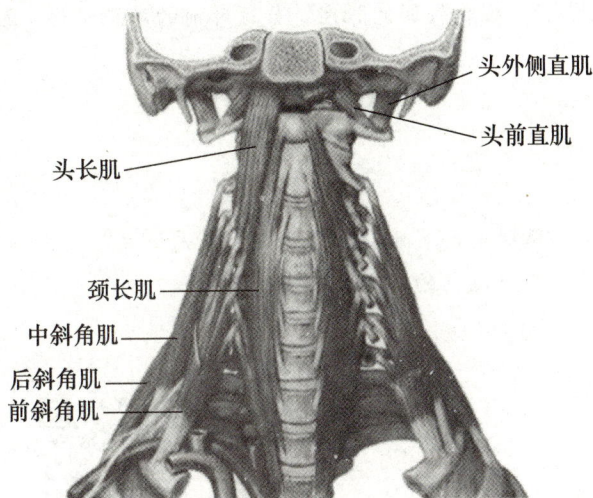

图 2-2-32　颈深肌群

4. 症状

（1）影响个人形象，使人看起来气质欠佳。

（2）肌肉紧张，肩颈酸痛，严重时可以压迫颈椎之间的神经，引起头痛和手臂麻痹。

（3）呼吸不顺畅，摄入氧气量减少，体内废物排出受阻，影响身体的功能，毒素容易在身体内累积。

（4）颈椎曲度减小、僵硬，会引起大脑供血不足，降低大脑功能。

（5）颈部紧张，腹腔容量减少，呼吸不畅，会影响消化和营养的吸收。

（6）圆肩会造成横膈膜处于紧张状态，造成大动脉和腔静脉的压迫，使心脏工作负担加重。

5. 纠正原则

（1）在日常生活中保持良好身体姿势，避免错误的发力及锻炼方法。

（2）伸展或拉伸紧张的肌肉，如上斜肌上束、肩胛提肌、胸大肌和胸小肌等。

（3）强化较弱的肌肉，如颈部前的颈深肌群、斜方肌中束和斜方肌下束等。

【案例分析】

1. 上交叉综合征。也称为近端或肩带交叉综合征。在交叉综合征中，位于背部紧张的上部斜方肌和肩胛提肌与位于腹侧紧张的胸大肌和胸小肌前后交叉。薄弱的颈部前侧深层屈肌和薄弱的中下斜方肌前后交叉。这种失衡的模式造成关节功能紊乱，尤其是寰枕关节、C4～C5 阶段、颈胸关节、盂肱关节和 T4～T5 阶段。

2. 作为康复工作人员，建议如下：

（1）在日常生活中保持良好身体姿势，避免错误的发力及锻炼方法。

（2）伸展或拉伸紧张的肌肉，如上斜肌上束、肩胛提肌、胸大肌和胸小肌等。

（3）强化较弱的肌肉，如颈部前的颈深肌群、斜方肌中束和斜方肌下束等。

学习检测

1. 胸肌主要有哪些？其主要功能是什么？

2. 肩袖损伤的治疗原则是什么？

肩袖损伤急性期患者
主动上臂活动

项目三
内脏系统

学习目标

1. 掌握呼吸系统的组成及功能；胸膜和胸膜腔的概念；消化系统的组成；重要脏器的位置、形态和分布；男性、女性尿道的结构特点及其临床意义。

2. 熟悉外鼻、气管、主支气管、喉软骨、胆囊、十二指肠、结肠和阑尾的结构，胸膜和肺的体表投影；牙的形态、构造；男性、女性生殖系统组成。

3. 了解肺、胃的组织结构；大唾液腺的位置、形态，肾单位的组成、结构特点和功能；肾的血液循环特点；尿的生成、储存及排出尿的过程。

呼吸、消化、泌尿和生殖系统的器官通常合称为内脏。这些器官主要位于胸腔、腹腔和盆腔内，同时借助管道与外界相通，主要功能是参与机体的新陈代谢和后代繁衍。

▌任务一　呼吸系统

案例导入　◆

　　患者，女，8个月，感冒5天，烦躁、哭闹不停、吐奶、发热3天，出现咳嗽、呼吸困难的症状，且口唇发绀。到医院就诊，发现血常规中白细胞高达 15×10^9/L，肺部叩诊发现浊音。

思　考 ···

　　肺的位置、形态及功能是什么？

呼吸系统由呼吸道和肺组成（图 3-1-1）。呼吸道是传送气体的管道，肺是气体交换的器官。

呼吸系统的主要功能是进行机体与外环境间的气体交换，吸入氧，排出二氧化碳，保证人体新陈代谢顺利进行。此外，鼻有嗅觉功能，喉有发音功能。

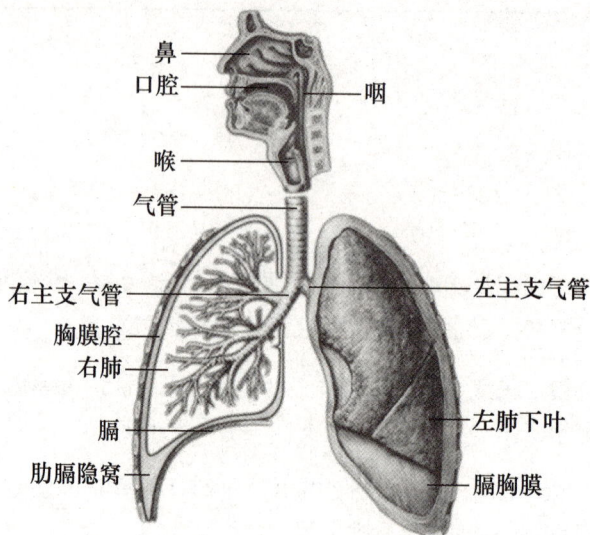

图 3-1-1　呼吸系统概观

一、呼吸道

呼吸道（respiratory tract）包括鼻、咽、喉、气管、主支气管，临床上将鼻、咽、喉称上呼吸道，将气管、主支气管及以下的分支称下呼吸道。

（一）鼻

鼻（nose）是呼吸道的起始部，既是气体通道，又是嗅觉器官，包括外鼻、鼻腔和鼻旁窦。

1. 外鼻　以骨和软骨作支架，外覆皮肤而成。鼻位于面部的中央，呈三棱锥形，上端位于两眶之间，称鼻根；鼻根向前下方延伸成鼻背。鼻背下端游离而隆起，称鼻尖；鼻尖两侧的弧形膨大，称鼻翼。外鼻下端有 1 对鼻孔，是气体进出呼吸道的门户。平静呼吸时鼻翼无明显活动，呼吸困难时出现鼻翼扇动，小儿更为明显。鼻尖和鼻翼等处表面的皮肤较厚，富含皮脂腺和汗腺，痤疮和酒渣鼻发生于此。

2. 鼻腔　鼻腔位于颅前窝中部的下方、硬腭的上方。鼻腔借鼻孔与外界相通，向后经鼻后孔通鼻咽。鼻腔被鼻中隔分为左、右鼻腔，每侧鼻腔又可分为鼻前庭和固有鼻腔 2 部分。

（1）鼻前庭：为鼻腔前下部，大致为鼻翼所围成的部分，内衬皮肤，生有鼻毛，有净化和过滤空气的作用。

（2）固有鼻腔：为鼻前庭以后的鼻腔，外侧壁自上而下有近似水平排列的上鼻甲、中鼻甲、下鼻甲。各鼻甲的下方依次为上鼻道、中鼻道和下鼻道（图3-1-2）。固有鼻腔内衬黏膜，根据黏膜的结构和功能不同，可分为嗅区和呼吸区。嗅区位于上鼻甲内侧面及其相对的鼻中隔上，其黏膜呈淡黄色，内含嗅细胞，能接受嗅觉刺激。呼吸区是嗅区以外的鼻黏膜，呈淡红色，内含有丰富的静脉海绵丛和鼻腺，对吸入的空气有加温、湿润的作用。鼻中隔前下部的血管丰富且位置表浅，易破裂，称易出血区，临床工作中，经鼻腔插管操作时，应注意避开此区。

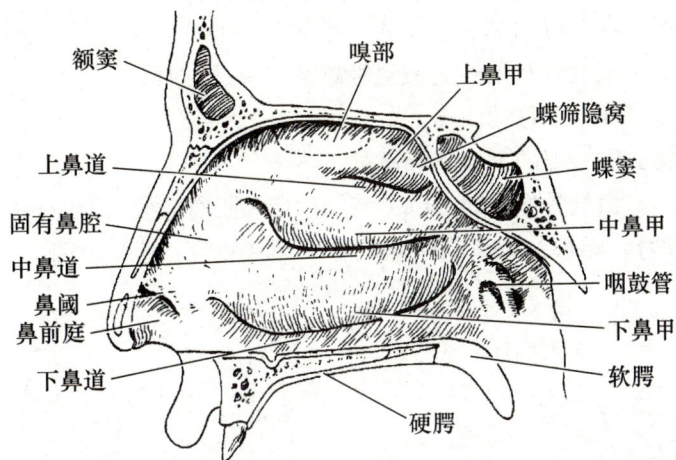

图 3-1-2　鼻腔外侧壁（右侧）

3.鼻旁窦　鼻旁窦又称鼻窦，为鼻腔周围含气骨腔的总称，对发音起共鸣作用。鼻旁窦共4对，包括上颌窦、额窦、筛窦和蝶窦（图3-1-3），分别位于同名颅骨内。上颌窦、额窦、筛窦的前群和中群都开口于中鼻道；筛窦的后群开口于上鼻道；蝶窦开口于上鼻甲后上方的蝶筛隐窝。鼻旁窦的黏膜与鼻腔黏膜相延续，当鼻腔发炎时常蔓延到鼻旁窦。上颌窦是最大的一对鼻旁窦，且开口位置高于窦底，窦腔内有炎症而人体处于直立位时，积液常聚于窦底，不易引流，因此易迁延成慢性炎症。

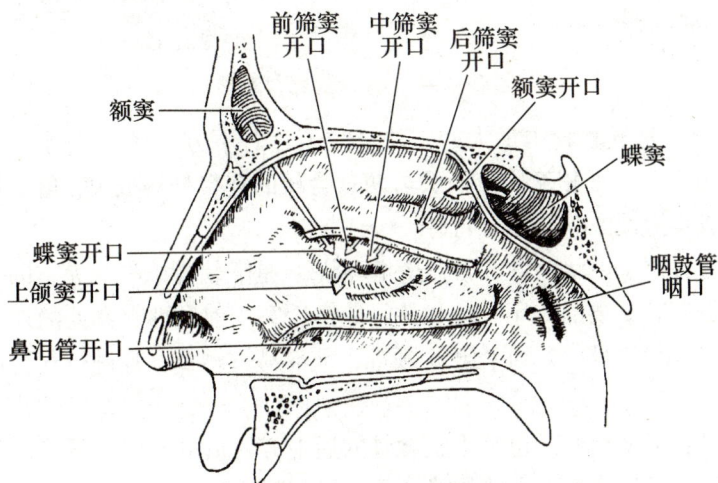

图 3-1-3　鼻旁窦

（二）咽

详见本书项目三中的任务二。

（三）喉

喉既属呼吸道，又是发音器官。

1.喉的位置　喉（throat）位于颈前部中份，喉咽前方，成人的喉平第 4～6 颈椎高度，由软骨、软骨连接、喉肌和黏膜构成。小儿时期喉的位置较高，随年龄增长而逐渐降至成人的位置，一般女性喉的位置较男性略高。上通喉咽，下连气管。喉的活动性较大，可随吞咽或发音而上下移动。

喉的两侧有神经和颈部的大血管等通过。

2.喉的结构　喉由软骨作支架，以关节、韧带和肌肉连接，内面衬以黏膜。

（1）喉的软骨：单块的软骨有甲状软骨、环状软骨、会厌软骨；成对的有杓状软骨（图 3-1-4）。

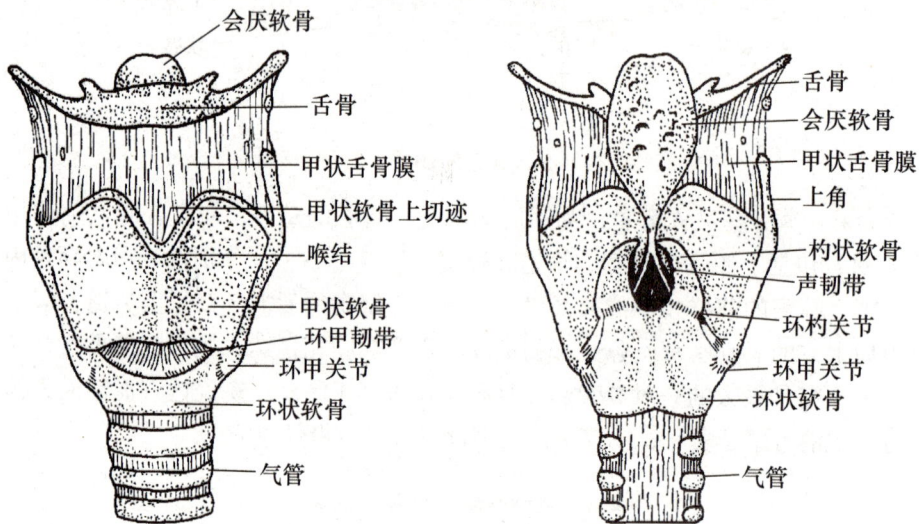

图 3-1-4　喉的软骨和连接

①甲状软骨：是喉软骨中最大的一块，位于舌骨下方，环状软骨上方，由两块近似方形的软骨板在前缘处相互连接而成。两软骨板的连接处构成 90°角，其上部向前凸出，称喉结。成年男性的喉结尤为明显。

②环状软骨：位于甲状软骨下方，呈指环状，是喉软骨中唯一完整的软骨环，对保持呼吸道的通畅起着重要的作用。环状软骨前窄后宽，前后部交界处的外面与甲状软骨构成环甲关节。环状软骨后方约平第 6 颈椎，前部易被触及，是进行气管切开术的重要体表标志。

③会厌软骨：形似树叶，位于甲状软骨的后上方，上端游离，下端连于甲状软骨板夹角后面。会厌软骨表面覆以黏膜构成会厌。吞咽时，喉上升，会厌遮盖喉口，可防止异物进入喉腔。

④杓状软骨：左右各一，呈三棱锥体形，位于环状软骨后部的上方，尖向上，底向下，与环状软骨构成环杓关节。每侧的杓状软骨与甲状软骨夹角的内面之间有声韧带相连，声韧带是发音的基本结构。杓状软骨可在环杓关节上沿垂直轴旋转，也可向左右滑行。

（2）喉的连接：包括喉软骨之间以及喉与舌骨和气管间的连接。

①环杓关节：由杓状软骨底与环状软骨板上缘的关节面构成。杓状软骨在此关节上可沿垂直轴做旋转运动，使声带向内、外侧移动，因而能开大及缩小声门。杓状软骨也可做左、右滑行。

②环甲关节：由甲状软骨下角与环状软骨板侧部的关节面构成。甲状软骨在额状轴上可做前倾和复位运动。前倾时，加大甲状软骨前角与杓状软骨间的距离，使声带紧张；复位时，两者间的距离缩小，声带松弛。

③弹性圆锥：为弹性纤维组成的膜状结构，自甲状软骨前角的后面，向下、向后附着于环状软骨上缘和杓状软骨声带突。此膜的上线游离，紧张于甲状软骨前角与杓状软骨声带突之间，称声韧带，是声带的基础。弹性圆锥前部较厚，张于甲状软骨下缘与环状软骨弓上缘之间，称环甲正中韧带。当急性喉阻塞来不及进行气管切开术时，可切开此韧带或在此行穿刺，建立暂时的通气道，抢救患者生命。

④甲状舌骨膜：连于甲状软骨上缘与舌骨之间。

（3）喉肌：喉肌均为细小的横纹肌，附着于喉软骨内面和外面。按其功能分为2群：一群作用于环杓关节，使声门裂开大或缩小；另一群作用于环甲关节，使声带紧张或松弛。因此，喉肌的随意运动可控制发音强弱并调节声调高低。

（4）喉腔：喉的内腔称喉腔，内衬黏膜，向上经喉口与咽腔喉部相通，向下与气管内腔相续（图3-1-5）。喉腔的入口称喉口，朝向后上方。在喉腔中部的两侧壁有两对前后方向的黏膜皱襞，上一对，称前庭襞；下一对，称声襞或声带，由喉黏膜、声韧带和声带肌构成。左前庭襞、右前庭襞间的裂隙称前庭裂；左声襞、右声襞间的裂隙称声门裂，是喉腔内最狭窄的部位，当气流通过时，振动声带而发出声音。喉腔借前庭裂和声门裂分为喉前庭、喉中间腔和声门下腔：前庭裂以上的部分，称喉前庭；前庭裂和声门裂间的部分，称喉中间腔，喉中间腔向两侧凸出的囊状间隙，称喉室；声门裂以下部分，称声门下腔。

喉中间腔是喉腔的狭窄部位，向下逐渐扩大。声襞以下的黏膜下组织比较疏松，当发生急性炎症时，易引起水肿，不但影响发声，而且还可造成呼吸困难。尤其小儿喉腔较小，常因水肿而引起喉阻塞，出现呼吸困难。此时，可在环甲韧带正中穿刺或进行气管切开术急救。

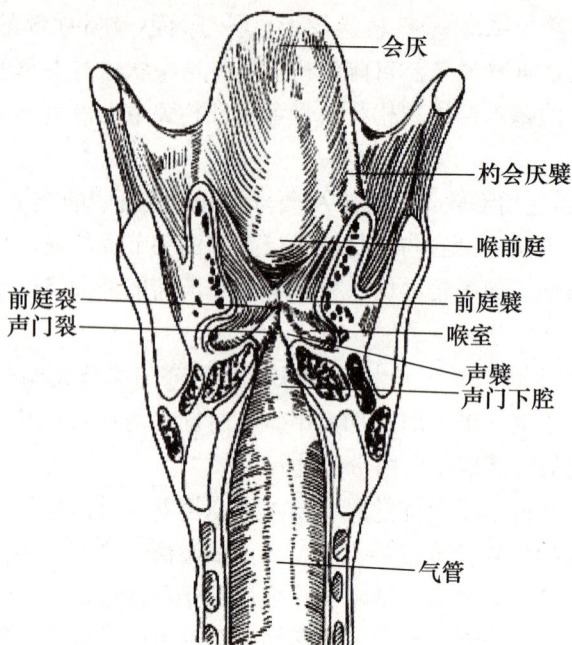

图 3-1-5　喉腔的结构（冠状切面）

会厌

杓会厌襞

喉前庭

前庭裂
声门裂

前庭襞
喉室
声襞
声门下腔

气管

（四）气管及主支气管大体结构

1.气管　气管为后壁略扁的圆筒管道，长度为 11～13 cm，由 14～16 个气管软骨构成（图 3-1-6）。气管位于颈前部正中，上端连接环状软骨，沿食管前面降入胸腔，在胸骨角平面分为左主支气管、右主支气管，分叉处称气管杈。在气管杈内面，有一向上凸出的半月状嵴，称气管隆嵴。当用支气管镜检查时，这是进入支气管的重要标志。气管颈部位置较浅，容易触摸，临床需气管切开时，常沿正中线切开第 3～4 气管软骨环或第 4～5 气管软骨环。

2.主支气管　主支气管为气管杈至肺门间的管道。左主支气管、右主支气管自气管分出后，各自行向下外，经左肺门、右肺门入肺。左主支气管较细长，长度为 4～5 cm，近似水平走向；右主支气管略粗短，长约 3 cm，走行较为垂直，因此进入气管的异物易坠入右主支气管。

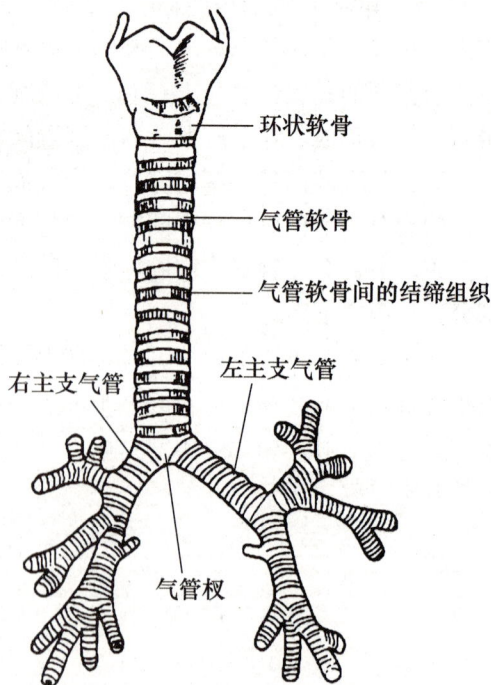

（五）气管与主支气管的微细结构

气管与主支气管组织结构大致相同，

环状软骨

气管软骨

气管软骨间的结缔组织

右主支气管

左主支气管

气管杈

图 3-1-6　气管与主支气管

管壁分为 3 层，由内向外依次为黏膜、黏膜下层和外膜（图 3-1-7）。

1. **黏膜层**　由上皮及固有层构成。上皮为假复层纤毛柱状上皮，上皮细胞之间有大量的杯状细胞。固有层由结缔组织构成，含有较多的弹性纤维、小血管、腺的导管和散在的淋巴组织。

2. **黏膜下层**　为疏松结缔组织，内含血管、淋巴管、神经和丰富的腺体。腺的导管穿过固有层开口于上皮表面。腺体和黏膜层的杯状细胞分泌的黏液附着于黏膜表面，能黏附吸入空气中的灰尘、细菌和异物等，由上皮细胞的纤毛节律性向咽部摆动而将其排出体外。

3. **外膜**　由 "C" 字形软骨环和结缔组织构成。软骨的缺口处由横向的平滑肌束和致密结缔组织封闭。咳嗽反射时平滑肌收缩，使气管腔缩小，有助于清除痰液。

（a）低倍

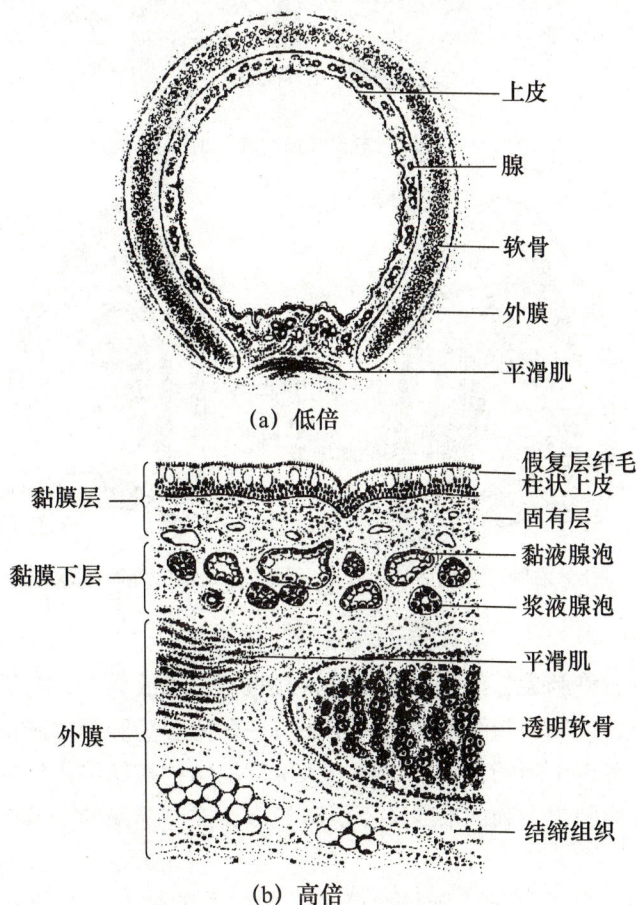

（b）高倍

图 3-1-7　气管的微细结构

二、肺

（一）肺的位置和形态

肺位于胸腔内，左右各一，位于纵隔的两侧，表面覆有脏胸膜。因右肺的下面邻有肝脏，而心位置又偏左，故右肺短而宽，左肺则较狭长。双肺的外形都近似半圆锥体，有一尖、一底、两面和三缘（图3-1-8）。

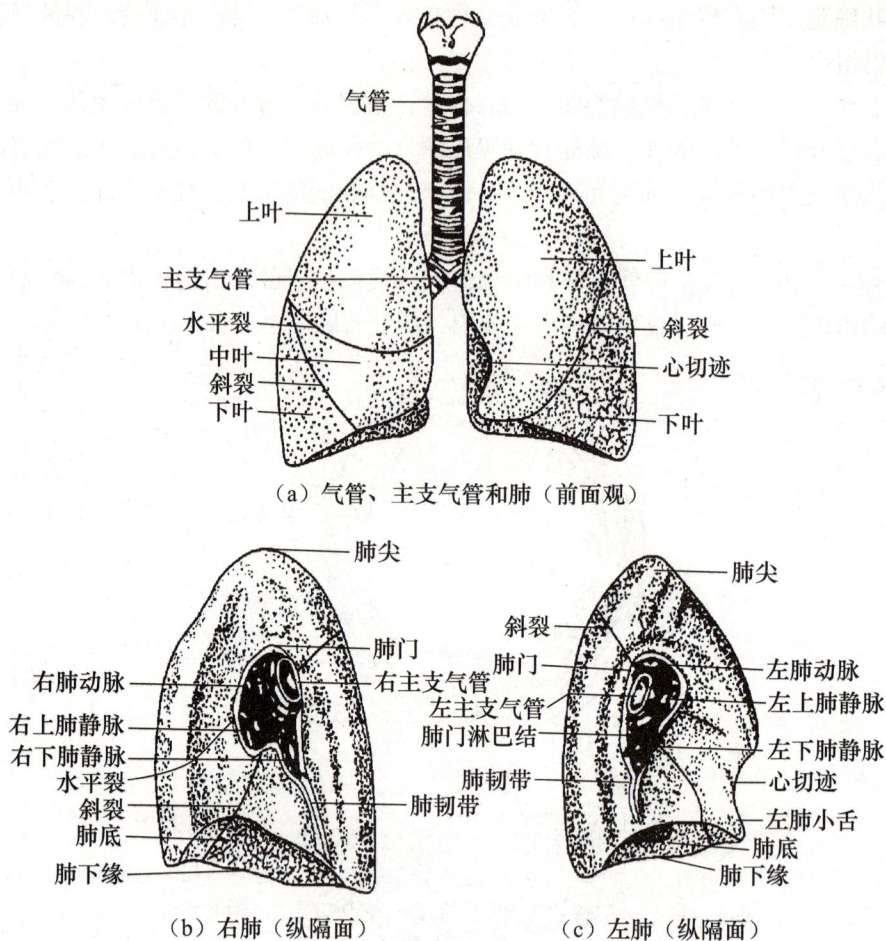

（a）气管、主支气管和肺（前面观）

（b）右肺（纵隔面）   （c）左肺（纵隔面）

图 3-1-8 肺的形态

肺的上端钝圆，称肺尖，经胸廓上口突入颈根部；肺底微凹，与膈相邻；外侧面圆隆，邻肋及肋间肌；内侧面与纵隔相依；中央有一凹陷，为肺门。肺门是主支气管、血管、淋巴管和神经等进出肺的部位，这些出入肺门的结构被结缔组织连在一起，并由胸膜包绕成束，总称为肺根。肺的前缘和下缘较锐利，左肺前缘的下部有一弧形切迹，称左肺心切迹。

每侧肺都有深入肺的裂隙，肺借此分成肺叶。左肺被自后上向前下方的斜裂分为上、下两叶；右肺除有与左肺相同的斜裂外，还有一条起自斜裂向前水平走向的水平裂，因此右肺被斜裂和水平裂分为上叶、中叶、下叶。

（二）肺的微细结构

肺表面覆盖有浆膜。肺可分为实质和间质，实质由肺内各级支气管和肺泡构成，间质则指肺内的结缔组织、血管、淋巴管和神经等。

主支气管进入肺门后，发出分支伸入相应的肺叶，称肺叶支气管（图 3-1-9）。肺叶支气管在肺内分出肺段支气管，肺段支气管又逐级分支，管径越分越细，管径小于 1 mm 者称细支气管。细支气管的分支称终末细支气管（管径小于 0.5 mm），后者继续不断分支，直至肺泡。

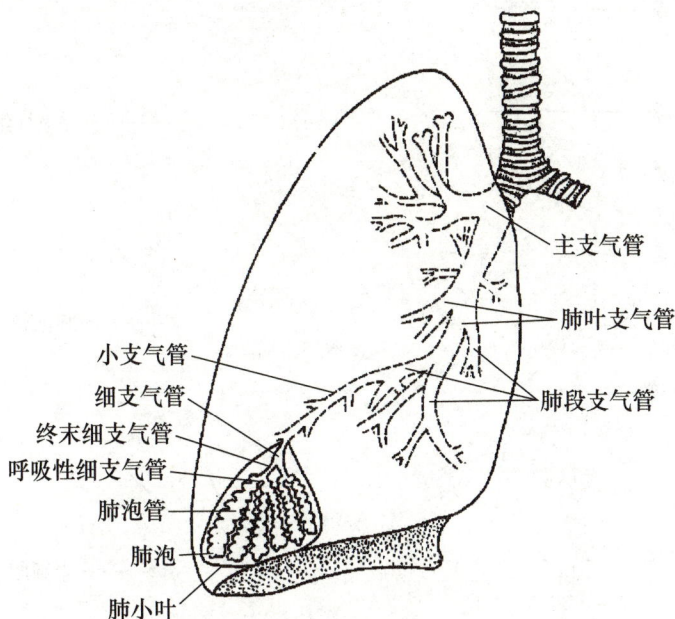

主支气管
肺叶支气管
肺段支气管
小支气管
细支气管
终末细支气管
呼吸性细支气管
肺泡管
肺泡
肺小叶

图 3-1-9　肺的结构模式图

每一肺段支气管及其分支和它连属的肺组织，构成一个支气管肺段，简称肺段。每条细支气管连同其各级分支和所属的肺泡共同构成一个肺小叶。

根据肺实质的功能不同，可分为导气部和呼吸部。

1. 导气部　导气部是肺内传送气体的管道，包括肺叶支气管、肺段支气管、小支气管、细支气管和终末细支气管。此部只能传送气体，不能进行气体交换。

导气部各级支气管管壁的微细结构与主支气管基本相似，但随着各级分支管腔的缩小，管壁逐渐变薄，上皮由假复层纤毛柱状上皮逐渐变为单层柱状上皮（图 3-1-10）。杯状细胞和黏膜下层的腺体及软骨逐渐减少直至消失，而平滑肌纤维相对增多。至终末细支气管，上皮移行为单层柱状上皮，杯状细胞、腺体与软骨均消失，平滑肌形成完整的环形层。因此，管壁平滑肌的收缩与舒张，可直接影响管腔的大小及出入肺泡的气体量。如细支气管平滑肌发生痉挛性收缩，致管腔持续变窄，引起呼吸困难，临床称支气管哮喘。

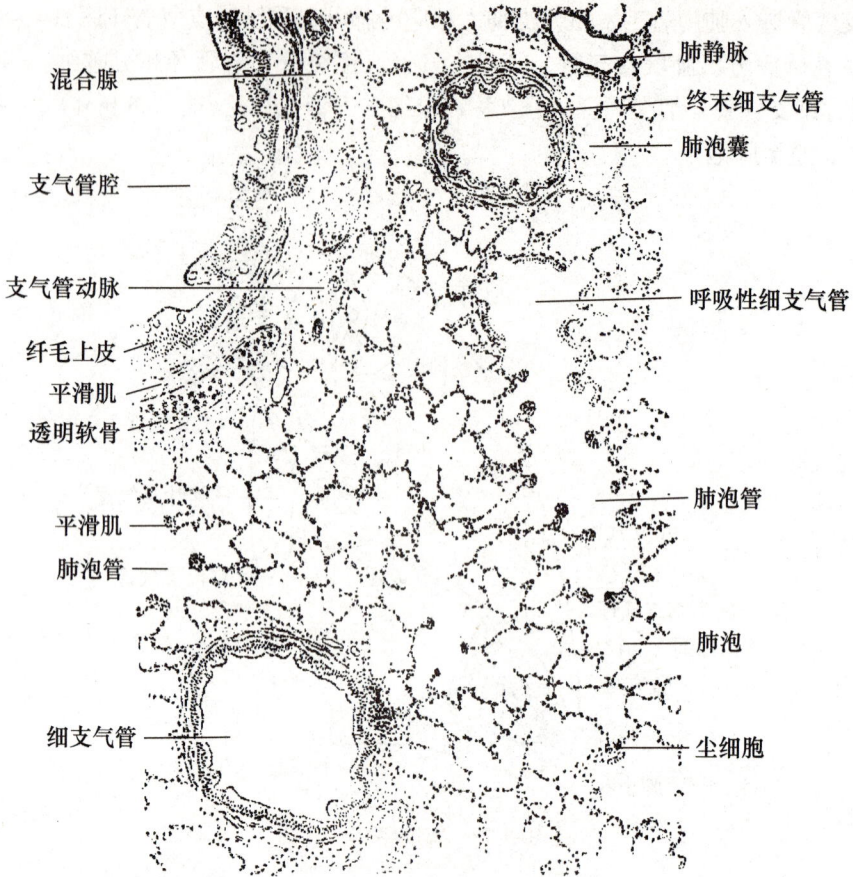

混合腺 —
肺静脉
终末细支气管
肺泡囊

支气管腔 —

支气管动脉 —
呼吸性细支气管

纤毛上皮
平滑肌
透明软骨

平滑肌 —
肺泡管 —
肺泡管

肺泡

细支气管 —
尘细胞

图 3-1-10　肺切片（低倍）

2. 呼吸部　呼吸部是进行气体交换的部分，包括呼吸性细支气管、肺泡管、肺泡囊和肺泡。

（1）呼吸性细支气管：呼吸性细支气管是终末细支气管的分支，管壁内衬有单层立方上皮，其外周有少量平滑肌和结缔组织。管壁上有少许肺泡的开口，具有气体交换的功能。

（2）肺泡管：肺泡管是呼吸性支气管的分支，管壁不完整，仅在相邻肺泡的开口处有膨大的结节，即肺泡隔突入管腔的部分。管壁上连有许多肺泡，管壁的自身结构极少。

（3）肺泡囊：与肺泡管连续，为数个肺泡共同开口的管腔，没有管壁。

（4）肺泡：肺泡呈大小不一的囊泡状，平均直径 200 μm，数量达 3 亿～4 亿个，总面积可达 140 m^2，是气体交换的主要场所。肺泡壁由肺泡上皮构成。

①肺泡上皮：有 2 种类型细胞。一种叫Ⅰ型肺泡细胞，呈扁平形，数量多，是肺泡上皮的主要细胞，构成气体交换的广大面积；另一种叫Ⅱ型肺泡细胞，夹在Ⅰ型肺泡细胞之间，呈圆形或立方形，其表面有散在的微绒毛，但仅覆盖肺泡表面的一小部分。Ⅱ型肺泡细胞能分泌磷脂类物质，称为肺泡表面活性物质，其分布于肺泡腔液体分子层的内表面

上，具有降低肺泡表面张力、减小肺回缩力和稳定肺泡容积的作用（图 3-1-11）。

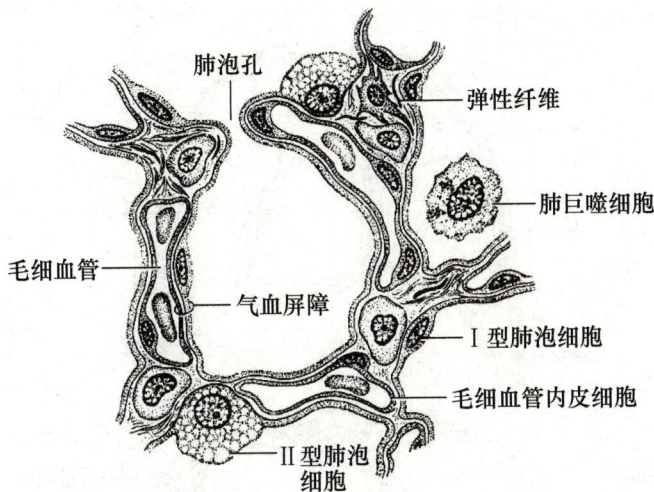

图 3-1-11　肺泡上皮与气血屏障

②肺泡隔：是相邻几个肺泡之间的薄层结缔组织。肺泡隔内含有弹性纤维、肺巨噬细胞和丰富的毛细血管网等。其中弹性纤维有助于肺泡扩张后的回缩。炎症、吸烟等可破坏弹性纤维，使肺泡弹性下降，导致肺气肿。肺巨噬细胞由单核细胞分化而来，广泛分布在肺间质内，有的可游走入肺泡腔内，具有吞噬、免疫和分泌作用，肺巨噬细胞吞噬灰尘后称尘细胞。

③肺泡孔：相邻肺泡之间有小孔，是相邻肺泡之间的气体通路，可沟通和平衡相邻肺泡间的气体压力，但感染时则成为炎症蔓延的通道。

④气—血屏障：肺泡隔内毛细血管与肺泡上皮紧贴，由Ⅰ型肺泡细胞及基膜、毛细血管内皮及基膜组成的薄壁，称气—血屏障，也称呼吸膜。它是肺泡内气体与血液内气体进行交换所通过的结构。

（三）肺的血液供应

肺有 2 套血管。一套与气体交换有关，由肺动脉和肺静脉组成，为肺的功能血管；另一套与肺的营养有关，由支气管动脉和支气管静脉组成。

三、胸膜和纵隔

（一）胸膜

胸膜是覆盖在胸腔各壁内面及肺表面的薄而光滑的浆膜，分壁胸膜和脏胸膜（图3-1-12）。脏胸膜覆盖肺的表面，并陷入斜裂和右肺的水平裂。壁胸膜衬贴于胸壁内面、膈的上面及纵隔两侧，分别称为肋胸膜、膈胸膜和纵隔胸膜。膈胸膜和纵隔胸膜向上连续包盖肺尖的部分，称胸膜顶。脏、壁两层胸膜在肺根处互相移行，共同围成潜在性的密闭腔隙，称胸膜腔。胸膜腔内为负压，有少量浆液，可减少呼吸时肺与周围组织间的摩擦。

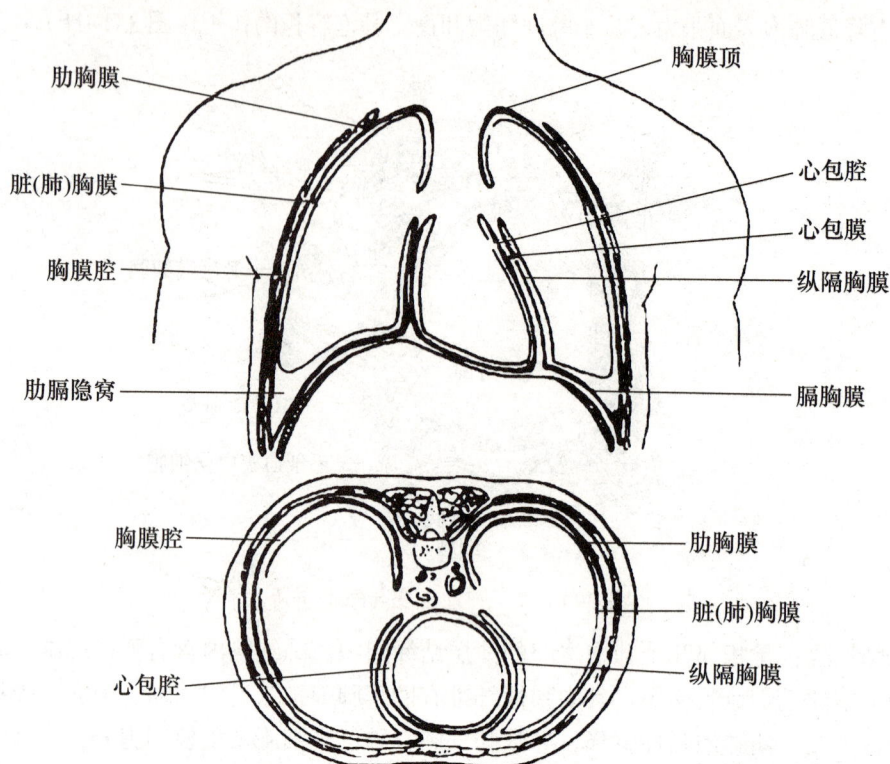

图 3-1-12 胸膜及胸膜腔

肋胸膜与膈胸膜转折处形成较深的间隙，称肋膈隐窝。该隐窝是胸膜腔位置最低的部分，胸膜炎时如产生渗出液，则在此处聚积。

【知识链接】◆⋮

气胸

胸膜腔由胸膜壁层和脏层构成，是不含空气的密闭的潜在性腔隙。任何原因使胸膜破损，空气进入胸膜腔，称为气胸（pneumothorax）。此时胸膜腔内压力升高，甚至负压变成正压，使肺脏压缩，静脉回心血流受阻，产生不同程度的肺、心功能障碍。

（二）胸膜下界与肺下缘的体表投影

如图 3-1-13 所示，胸膜下界是肋胸膜与膈胸膜的返折线。胸膜下界以及肺下缘在体表的投影见表 3-1。

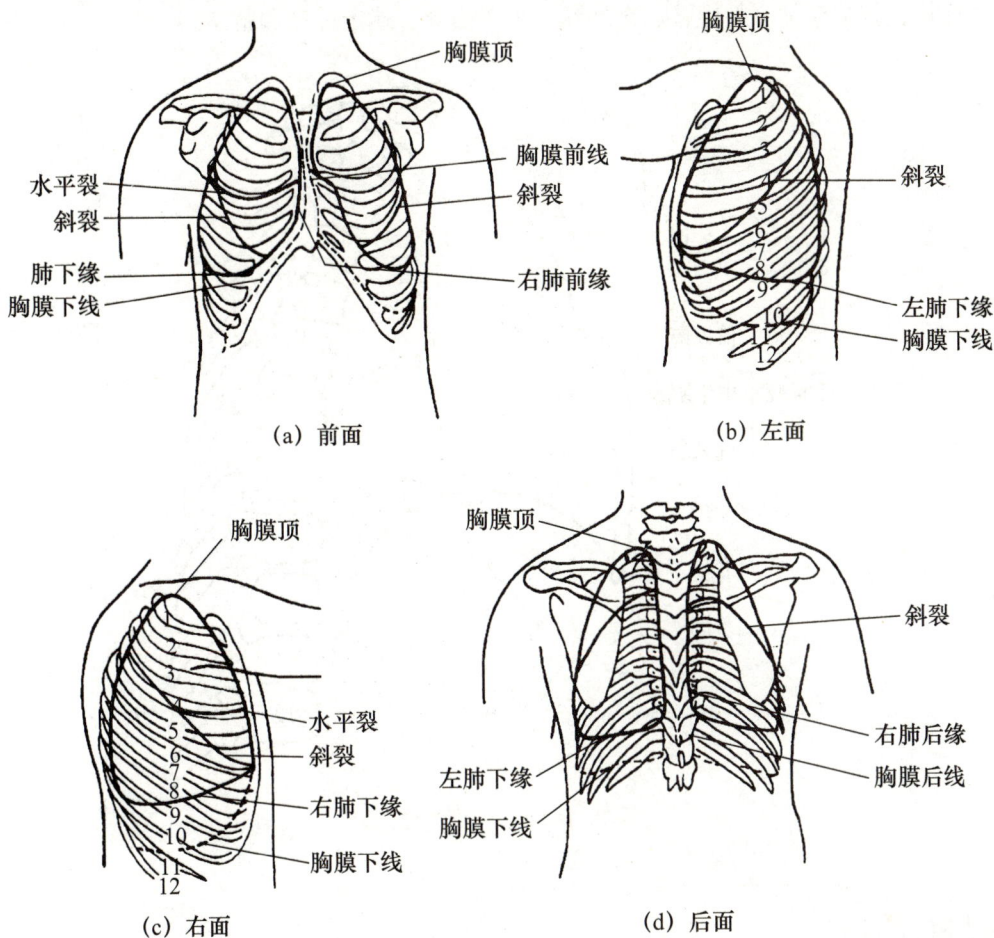

(a) 前面

(b) 左面

(c) 右面

(d) 后面

图 3-1-13　胸膜与肺的体表投影

表 3-1　胸膜下界和肺下缘体表投影简表

	锁骨中线	腋中线	肩胛线	后正中线
肺下缘	第 6 肋	第 8 肋	第 10 肋	第 10 胸椎棘突
胸膜下界	第 8 肋	第 10 肋	第 11 肋	第 12 胸椎棘突

（三）纵隔

1. 纵隔的概念及境界　纵隔是两侧纵隔胸膜间的全部器官、结构和结缔组织的总称。其前界为胸骨，后界为脊柱的胸部，两侧界为纵隔胸膜，上至胸廓上口，下至膈。

2. 纵隔的分部　以胸骨角水平为界，将纵隔分为上纵隔和下纵隔。下纵隔又可分为3 部分：胸骨与心包之间为前纵隔；心及大血管所在部位为中纵隔；心包与胸椎之间为后纵隔（图 3-1-14）。

3. 纵隔的内容物　上纵隔内有胸腺、左右头臂静脉及上腔静脉、膈神经、迷走神经、喉返神经、主动脉及其三大分支、食管、气管及胸导管等。前纵隔内有淋巴结及疏松结缔组织。中纵隔内含心包、心脏和大血管、奇静脉、膈神经等。后纵隔内含主支气管、食管、胸主动脉、胸导管、奇静脉、半奇静脉、迷走神经和胸交感干等。

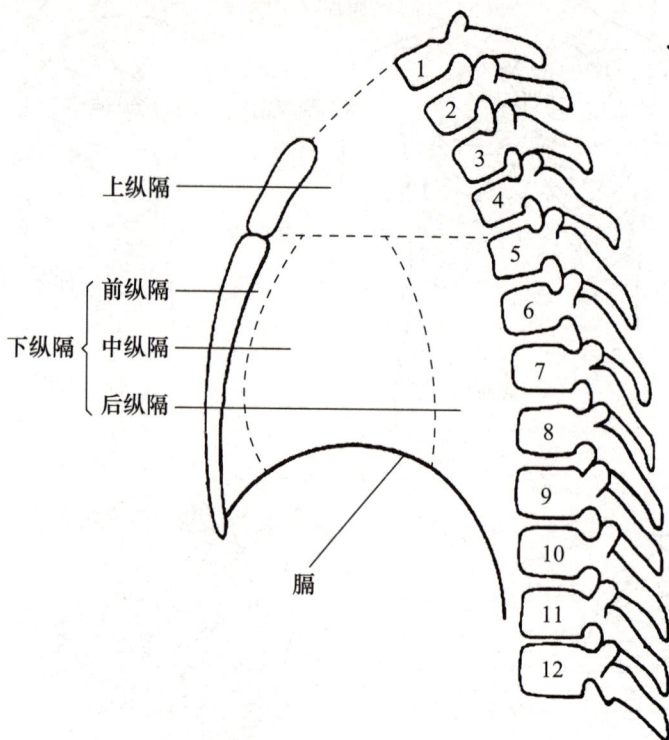

图 3-1-14　纵隔的分部

【案例分析】

　　肺位于胸腔内，左右各一，位于纵隔的两侧，表面覆有脏胸膜。右肺短而宽，左肺则较狭长。双肺的外形都近似半圆锥体，有一尖、一底、两面和三缘。肺的功能是进行气体交换。

■ 任务二　消化系统

案例导入 ◆

　　王阿姨误服了大量安眠药，被家人送到医院急诊室时已神志不清。经急诊插管洗胃、补液等抢救后苏醒。医嘱暂禁食1天，然后进流质饮食，逐步过渡为普通饮食，以利于胃黏膜恢复。

思　考

　　插管时应注意消化管的哪些结构特点？

消化系统由消化管和消化腺组成。消化管包括口腔、咽、食管、胃、小肠（十二指肠、空肠、回肠）和大肠（盲肠、阑尾、结肠、直肠、肛管）等。临床上通常将口腔至十二指肠的一段称为上消化道，将空肠以下的部分称为下消化道。消化腺包括口腔腺、肝、胰以及散在于消化管壁内的小腺体。消化系统的主要功能是消化食物、吸收营养、排出食物残渣（图3-2-1）。

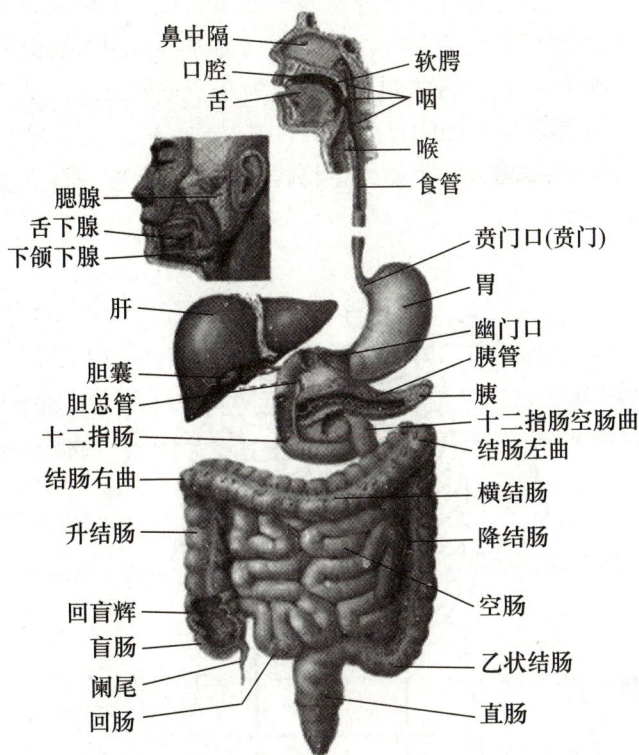

图 3-2-1　消化系统组成

一、胸部的标志线和腹部分区

为了便于描述胸腔、腹腔器官的正常位置及其体表投影，通常在胸部、腹部体表确定若干标志线和一些分区。

（一）胸部的标志线

1. 前正中线　沿身体前面正中线所作的垂直线（图3-2-2）。
2. 胸骨线　沿胸骨外侧缘所作的垂直线。
3. 锁骨中线　通过锁骨中点的垂直线，在男性大致与通过乳头的乳头线相当。
4. 胸骨旁线　在胸骨线与锁骨中线之间的中点所作的垂直线。
5. 腋前线　沿腋前襞向下所作的垂直线。
6. 腋后线　沿腋后襞向下所作的垂直线。
7. 腋中线　位于腋前线与腋后线中间的垂直线。

8.**肩胛线** 通过肩胛骨下角的垂直线。

9.**后正中线** 沿身体后面正中线所作的垂直线。

（二）腹部分区

便于描述腹腔脏器的位置，可将腹部划分为9个区或4个区。

在腹部前面，用2条横线和2条纵线将腹部分为9区。上横线为通过两肋弓下缘间的连线。下横线为两侧髂结节间的连线。2条纵线为通过腹股沟韧带中点所做的垂线。上述4条线将腹部分成9区：左、右两侧自上而下为左、右季肋区，左、右腹外侧（腰）区，左、右腹股沟区（髂区）；中间自上而下为腹上区、脐区、腹下区（耻区）。

在临床上，常通过脐作横线与垂直线，将腹部分为左上腹、右上腹和左下腹、右下腹部4个区（图3-2-2）。

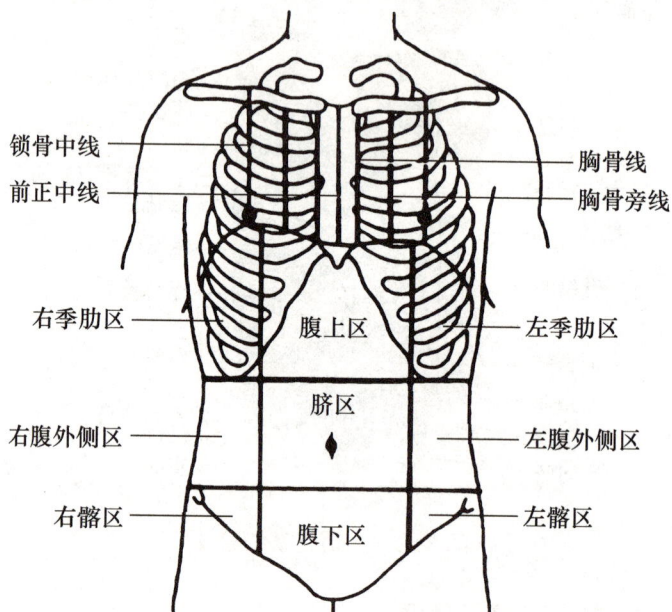

锁骨中线

前正中线

胸骨线

胸骨旁线

右季肋区　　腹上区　　左季肋区

右腹外侧区　　脐区　　左腹外侧区

右髂区　　腹下区　　左髂区

图 3-2-2　胸部标志线与腹部分区

二、消化管

（一）口腔

口腔是消化管的起始部，向前经口裂与外界相通，向后经咽峡与咽相续，前壁和侧壁分别为唇和颊，上壁为腭，下壁为口腔底。口腔以牙槽弓、牙根和牙裂为界分为口腔前庭和固有口腔（图3-2-3）。

1.**口唇和颊** 由皮肤、口轮匝肌及黏膜组成。上唇、下唇两侧结合处称为口角。唇的游离面为皮肤和黏膜移行处，因含有丰富的毛细血管而呈红色；当缺氧时则呈绛紫色，临床上称为发绀。在口角至鼻翼稍外方有一弧形浅沟称为鼻唇沟。上唇前面中线处有一纵行浅沟，称人中。颊构成口腔的侧壁，由黏膜、颊肌和皮肤构成。

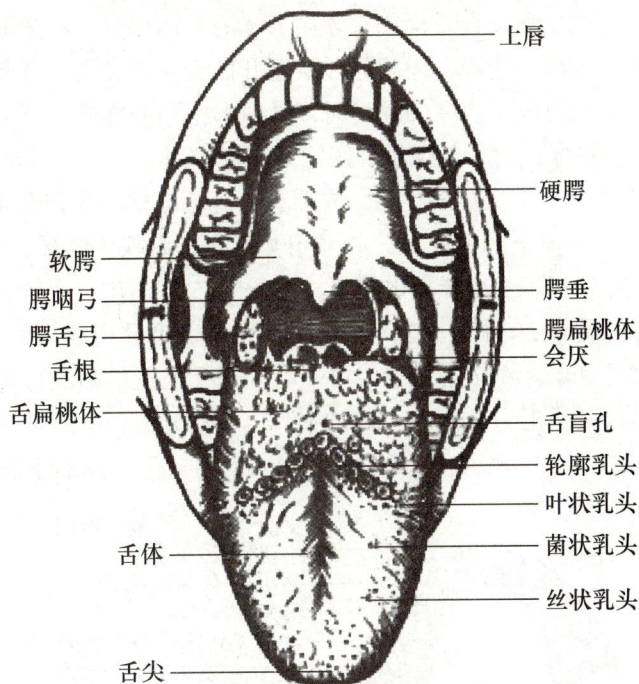

图 3-2-3　口腔及咽峡

上唇

硬腭

软腭

腭咽弓

腭舌弓

舌根

舌扁桃体

舌体

舌尖

腭垂

腭扁桃体

会厌

舌盲孔

轮廓乳头

叶状乳头

菌状乳头

丝状乳头

2. 腭　腭构成口腔的上壁，前 2/3 以骨腭为基础，称为硬腭，后 1/3 以肌肉为主，称为软腭。软腭后缘游离中央有一向下的突起，称为腭垂或悬雍垂。腭垂向两侧各形成两条弓形皱襞，前方为腭舌弓，后方为腭咽弓。腭垂、两侧的腭舌弓及舌根共同围成咽峡，是口腔通向咽的通道。

3. 牙　牙是人体最坚硬的器官，在上骨、下骨的牙槽内。牙除参与机械性咀嚼外，还具有辅助发音的作用。

（1）牙的形态和构造：可分为牙冠、牙根和牙颈 3 部分。牙冠是暴露于口腔的部分，牙根嵌于牙槽内，牙冠与牙根之间的缩细部称为牙颈，牙颈周围包有牙龈（图 3-2-4）。

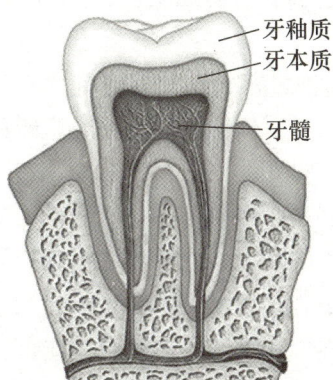

牙釉质

牙本质

牙髓

图 3-2-4　牙的形态和构造

牙主要由牙质、釉质和牙骨质构成。牙质为牙的主体部分，在牙冠的表面，覆有坚硬而洁白的釉质的空腔称为牙腔，牙腔经牙根管开口于牙根尖孔。牙腔内充有牙髓，由血管、神经和结缔组织组成。当牙髓发炎时，常引起剧烈的疼痛。牙周组织由牙周膜、牙槽骨和牙龈3部分构成，对牙起保护、固定和支持作用。

（2）牙的种类和排列：人的一生中，先后有2套牙，即乳牙和恒牙，出生后约6个月开始萌出乳牙，2～3岁全部出齐。6～7岁开始由恒牙替换为乳牙，至12～13岁除第3磨牙外全部恒牙出全。第3磨牙长出较晚，在18～25岁萌出，又称迟牙或智牙，有人可能终生不出此牙。乳牙20个，由乳切牙、乳尖牙和乳磨牙组成。恒牙28～32个，由切牙、尖牙、前磨牙和磨牙组成（图3-2-5）。记录牙位置的格式称为牙式。临床为了记录方便，常以被检查者的方位为准，以"十"记号划分上、下颌及左、右两半，并用1～8标示恒牙。如以"$\overline{2}$"表示左上颌第2恒磨牙，"$\overline{2}$"表示右下颌第2乳磨牙。

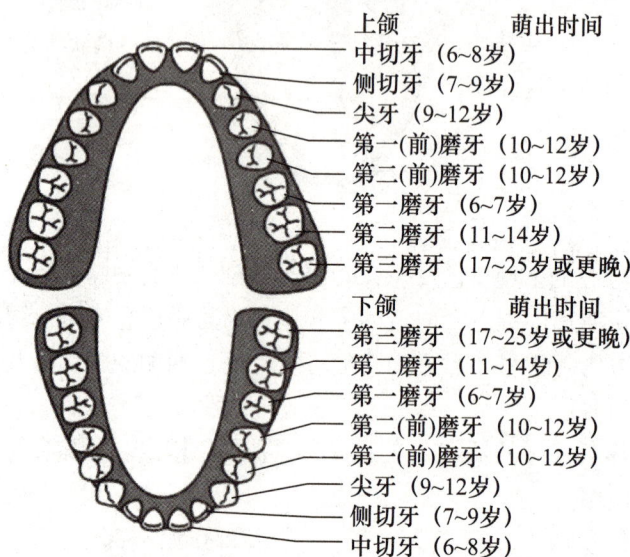

上颌　　　　萌出时间
中切牙（6~8岁）
侧切牙（7~9岁）
尖牙（9~12岁）
第一(前)磨牙（10~12岁）
第二(前)磨牙（10~12岁）
第一磨牙（6~7岁）
第二磨牙（11~14岁）
第三磨牙（17~25岁或更晚）

下颌　　　　萌出时间
第三磨牙（17~25岁或更晚）
第二磨牙（11~14岁）
第一磨牙（6~7岁）
第二(前)磨牙（10~12岁）
第一(前)磨牙（10~12岁）
尖牙（9~12岁）
侧切牙（7~9岁）
中切牙（6~8岁）

图3-2-5　恒牙的名称和萌出时间

4. 舌　舌为口腔内的肌性器官，有协助咀嚼、搅拌、形成食团、吞咽食物、感受味觉及辅助发音的功能。

（1）舌的形态：舌的上面称舌背，在其后份有"∧"形向前开放的界沟，将舌分为前2/3的舌体和后1/3的舌根。舌体前端称舌尖。舌的下面中线上有一黏膜皱襞称为舌系带，连于口腔底的前部。

（2）舌的构造：由舌肌被覆黏膜而成。

舌黏膜为淡红色，被覆于舌的表面，在舌体上面和边缘部的黏膜上有许多小突起，称为舌乳头。丝状乳头数量最多，具有一般感觉功能，如痛觉和冷热觉。菌状乳头呈红色点状，菌状乳头和轮廓乳头内含味觉感受器，称为味蕾，能感受酸、甜、苦、咸等刺激（图3-2-3）。

舌肌为骨骼肌，包括舌内肌和舌外肌。舌外肌主要为颏舌肌，该肌一侧收缩时，使舌尖伸向对侧；两侧同时收缩，则使舌伸向前下（伸舌）。

5. 口腔腺　口腔腺又称唾液腺，唾液腺分大、小两类。小唾液腺包括唇腺、颊腺、舌腺等。大唾液腺有 3 对（图 3-2-6）。唾液腺分泌的唾液有湿润口腔、清洁口腔、混合食物及消化食物的作用。

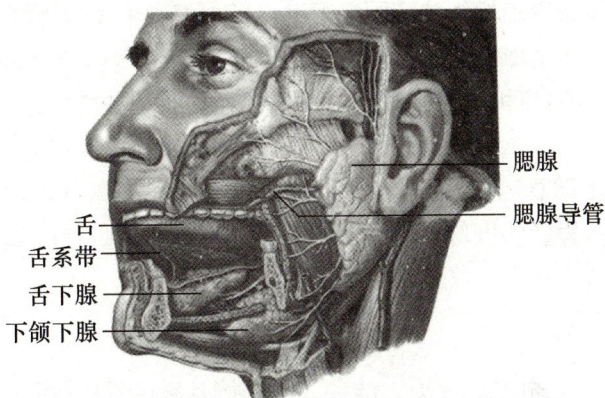

图 3-2-6　口腔腺

（二）咽

咽是消化管与呼吸道的共同通道，上起自颅底，下至第 6 颈椎下缘高度与食管相续。由上向下分别与鼻腔、口腔和喉腔相通。咽腔分为鼻咽、口咽和喉咽（图 3-2-7）。

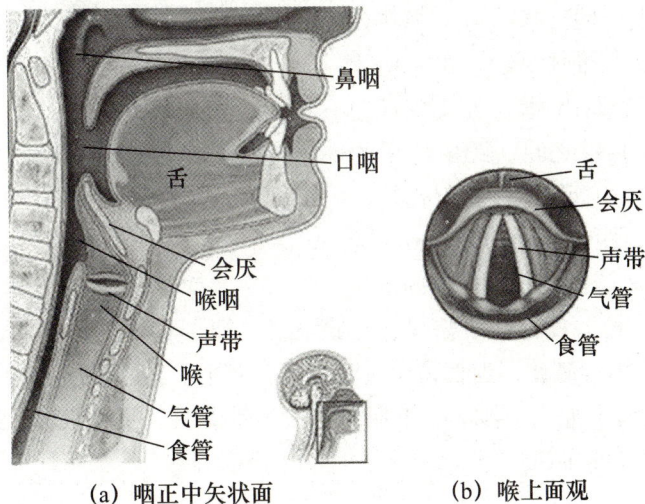

(a) 咽正中矢状面　　　　(b) 喉上面观

图 3-2-7　咽正中矢状面和喉上面观

1. 鼻咽　鼻咽又称咽腔鼻部，是鼻腔向后方的直接延续，上达颅底，下至软腭平面，向前经鼻后孔与鼻腔相通。鼻咽侧壁上，距下鼻甲后方约 1 cm 处，有咽鼓管咽口，该口经咽鼓管和鼓室相通。咽鼓管咽口的前、上、后方的隆起称为咽鼓管圆枕，是寻找咽鼓管咽口的标志。咽鼓管圆枕后上方的纵行深窝，称为咽隐窝，是鼻咽癌的好发部位。在咽的后壁上有淋巴组织构成的咽扁桃体。

2. **口咽** 口咽又称咽腔口部，是口腔向后方的延续部，位于软腭游离缘与会厌上缘平面之间，向前经咽峡通口腔，向上与鼻咽相通。

口外侧壁在腭舌弓和腭咽弓之间的窝内容纳有腭扁桃体。腭扁桃体是咽部最大的淋巴组织，呈扁卵圆形，表面由黏膜被覆，黏膜表面有多个凹窝。在口腔和鼻腔通咽处，咽扁桃体、腭扁桃体和舌扁桃体共同围成咽淋巴环，具有重要的防御功能。

3. **喉咽** 喉咽又称咽腔喉部。上起于会厌上缘平面，下端平第6颈椎体下缘与食管相续，向前经喉口与喉腔相通。在喉口两侧各有一深窝称为梨状隐窝，是异物易滞留之处。

4. **吞咽** 吞咽是随意运动，但整个过程是一个复杂的反射活动，通过咽肌的收缩，食团被挤送至食管入胃。深度麻醉、昏迷的患者如出现吞咽反射障碍，易使食物或上呼吸道的分泌物误吸入气管而导致呼吸困难。

（三）食管

1. **食管的形态与位置** 食管为一前后略扁的细长肌性管道（图 3-2-8），上端自第 6 颈椎体下缘平面起于咽，向下沿脊柱的前面下降，经胸廓上口入胸腔，穿膈的食管裂孔进入腹腔，达第 11、12 胸椎体左侧，连接胃的贲门，全长约 25 cm。

食管有 3 个生理性狭窄：第 1 个在食管起始处，平第 6 颈椎体下缘，距中切牙约15 cm；第 2 个狭窄在食管与左支气管交叉处，平第 4、5 胸椎之间，距中切牙约 25 cm；第 3 个狭窄在穿膈肌食管裂孔处，平第 10 胸椎平面，距中切牙约 40 cm。这 3 处狭窄是异物容易滞留及肿瘤好发的部位。

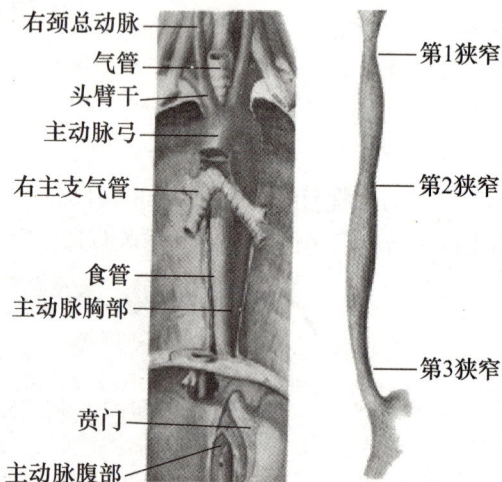

图 3-2-8 食管（前面观）的形态与位置

2. **食管壁的结构** 食管壁由黏膜、黏膜下层、肌层和外膜构成。食管黏膜湿润光滑，形成 7～10 条纵行皱襞，当食物通过时可舒张变平。黏膜下层中含有大量黏液腺。肌层在食管上段为骨骼肌，下段为平滑肌；中段由骨骼肌、平滑肌混合组成；外膜为结缔组织膜，富含神经和血管。

（四）胃

胃是消化管中最膨大的部分，具有容纳食物、分泌胃液、进行初步消化食物的功能。成年人胃在中等度充盈时，胃容量为 1～2 L。

1. **胃的形态和分部** 胃分为前、后两壁，上、下两缘和入、出两口。上缘较短，凹向右上方，称为胃小弯。该弯最低点弯曲成角状，称为角切迹。下缘较长，凸向左下方，称为胃大弯。胃的入口称为贲门，与食管相接。胃的出口称为幽门，与十二指肠相连。幽门处的环形肌增厚，形成幽门括约肌，该肌与黏膜共同形成突向管腔内的环状皱襞，称为幽门瓣，可控制食物进入十二指肠的速度，防止肠内容物逆流入胃。

胃可分为贲门部、胃底、胃体、幽门部（图3-2-9）。近贲门的部分称为贲门部。贲门平面以上向左上方膨出的部分称为胃底。角切迹右侧至幽门的部分称为幽门部，临床上常称为胃窦。在幽门部大弯处有一不太明显的浅沟称为中间沟。此沟又将幽门部分为左侧的幽门窦和右侧较缩窄的幽门管。幽门部和胃小弯是胃溃疡的好发部位。胃底与幽门部之间的部分称为胃体。

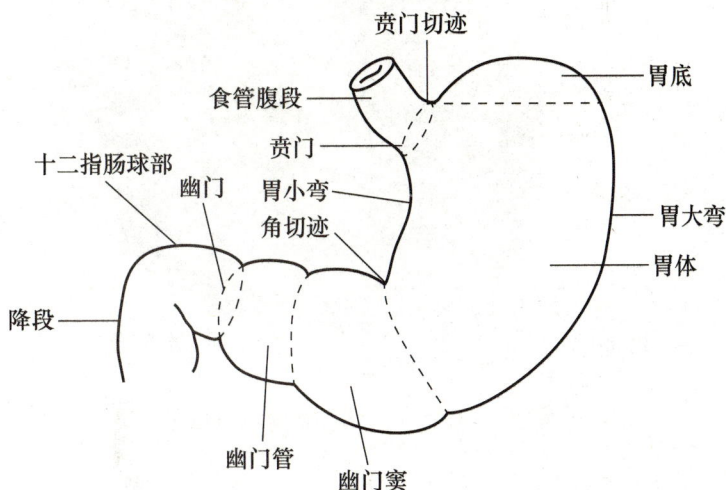

图 3-2-9 胃的形态和分布

2. 胃的位置 胃的位置常因体型、体位、胃的充盈程度等不同而有较大变化。胃在中等程度充盈的状态下，大部分位于左季肋区，小部分位于腹上区。贲门位于平第11胸椎体左侧，幽门则位于平第1腰椎体右侧。胃的前壁，右侧部贴肝左叶下面；左侧部与膈相邻，并为左肋弓所遮掩；中间部位于剑突下未被肋弓遮掩的部分，直接与腹前壁相贴，该处是胃的触诊部位。胃的后壁与左肾、左肾上腺及胰相邻。胃底与膈和脾相邻。

（五）小肠

小肠是消化管中最长的一段，在成人长度为5～7 m。上端起于胃的幽门，下端与盲肠相接，可分为十二指肠、空肠和回肠。小肠是食物进行消化吸收的重要器官。

1. 十二指肠 十二指肠是小肠的起始部，全长约25 cm，呈"C"形包绕胰头，分为上部、降部、水平部和升部（图3-2-10）。

（1）上部：起于幽门，水平向右后至肝门下方急转向下续为降部。上部左侧与幽门相接的一段称为十二指肠球部。该处肠壁较薄，黏膜光滑无环状襞，是十二指肠溃疡的好发部位。

（2）降部：沿第1～3腰椎右侧下降，在第3腰椎高度转折向左续水平部。降部后内侧壁上有一纵行皱襞称为十二指肠纵襞，其下端有一突起称为十二指肠大乳头，胆总管和胰管共同开口于此处。

（3）水平部：又称下部，在第3腰椎高度横行向左，至腹主动脉前方移行为升部。

（4）升部：自腹主动脉前方斜向左上至第 2 腰椎左侧，向前下转折移行为空肠，转折处称为十二指肠空肠曲，十二指肠空肠曲被十二指肠悬韧带固定于腹后壁上。十二指肠悬韧带又称 Treitz 韧带，是手术时确认空肠起始的标志。

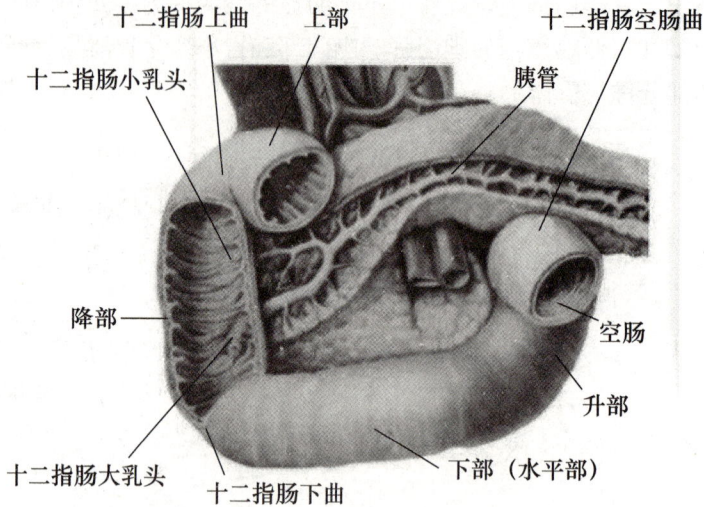

图 3-2-10　十二指肠和胰前面观

2. 空肠和回肠

（1）空肠：起于十二指肠空肠曲，回肠下端接盲肠。空肠占空肠、回肠全长近侧的 2/5，主要位于腹腔左上部。

（2）回肠：占远侧的 3/5，主要位于腹腔右下部。空肠和回肠迂回盘旋形成肠襻。在回肠末段的肠壁上，约 2% 的人可见有囊袋状突起，称为 Meckel 憩室，它是胚胎时期卵黄囊蒂的遗迹，发炎时，可产生类似阑尾炎的症状。

（六）大肠

大肠是消化管的末段，长约 1.5 m。大肠包括盲肠、阑尾、结肠、直肠和肛管。大肠的主要功能是吸收水分、维生素和无机盐，分泌黏液和形成粪便。

一般来说，大肠的口径较粗，肠壁较薄，除直肠、肛管和阑尾外，结肠和盲肠具有 3 种特征性的结构（图 3-2-11）：①结肠带，为 3 条，由肠管表面纵行平滑肌增厚形成；②结肠袋，为肠壁向外突出的袋状结构；③肠脂垂，为结肠带边缘的脂肪突起，外包浆膜。

1. 盲肠　盲肠是大肠的起始部，位于右髂窝，上连升结肠，下端为盲端，仅长 6～8 cm，全被腹膜包裹。回肠末端开口于盲肠，开口周缘有回盲瓣。回盲瓣可以控制小肠内容物进入盲肠的速度，使之充分消化吸收，又可防止大肠内容物逆流入小肠（图 3-2-12）。

2. 阑尾　为一细长的盲管状器官，根部连于盲肠后内侧壁，远端游离，全部为腹膜包被。阑尾的长度个体差异大，一般长 6～8 cm。

阑尾末端的位置不恒定（图 3-2-12），以回肠前位、盆位和盲肠后位较为多见。由于阑尾位置变化大，手术中有时难以寻找，沿结肠带向下追踪，是寻找阑尾的可靠办法。

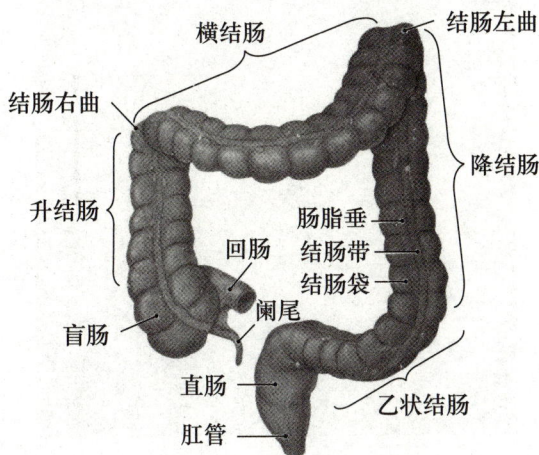

图 3-2-11　大肠

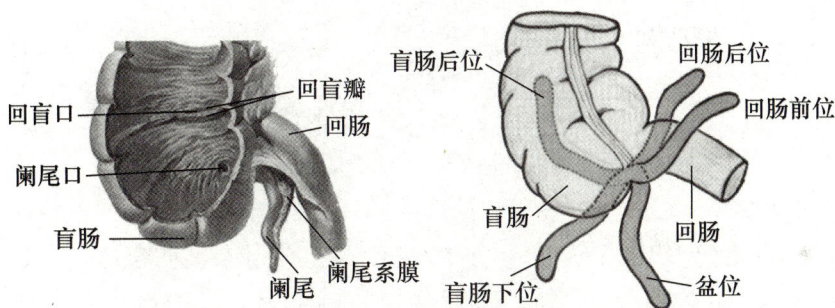

图 3-2-12　盲肠和阑尾

阑尾根部的体表投影点（图 3-2-13），在脐和右髂前上棘连线的中、外 1/3 的交点处，称为麦氏点（McBurney点），当急性阑尾炎发作时，此点有明显压痛，对诊断具有重要价值。

3. 结肠　结肠呈"M"形包绕在空、回肠周围，按位置可分为升结肠、横结肠、降结肠和乙状结肠 4 部分（图 3-2-11）。

4. 直肠　直肠位于盆腔内，由第 3 骶椎前方下行，穿过盆膈，移行为肛管，长 10～14 cm。直肠在矢状面上有 2 个弯曲，当进行直肠镜或乙状结肠镜检查时，须注意这些弯曲，以免损伤肠壁。

直肠下段肠腔膨大，称为直肠壶腹，内面有 2～3 个由环形肌和黏膜形成的半月形皱襞称为直肠横襞（图 3-2-14），其中位于前右侧壁者，较大而恒定，距肛门 6～7 cm，可作为直肠镜检的定位标志。

5. 肛管　位于盆膈以下，长 3～4 cm（图 3-2-14）。肛管上段黏膜形成 6～10 条纵行皱襞，称为肛柱；相邻两肛柱下端之间有半月形的黏膜皱襞相连，此皱襞称为肛瓣；

肛柱与肛瓣围成的开口向上的小隐窝称为肛窦，窦内常存粪便，易诱发感染，可发生肛窦炎。

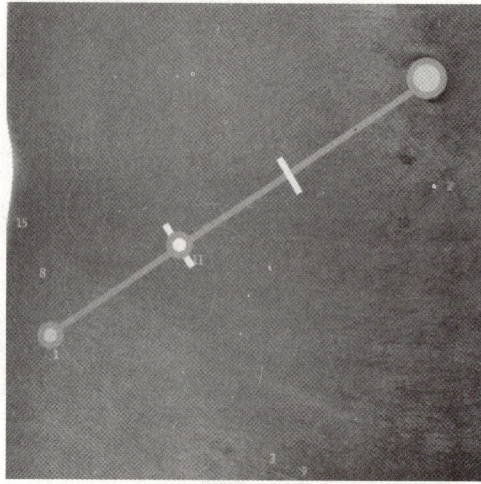

图 3-2-13　阑尾的体表投影

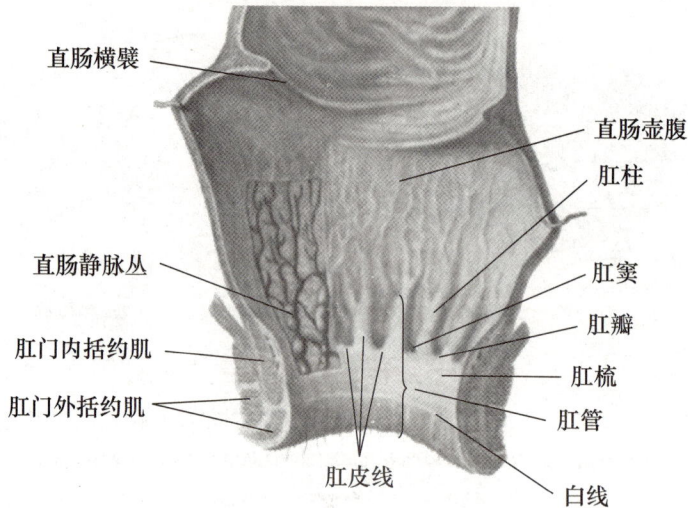

图 3-2-14　肛管

在齿状线的下方，有一宽约 1 cm 的环状区称为肛梳或痔环。此区由未角化的复层扁平上皮细胞覆被，呈微蓝色，光滑而略有光泽。肛梳下缘有一环状白线，为肛门内、外括约肌的分界处。白线以下，即肛门，覆以角化的复层扁平上皮细胞，色较深，有毛、汗腺和皮脂腺。

在肛柱的黏膜下及肛梳的皮下组织内，有丰富的静脉丛，病理情况下静脉曲张而突起形成痔，在齿状线以上形成的称为内痔，在齿状线以下形成的称为外痔。

在肛门周围有内括约肌、外括约肌环绕。肛门内括约肌是肠壁环形平滑肌增厚形成的，有协助排便的作用，对肛门的控制作用不大。肛门外括约肌属骨骼肌，在肛门内括约肌的外围和下方，可括约肛门，控制排便。手术时应防止损伤肛门外括约肌，以免造成大便失禁。

6. 大肠的结构特点 大肠壁由黏膜、黏膜下层、肌层和外膜构成。结肠壁黏膜表面较光滑，有半环形皱襞，无绒毛。上皮为单层柱状上皮，其间夹有大量的杯状细胞。固有层较厚，内有大量肠腺，呈直管状，含有柱状细胞和较多的杯状细胞外。固有层淋巴组织发达，常由固有层穿破黏膜层深入黏膜下层。阑尾的淋巴组织更为发达。肌层环行肌较厚，纵行肌局部增厚形成 3 条结肠带，带间的纵行肌很薄。外膜在盲肠、阑尾、横结肠、乙状结肠为浆膜；升结肠与降结肠的前壁为浆膜，后壁为纤维膜。

三、消化腺

（一）肝

肝是人体内最大的消化腺，成人肝的重量相当于体重的 1/50～1/40。据统计，中国人肝的重量，男性平均为 1 342 g，女性平均为 1 234 g。胎儿和新生儿肝的重量相对较大，可达体重的 1/20。

肝的功能极为复杂，参与蛋白质、脂类、糖类和维生素等物质的合成、转化和分解，还有分泌胆汁、解毒及吞噬防御等功能，在胚胎时期还具有造血的功能。

1. 肝的形态和分部 肝在新鲜时呈红褐色，质软而脆，受暴力打击时易破裂而致大出血，呈楔形，可分为上、下两面，前、后两缘（图 3-2-15），肝的前缘锐利，后缘钝圆，肝的上面凸隆，贴于膈下，又称膈面。膈面有一呈矢状位的镰状韧带，将肝分为左、右两叶，右叶大而厚，左叶小而薄。肝的下面朝向左下方，与腹腔的一些器官相邻，又称脏面。脏面凹凸不平，中部有一呈"H"形的沟，即左纵沟、右纵沟和横沟。横沟成为肝门，有肝管、肝固有动脉、肝门静脉、淋巴管和神经等出入。右纵沟的前半部有胆囊窝，容纳胆囊；后半部为腔静脉沟，容纳下腔静脉。在腔静脉沟附近上端处，有肝左、中、右静脉注射入下腔静脉，该处称第 2 肝门。肝的下面借"H"形沟分为4叶。

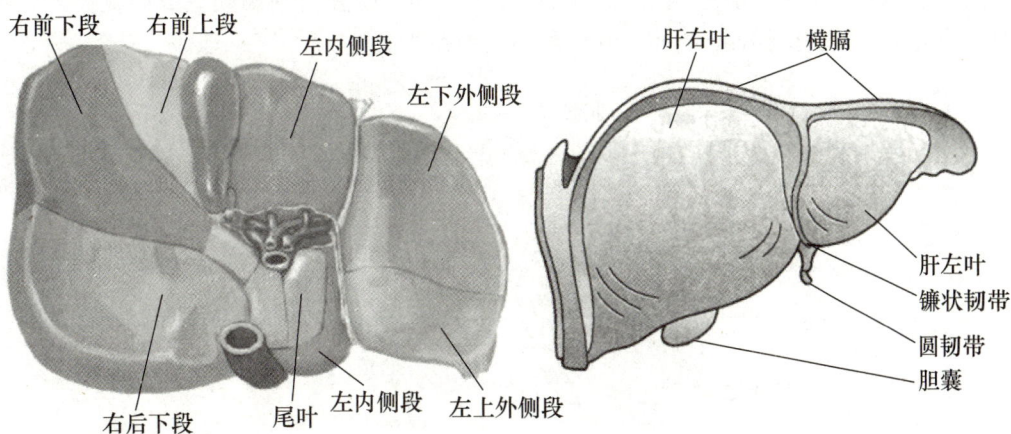

图 3-2-15 肝

2. 肝的位置和体表投影 肝大部分位于右季肋区和腹上区，小部分可达左季肋区

（图 3-2-2）。肝大部被肋弓所遮掩，仅在腹上区左、右肋弓间直接与腹前壁接触。

肝的体表投影：肝的上界与膈穹隆一致，其最高点在右侧相当于右锁骨中线与第5肋间隙的交点，左侧相当于左锁骨中线与第5肋间隙的交点（图 3-2-2）。肝的下界与肝的前缘一致，右侧与右肋弓一致，在腹上区可达剑突下约 3 cm。7 岁前的小儿，肝的下界可超出肋弓下缘，但一般不过 2 cm，肝的位置随运动而上、下移动，在平静呼吸时肝可上、下移动 2～3 cm。

【知识链接】◆

肝移植

世界上第一例肝移植是由肝移植之父（美国的 Starzl 教授）于 1963 年完成。

活体肝移植就是从健康捐肝人体上切取部分肝脏作为供肝移植给患者的手术方式，如果捐肝的人和接受肝脏的人之间有血缘关系，又叫亲体肝移植。活体肝移植是解决世界性供肝短缺的重要手段。肝脏也是人体唯一能够再生的实质性器官。在做活体肝移植之前，医生首先根据患者的体重粗略估算出所需要肝脏的重量，一般所需移植的肝脏重量是患者自身体重的 1% 左右就可以完全代偿肝脏的功能。肝脏生长速度很快，一般在切除后 3～6 个月就可以长回原来大小。

（二）肝外胆道系统

1. 胆囊 胆囊位于肝右叶下面的胆囊窝内，其上面借结缔组织与肝相连，下面游离。胆囊呈梨形，有储存和浓缩胆汁的功能。

胆囊可分为 4 部分：①胆囊底为胆囊前端的膨大部分。胆囊底的体表投影在右锁骨中线与右肋弓交点附近。当胆囊炎症时，此处可有压痛。②胆囊体是胆囊的主体部分，向后变细移行为胆囊颈。③胆囊颈是狭细的部分，以直角向左下方弯曲续于胆囊管（图 3-2-16）。④胆囊管与肝总管汇合成胆总管，胆囊管的黏膜呈螺旋状突入管腔内，形成螺旋襞，可控制胆汁的进出，结石可滞留于此处。

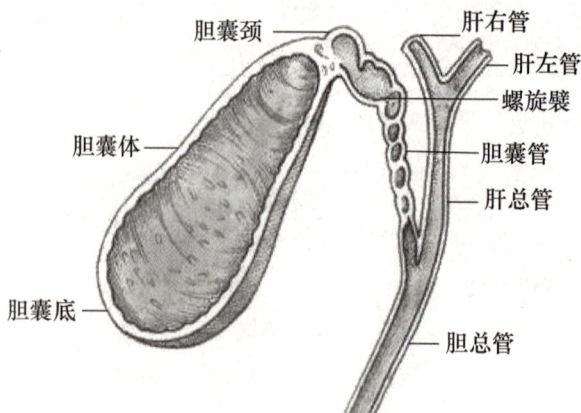

图 3-2-16 胆囊

2. 输胆管道　输胆管道是将肝脏分泌的胆汁输送至十二指肠的管道（图 3-2-10）。肝内的肝左管和肝右管，出肝门后合成肝总管。肝总管下行与胆囊管呈锐角汇合成胆总管。胆总管下行斜穿十二指肠降部的后内侧壁，在此处与胰管汇合，形成略膨大的肝胰壶腹，也称 Vater 壶腹，开口于十二指肠大乳头。在胆总管和胰管的末端以及肝胰壶腹周围，有环形平滑肌包绕，称为肝胰壶腹括约肌（Oddi 括约肌）。平时肝胰壶腹括约肌保持收缩状态。

由肝分泌的胆汁经肝左管和肝右管、肝总管、胆囊管至胆囊进行浓缩和储存。进食后不久，由于食物和消化液的刺激，反射性地引起胆囊收缩和肝胰壶腹括约肌的舒张，使胆囊中储存的浓缩胆汁经胆囊管、胆总管排入十二指肠。

（三）胰

胰的形态和分部　质软灰红色，呈长棱柱状，位于胃的后方，平第 1、2 腰椎体高度，横贴于腹后壁，可分为头、体、尾 3 部分（图 3-2-10）。胰头是胰右端的膨大部，位于第 2 腰椎右侧，被十二指肠所包绕。胰头后面与胆总管、门静脉和下腔静脉相邻。胰体较长，横过第 1 腰椎体的前方，至脾门附近缩细为胰尾。

胰管位于胰腺实质内，起自胰尾，横贯胰腺全长，最后与胆总管汇合，共同开口于十二指肠大乳头。

【案例分析】

要注意食管有 3 个生理性狭窄：第 1 个在食管起始处，平第 6 颈椎体下缘，距中切牙约 15 cm；第 2 个狭窄在食管与左支气管交叉处，平第 4、5 胸椎之间，距中切牙约 25 cm；第 3 个狭窄在穿膈肌食管裂孔处，平第 10 胸椎平面，距中切牙约 40 cm。这 3 处狭窄是异物容易滞留及肿瘤好发的部位。

■ 任务三　泌尿系统

泌尿系统（urinary system）由肾、输尿管、膀胱和尿道组成（图 3-3-1）。其主要功能是排出人体的代谢产物，如尿素、尿酸、多余的无机盐和水分等。肾是滤过血液，产生尿液的器官。输尿管、膀胱、尿道分别是输送、储存和排出尿液的器官。尿液经输尿管输送到膀胱储存，当积累到一定容量经尿道排出体外。

患者，女，20岁，学生。

主诉：右腰部突然出现剧烈疼痛半个小时。

现病史：患者半年前，右腰部突然出现阵发性剧烈疼痛，并向下腹、会阴放射。疼痛发作时辗转不安，大汗淋漓，面色苍白，伴恶心呕吐，遂去医院就医，用解痉止痛药后，疼痛得到缓解。半小时前，在体育课上剧烈运动后，右腰部突然出现剧烈疼痛，遂由老师与同学陪同至医院就诊。

专科检查：右肾区叩击痛，压痛明显。B超检查：右肾肾盂结石，残余尿 100 mL。

诊断：右肾肾盂结石。

思　考

1.该患者肾盂结石排出体外要经过哪些器官？

2.结石可能会在哪些位置滞留或嵌顿？

一、肾

肾（kidney）是机体主要的排泄器官，也是调节机体的水盐代谢、酸碱平衡的器官，肾还具有分泌肾素和促红细胞生成素等内分泌功能。

（一）肾的形态

肾是成对的实质性器官，左右各一，形似蚕豆，新鲜时呈红褐色，质柔软，重量为120～150 g，男性的肾略大于女性。肾可分为上、下端，前、后面和内、外侧两缘。一般肾的上端宽薄，下端窄厚；前面较凸，后面较扁平，紧贴腹后壁（图3-3-2）。

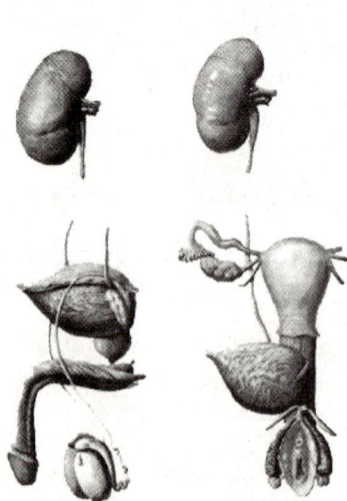

图 3-3-1　泌尿系统模式图

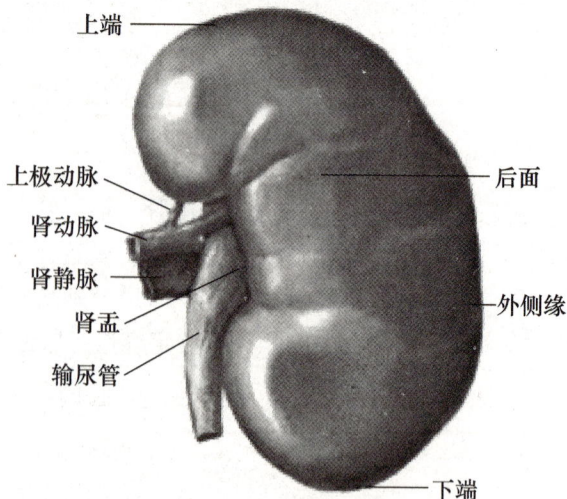

图 3-3-2　肾前面观

1. **肾门**（renal hilus）　肾内侧缘中部凹陷，是血管、神经、淋巴管和肾盂等结构出入肾的部位。

2. **肾蒂**（renal pedicle）　出入肾门的所有被结缔组织包裹成束的结构总称。

3. **肾窦**（renal sinus）　肾门向肾内凹陷形成的腔隙，内含肾小盏、肾大盏、肾盂、肾的血管、淋巴管和神经等。

（二）肾的位置

肾位于腹后壁脊柱的两侧，呈"八"字形紧贴腹后壁脊柱的两侧，是腹膜外位器官。左肾上端约平第 12 胸椎体上缘，下端平第 3 腰椎体上缘。右肾由于受肝的影响，比左肾低半个椎体（图 3-3-3）。成人的肾门约平对第 1 腰椎体高度。肾门在腰背部的体表投影，在竖脊肌外缘与第 12 肋所形成的夹角处，临床上称为肾区（图 3-3-4）。患某些肾脏疾病时，叩击或触压肾区可引起疼痛。肾的位置有个体差异：一般女性略低于男性，儿童低于成人。

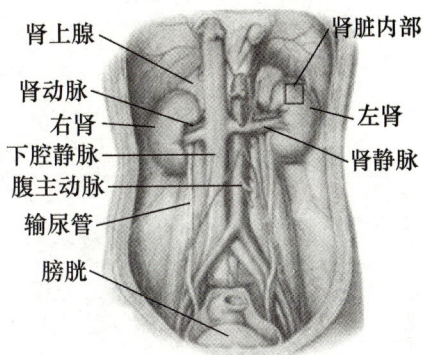

图 3-3-3　肾脏（正面观）

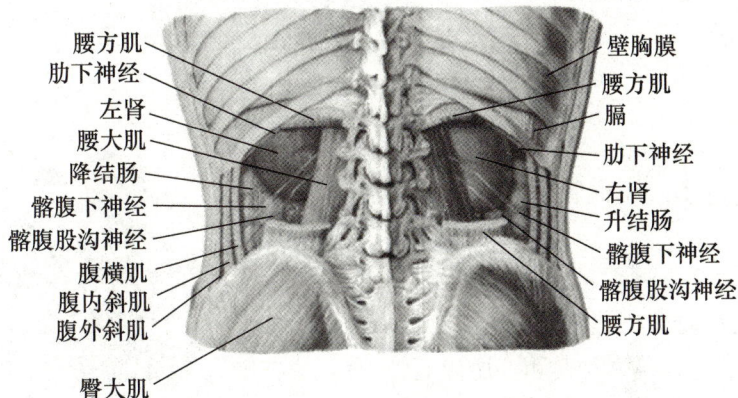

图 3-3-4　肾的位置和毗邻（后面观）

（三）肾的剖面结构

在肾的冠状切面上，肾实质可分为肾皮质和肾髓质（图 3-3-5）。

肾皮质位于肾实质的浅层，血管丰富，新鲜标本呈红褐色。肾皮质深入肾髓质的部分称肾柱。肾髓质位于肾皮质的深部，由 15～20 个圆锥形的肾锥体构成，其底朝向皮质，尖端朝向肾窦，形如乳头，称肾乳头。肾乳头尖端有乳头管的开口，称乳头孔，尿液由此流入肾小盏。肾小盏如漏斗形，有 7～8 个。相

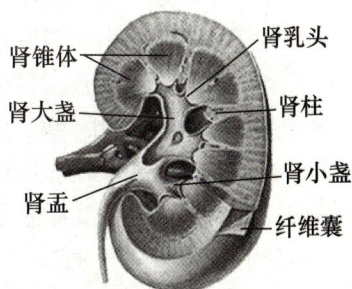

图 3-3-5　肾冠状切面

邻 2～3 个肾小盏合成一个肾大盏，2～3 个肾大盏合成一个扁平漏斗状的肾盂，肾盂出肾门后向下弯曲变细，移行为输尿管。

（四）肾的微细结构

肾由肾实质和肾间质 2 部分构成，肾实质主要由肾单位和集合管组成，肾间质由血管、神经和少量结缔组织组成。

1. 肾单位　肾单位（nephron）由肾小体和肾小管组成，是肾结构和功能的基本单位，每个肾有 100 万～150 万个肾单位（图 3-3-6）。

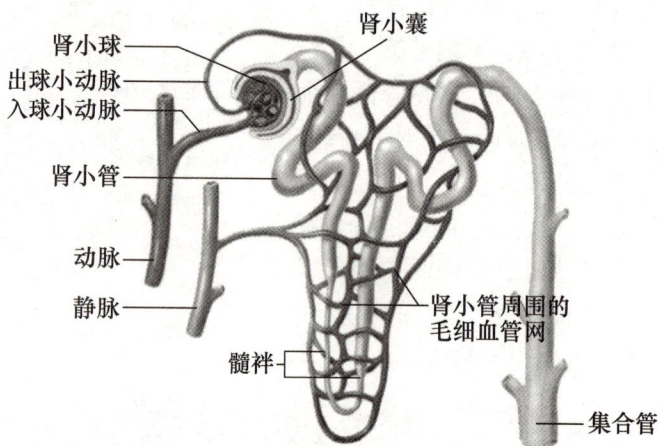

图 3-3-6　肾单位的结构模式图

（1）肾小体（renal corpuscle）：位于肾皮质内，呈球形，由血管球和肾小囊组成（图 3-3-7）。

①血管球：呈球形，是入球微动脉和出球微动脉之间反复分支盘曲形成的毛细血管球，入球微动脉较出球微动脉粗，所以血管球的毛细血管内血压较高。血管球的毛细血管内皮细胞有许多小孔，这些条件都有利于原尿的生成。

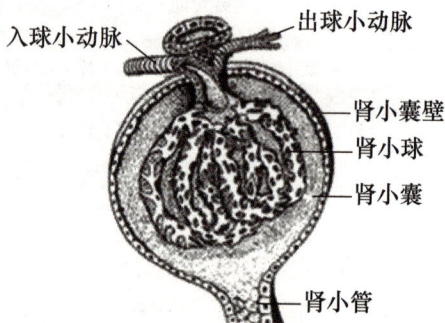

图 3-3-7　肾小体模式图

②肾小囊：是肾小管的起始部膨大并凹陷而成的杯状双层囊，两层囊壁之间的腔隙称肾小囊腔，与近端小管相通。壁层为单层扁平上皮细胞，脏层的上皮细胞贴附在毛细血管基膜外面，称足细胞。足细胞从胞体上伸出几个较大的初级突起和次级突起附着于毛细血管壁，突起之间的裂隙称裂孔，孔上覆盖一薄层裂孔膜。

③滤过屏障（filtration barrier）：血管球毛细血管的有孔内皮、基膜和裂孔膜这 3 层结构称为滤过屏障（又称滤过膜）（图 3-3-8）。当血液流经血管球毛细血管时，血浆中小分子物质通过滤过膜滤入肾小囊腔形成原尿。若滤过膜受损，可以导致一些大分子物质如蛋白质和红细胞漏出，出现蛋白尿或血尿。

（2）肾小管（renal tubule）：肾小管与肾小囊相延续，由近端小管、细段和远端小管组成，具有重吸收、分泌和排泄的功能。

①近端小管：分曲部和直部，是原尿重吸收的主要部位。管壁上皮细胞呈单层立方形或锥形，细胞境界不清，游离面有刷状缘。电镜下，刷状缘由大量微绒毛整齐排列而成。

②细段：管径是肾小管三部中最小的部分，两端连接近端小管和远端小管，形成"U"字形的髓袢。

③远端小管：分直部和曲部。管腔大而规则，管壁为单层立方上皮细胞，分界清楚，游离面没有刷状缘。远端小管是钠离子交换的重要部位，此段有重吸收水、钠离子和排出钾离子、氢离子的功能，对维持体液的酸碱平衡起重要作用。

2. 集合管　集合管与远端小管曲部相延续，管径由细逐渐变粗，最后汇集成乳头管，开口于肾乳头。集合管进一步重吸收水和交换离子，浓缩尿液，并受抗利尿激素和醛固酮的调节。

3. 球旁复合体　球旁复合体由球旁细胞、致密斑和球外系膜细胞组成（图3-3-9）。

（1）球旁细胞：在近肾小球处的入球微动脉管壁上，能分泌肾素。

（2）致密斑：在近肾小球的远曲小管管壁，是钠离子感受器，能感受远端小管内钠离子的浓度变化。

（3）球外系膜细胞：在致密斑、入球微动脉和出球微动脉组成的三角区内，有信息传递作用。

（五）肾的被膜

肾的表面包有3层被膜，由内向外依次为纤维囊、脂肪囊和肾筋膜（图3-3-9、图3-3-10）。肾的位置固定主要靠肾的被膜，对腹内压、腹膜、血管及邻近器官的承托也起到一定作用。当肾的固定装置异常时，可引起肾下垂或游走肾。

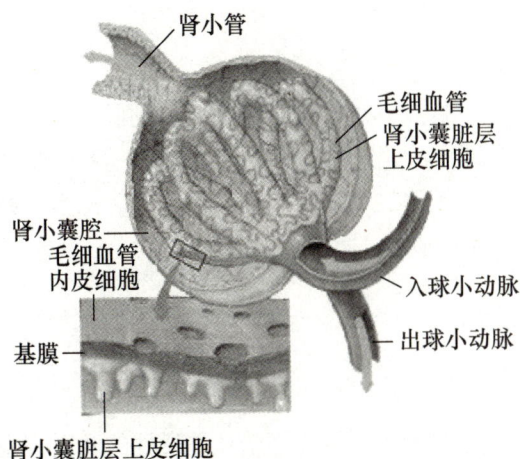

图3-3-8　肾小球滤过膜示意图

肾小管
毛细血管
肾小囊脏层上皮细胞
肾小囊腔
毛细血管内皮细胞
入球小动脉
基膜
出球小动脉
肾小囊脏层上皮细胞

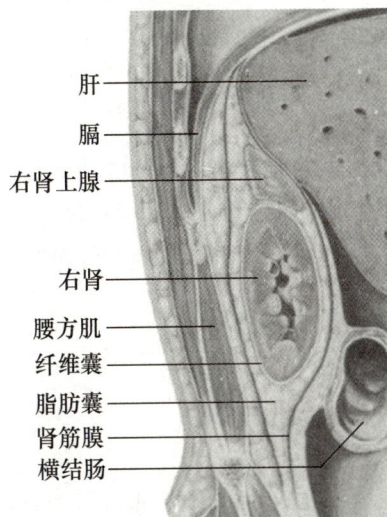

图3-3-9　肾的被膜

肝
膈
右肾上腺
右肾
腰方肌
纤维囊
脂肪囊
肾筋膜
横结肠

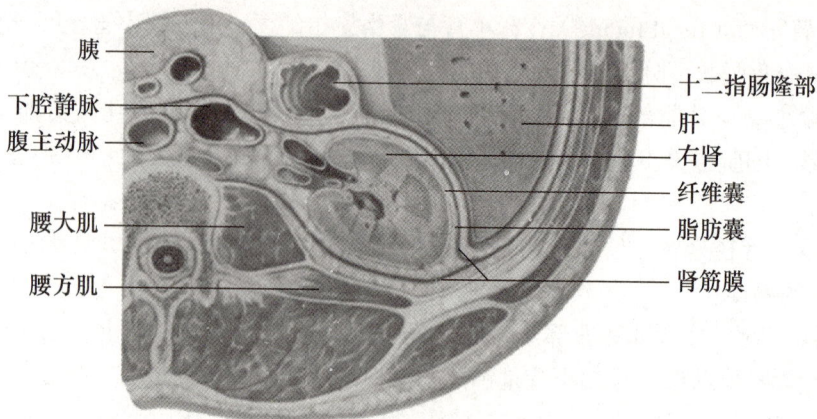

胰 — 十二指肠隆部
下腔静脉 — 肝
腹主动脉 — 右肾
 — 纤维囊
腰大肌 — 脂肪囊
腰方肌 — 肾筋膜

图 3-3-10 肾的被膜

1. 纤维囊（fibrous capsule） 紧贴在肾实质表面的薄而坚韧的结缔组织膜，与肾实质结合较疏松，易与肾实质分离。若剥离困难即为病理现象。

2. 脂肪囊（adipose capsule） 位于纤维囊和肾筋膜之间的脂肪组织，并通过肾门与肾窦内的脂肪组织相延续，临床上称为肾床。临床上肾囊封闭，即将药物注入此囊。

3. 肾筋膜（renal fascia） 位于脂肪囊的外面，分前、后两层包裹肾和肾上腺。肾筋膜下方开放，其间有输尿管通过。肾筋膜深面发出许多结缔组织小束，穿过脂肪囊与纤维囊相连接，对肾起固定作用。

【知识链接】◆

肾下垂

正常肾盂的位置在第 1、2 腰椎之间，肾脏可随吸气与呼气、体位改变而上、下移动，但其活动范围不超过 1 个椎体（2～5 cm），超过上述范围即为肾下垂。少数患者肾蒂较长、腹肌薄弱，肾被腹膜包裹，肾脏在腹部广泛移动，导致肾下垂，多见于女性和右肾下垂。大部分肾下垂病例无症状，常在腹部检查或无意中发现。

（六）肾的血流特点

肾的血液循环与肾的功能关系密切，有如下特点：①肾动脉起于腹主动脉，血管短粗，血流大，速度快，每 4～5 分钟人体内全部血液流经肾一遍；②入球微动脉较出球微动脉粗，使血管球的毛细血管内血压较高，利于滤过；③肾内形成血管球和球后毛细血管 2 套毛细血管网，有利于肾小管对原尿的重吸收。

二、输尿管道

（一）输尿管

输尿管（ureter）为一对细长的肌性器官，上接肾盂，下连膀胱。在脊柱的两侧，经腰大肌的前方下行，至小骨盆入口处，跨越髂总动脉分叉处进入骨盆，在膀胱底斜穿膀胱壁，开口于膀胱底内面的输尿管口。成年人输尿管长 20～30 cm，管径 0.5～1.0 mm。全长可分为 3 部，包括腹部、盆部和壁内部（图 3-3-11）。

输尿管全长有 3 处生理性狭窄，分别位于肾盂与输尿管移行处、小骨盆入口与髂总动脉交叉处、穿膀胱壁处。尿路结石容易嵌顿在这 3 个狭窄处。

（二）膀胱

膀胱（urinary bladder）是储存尿液的肌性囊状器官，伸缩性较大。正常成人膀胱容量为 350～500 mL，最大可达 800 mL，女性膀胱容量较男性略小，新生儿膀胱容量约为成人的 1/10，老年人因膀胱肌张力降低而容量增大。

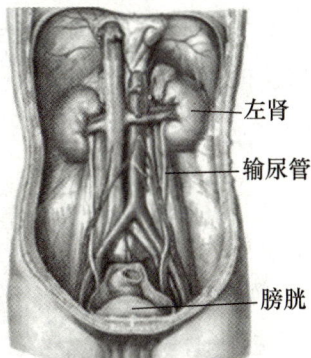

图 3-3-11　肾及输尿管的位置

1. **膀胱的位置**　成人膀胱位于小骨盆腔内，耻骨联合的后方。膀胱空虚时，其尖不超过耻骨联合上缘。膀胱充盈时，向上隆凸，其尖高于耻骨联合上缘，此时在耻骨联合上方行膀胱穿刺术，穿刺针可不经腹膜腔直接进入膀胱，不会损伤腹膜（图 3-3-12）。新生儿膀胱的位置比成年人高，大部分在腹腔内，6 岁以后，膀胱逐渐降入骨盆腔。老年人的膀胱位置较低。

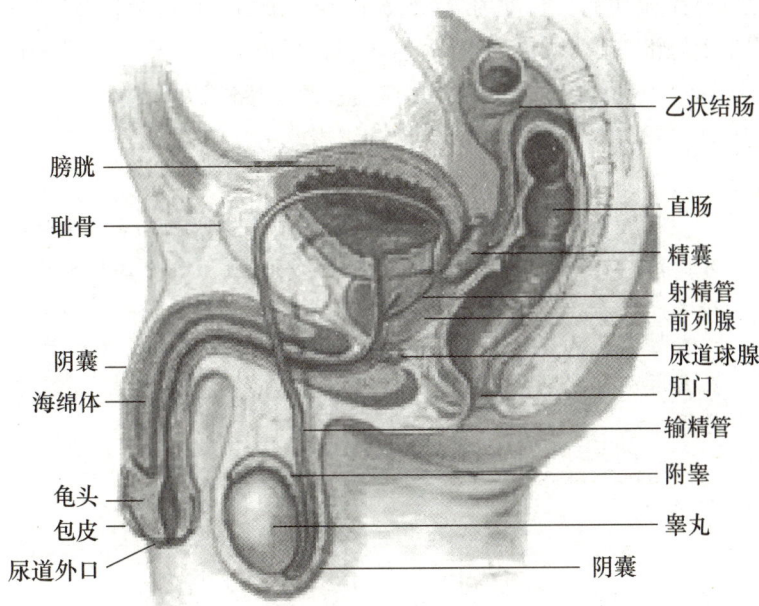

图 3-3-12　膀胱的位置

2. **膀胱的形态**　膀胱空虚时呈三棱锥形，分为膀胱尖、膀胱体、膀胱底和膀胱颈。膀胱尖朝向前上方；膀胱底朝向后下方，呈三角形；膀胱体位于膀胱尖与膀胱底之间；膀胱的最下部称膀胱颈，颈的下端有尿道内口与尿道相接。膀胱各部之间没有明显界限（图 3-3-13）。

3. **膀胱的结构**　膀胱壁由黏膜、肌层和外膜组成。膀胱内面衬有黏膜，其上皮为变移上皮。膀胱空虚时，上皮变厚，黏膜形成许多皱襞。膀胱充盈时，上皮变薄，皱襞扩张消失。在膀胱底内面，2 个输尿管口与 1 个尿道内口之间的三角形区域，称膀胱三角（图3-3-14）。此处黏膜始终处于平滑无皱襞状态，是炎症、结核和肿瘤的好发部位，膀胱镜检查时应特别注意。

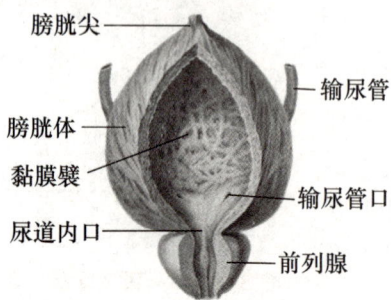

图 3-3-13　膀胱的形态

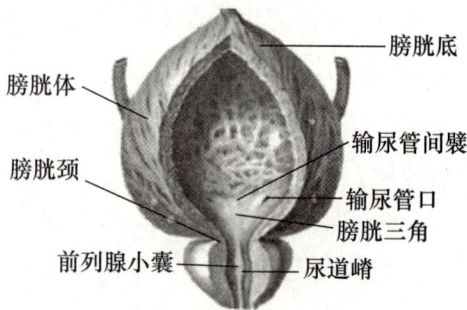

图 3-3-14　膀胱三角

（三）尿道

尿道（urethra）是从膀胱通向体外的管道。男性尿道与生殖系统密切相关，故在男性生殖系统中叙述。

女性尿道仅有排尿功能，长度为 3～5 cm，起自尿道内口，斜向前下方，穿过尿生殖膈，止于阴道前庭的尿道外口。女性尿道较男性尿道短、宽且直，易于扩张，又开口于阴道前庭，距阴道口和肛门较近，故易引起逆行性尿路感染。

> 【知识链接】◆
>
> ### 尿路感染
>
> 尿路感染又称泌尿系统感染，是指病原体在尿路中生长繁殖，并侵犯泌尿道黏膜或组织而引起的炎症，通常伴有菌尿和脓尿。尿路感染根据感染部位分为上尿路感染和下尿路感染。尿路感染多发于女性，多由不洁的性生活、不正确的擦肛方向、不清洁的内裤及盆浴引起。所以，女性要注意会阴部的清洁卫生，尤其在月经期间。

【案例分析】

1. 肾→输尿管→膀胱→尿道。

2. 患者是女性，结石会在肾盂与输尿管移行处、小骨盆入口与髂总动脉交叉处、穿膀胱壁处滞留或嵌顿。

任务四 生殖系统

生殖系统（reproductive system）包括男性生殖系统和女性生殖系统（表3-4-1），具有繁殖后代、分泌性激素和维持第二性征的功能。男性、女性生殖系统所属的器官虽有差异，但均可按部位分为内生殖器和外生殖器（图3-4-1）。

表 3-4-1 生殖系统组成

分部		男性生殖器	女性生殖器
内生殖器	生殖腺	睾丸	卵巢
	生殖管道	附睾、输精管、射精管、男性尿道	输卵管、子宫、阴道
	附属腺	精囊、前列腺、尿道球腺	前庭大腺
外生殖器		阴囊、阴茎	外阴

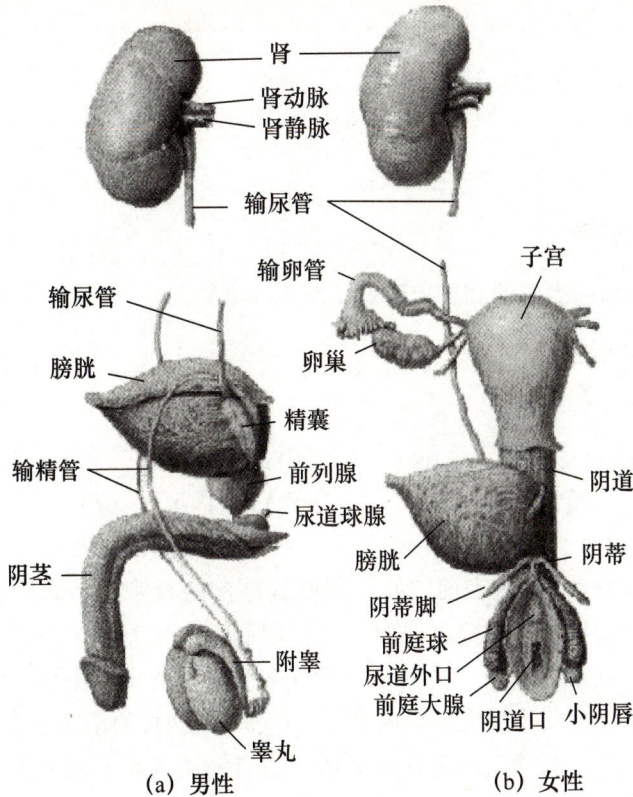

(a) 男性　　(b) 女性

图 3-4-1 生殖系统模式图

案例导入 ◆

患者，男，43岁，工人。

主诉：尿频、尿痛、尿不尽感2年，近期上述症状加重，且伴会阴部不适。

现病史：患者2年前出现尿频、尿痛、排尿不尽，曾在数家医院诊断为慢性前列腺炎。经抗生素抗感染、尿道微波等方法治疗后，情况好转。近期夜尿增多、夜尿3~4次，伴有会阴不适，影响夜间睡眠。遂至医院就诊，门诊行相关检查后，拟"慢性前列腺炎"收住入院。

专科检查：肛门指诊检查发现双侧前列腺明显增大、质硬、压痛（＋），中央沟消失，肛门括约肌无松弛。实验室检查：前列腺液常规卵磷脂体25%，白细胞18~20个/HPF。B超检查：前列腺增大，膀胱残余尿26 mL。

思 考 ·······························

1. 前列腺在什么位置？
2. 前列腺肥大的患者为什么会排尿困难？

一、男性生殖器

男性生殖器包括内生殖器和外生殖器（图3-4-2）。

（一）男性内生殖器

1. 睾丸

（1）位置和形态：睾丸（testis）于阴囊内，左右各一。睾丸为扁卵圆形实质性器官，表面光滑，睾丸随性成熟迅速生长，老年人随性功能的衰退，睾丸逐渐萎缩变小（图3-4-3）。

（2）结构和功能：睾丸表面包有一层坚韧厚实的致密结缔组织膜，称白膜。因缺乏弹性，当睾丸发生急性炎症肿胀时，白膜限制而产生剧痛。白膜在睾丸后缘处增厚且伸入睾丸内形成睾丸纵隔。由纵隔发出许多放射状的睾丸小隔，将睾丸实质分为100~200个睾丸小叶。每个睾丸小叶内有2~4条弯曲细长的精曲小管，是产生精子的场所。小管之间的疏松结缔组织为睾丸间质，内有间质细胞，能分泌雄激素。精曲小管接近睾丸纵隔时，变成短而直的精直小管，进入纵隔后汇合成网状的睾丸网，发出12~15条睾丸输出小管，经睾丸后缘的上部进入附睾（图3-4-4）。

2. 附睾

附睾（epididymis）呈新月形，紧贴睾丸上端和后缘，可分为头、体、尾3部，附睾尾弯曲向上移行为输精管。附睾具有储存精子、促进精子进一步发育成熟的功能。附睾是结核好发的部位。

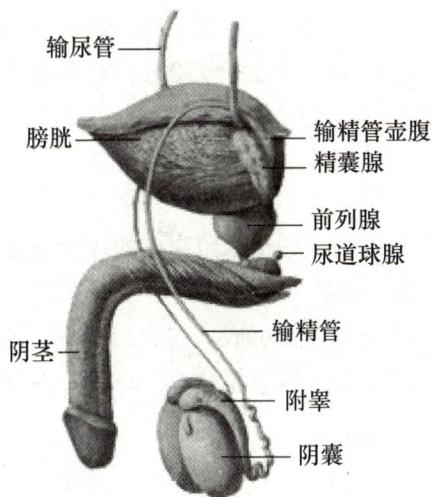

图 3-4-2　男性生殖系统组成

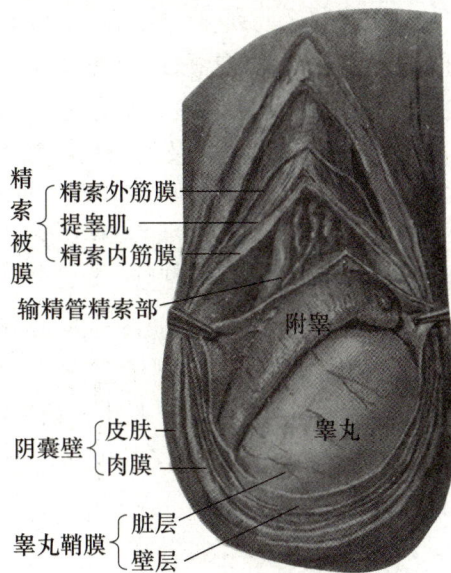

图 3-4-3　睾丸

3. 输精管和射精管

（1）输精管（ductus deferens）：始端续于附睾管，呈圆索状，是一壁厚腔小的肌性器官，长 45～50 cm，根据其行程可分为 4 部分：①睾丸部，起于附睾尾，沿睾丸后缘上行至睾丸上端；②精索部，连接睾丸上端与腹股沟管浅环之间，位置表浅，容易触及，是输精管结扎常选部位；③腹股沟管部，位于腹股沟管内的部分；④盆部，位于盆腔的部分。自腹股沟管深环行至膀胱底的后方，两侧输精管逐渐汇合并膨大形成输精管壶腹。

（2）射精管（ejaculatory duct）：长 2 cm，穿过前列腺的实质，开口于尿道。

（3）精索（spermatic cord）：是 1 对圆索状结构，起于睾丸上端，止于腹股沟管深环。表面有包膜，主要成分有输精管、睾丸动脉、蔓状静脉丛、输精管动脉、输精管静脉、神经丛、淋巴管等。

4. 精囊

精囊（seminal vesicle）是 1 对长条形囊状器官，表面凹凸不平，位于膀胱底后方，其排泄管与输精管壶腹末端汇合成射精管（图 3-4-5）。

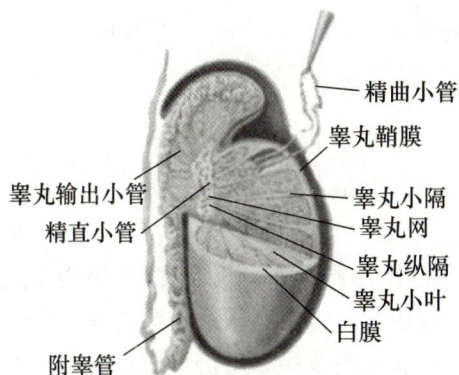

图 3-4-4　睾丸与附睾

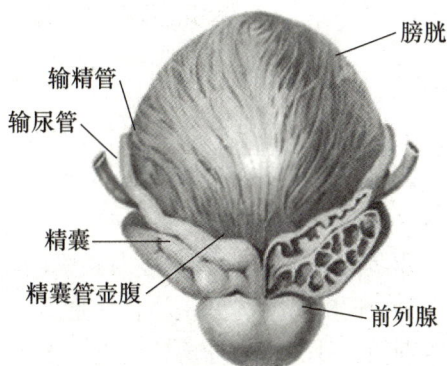

图 3-4-5　精囊腺

5. **前列腺** 前列腺（prostate）为单一的实质性器官，中间有尿道通过，位于膀胱颈与尿生殖膈之间，包绕尿道起始部。其大小和形状如栗子。上端宽大称前列腺底，下端尖细称前列腺尖，尖和底之间为前列腺体，前列腺后面平坦，正中有一浅的前列腺沟，在活体经直肠指检可触及。前列腺肥大时，此沟消失。前列腺可分泌乳白色弱碱性液体，参与精液的形成（图3-4-5）。小儿前列腺组织不发达，性成熟期腺组织迅速生长发育，老年人腺组织又逐渐萎缩退化，常见腺结缔组织增生，形成前列腺肥大，压迫尿道导致排尿困难。

6. **尿道球腺** 尿道球腺（bulbourethral gland）是埋藏在尿道生殖膈内的1对豌豆大小的球形腺体。以细长的排泄管开口于尿道球部。其分泌物亦参与精液的组成。

精液（seminal fluid）是由输精管道和附属腺体的分泌物组成，内含精子。精液呈乳白色，弱碱性，适于精子的生存和活动。正常成年男性一次射精量2～5 mL，含精子3亿～5亿个。

（二）男性外生殖器

1. **阴囊** 位于阴茎的后下方，为皮肤囊袋，主要由皮肤和肉膜2部分构成（图3-4-6）。皮肤薄而柔软，性成熟后生有少量阴毛，色素沉着明显。肉膜在正中线上，肉膜向深部发出阴囊中隔，将阴囊分成左、右两部，各容纳同侧的睾丸和附睾。肉膜内含有平滑肌细胞，可随外界环境温度变化而舒缩，从而调节阴囊的温度，有利于精子的生存与发育。

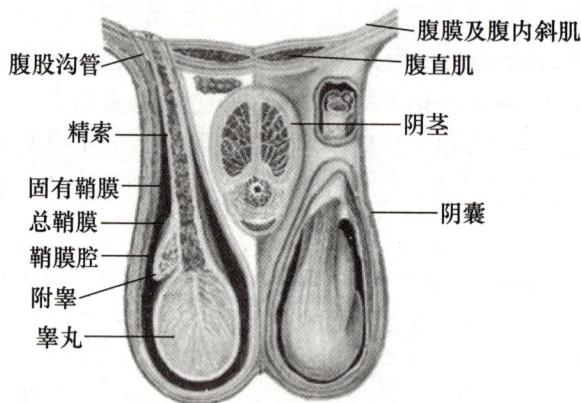

图3-4-6 阴囊结构模式图

2. **阴茎** 呈圆柱状，分为头、体、根3部分（图3-4-7）。

阴茎头为阴茎前端膨大的部分，也称龟头。阴茎头富含神经末梢，为男性主要性敏感区。头部尖端有尿道外口。

阴茎由2条阴茎海绵体和1条尿道海绵体以及外面的筋膜和皮肤组成。2条阴茎海绵体并列于阴茎背侧，紧密结合，是阴茎的主体。尿道海绵体内有尿道贯穿全程。阴茎的皮肤薄而柔软，富有伸展性，皮下无脂肪组织。皮肤在阴茎颈处反折形成双层的环形皱襞，称为阴茎包皮。在尿道外口下方，有一小皱襞与包皮相连，称包皮系带。在做包皮环切手术时，注意勿伤及此带。

3. 男性尿道　具有排尿和排精的功能。

（1）起始：起于膀胱的尿道内口，止于阴茎头的尿道外口，成人长度为 16～22 cm，管径为 0.5～0.7 mm（图 3-4-8）。

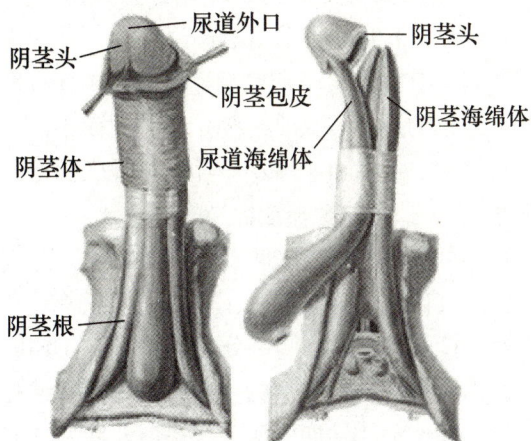

图 3-4-7　阴茎的构造

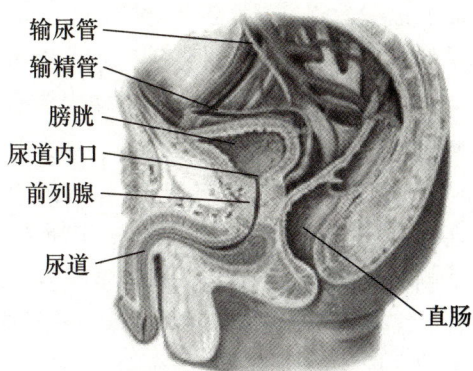

图 3-4-8　男性尿道模式图

（2）分部：根据其所经位置可将男性尿道分为前列腺部、膜部和海绵体部。海绵体部最长，膜部最短。临床上把前列腺部、膜部称为后尿道，海绵体部称为前尿道。

（3）3 个狭窄：男性尿道的 3 个生理狭窄分别位于尿道内口、膜部和尿道外口，其中以尿道外口最狭窄，尿道结石常嵌顿在狭窄处。

（4）2 个弯曲：分别为耻骨下弯和耻骨前弯。耻骨下弯位于耻骨联合的后下方，凸向后下，此弯曲位置固定不变；耻骨前弯位于耻骨联合的前下方，凸向前上，当向上提起阴茎时，此弯曲变直而消失，临床上做导尿或膀胱镜检查时，应结合其解剖特点，避免损伤尿道。

二、女性生殖器

女性生殖器包括内生殖器和外生殖器（图 3-4-9）。

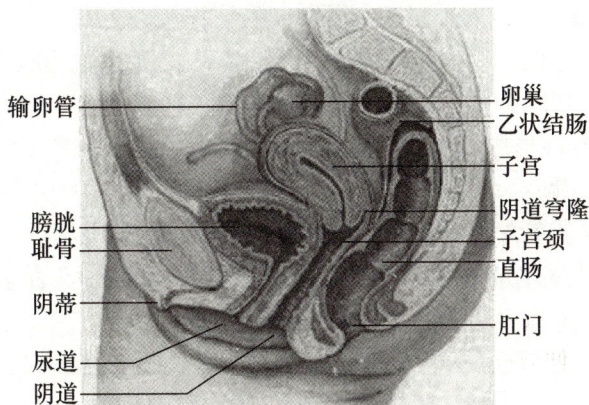

图 3-4-9　女性生殖系统模式图

（一）女性内生殖器

1. 卵巢（ovary） 是女性成对的生殖腺，具有产生卵细胞和分泌雌激素、孕激素的功能。

（1）位置：位于子宫两侧，盆腔侧壁髂总动脉分叉处的卵巢窝内（图 3-4-10）。

（2）形态和固定装置：呈扁椭圆形，可分上、下两端，前、后两缘和内、外两侧面。上端借卵巢悬韧带与盆壁相连；下端借卵巢固有韧带与子宫底相连；前缘中部有卵巢的血管、淋巴管及神经等出入，称卵巢门。卵巢的形态和大小与随年龄变化而不同。幼女的卵巢较小，表面光滑，性成熟期的卵巢最大。此后由于多次排卵，卵巢表面留有瘢痕，凹凸不平。35～40 岁时，卵巢开始缩小，50 岁左右逐渐萎缩。

2. 输卵管（uterine tube） 为成对细长弯曲的肌性管道，长度为 10～14 cm，分别连接子宫底的两侧，位于子宫阔韧带的上缘内。其内侧端经输卵管子宫口通向子宫腔，外侧端以输卵管腹腔口开口于腹膜腔。输卵管全长由内侧向外侧可分为 4 部分：①输卵管子宫部，位于子宫壁内，开口于子宫腔；②输卵管峡，最狭窄的一段，是输卵管结扎术的常选部位；③输卵管壶腹，是卵细胞受精的部位；④输卵管漏斗，呈漏斗状，是输卵管外侧端膨大的部分，末端边缘有许多细长的指状突起，称输卵管伞，可以引导卵细胞进入输卵管，也是手术时识别输卵管的重要标志。

3. 子宫（uterus） 为一壁厚腔小的肌性器官，是产生月经和孕育胎儿的场所。其形态、大小、位置及结构会受到年龄、月经周期和妊娠的影响而变化。

（1）形态：成年未孕子宫，呈前后略扁的倒置梨形，长度为 7～8 cm、宽度为约 4 cm、厚度为 2～3 cm，由子宫底、子宫体、子宫颈 3 部分组成。子宫底为两侧输卵管子宫口水平以上的圆凸部分。子宫颈为下端细长呈圆柱状的部分。子宫颈下 1/3 伸入阴道内，称子宫颈阴道部，是炎症和肿瘤的好发部位；上 2/3 位于阴道的上方，称子宫颈阴道上部。子宫底与子宫颈之间的部分，称子宫体。子宫体与子宫颈交界处较为狭窄的部分，称子宫峡（图 3-4-10）。

子宫的内腔狭窄，分为上、下两部：①上部由子宫底和子宫体围成，称子宫腔，呈倒置三角形；②下部在子宫颈内，称子宫管，呈梭行。上口通子宫腔，下口通阴道。未产妇的子宫口呈圆形，经产妇子宫口为横裂状。

（2）位置：子宫位于骨盆腔的中央，在膀胱和直肠之间。正常成年女子的子宫呈前倾前屈位。膀胱和直肠的充盈程度可影响其位置。前倾是指整个子宫向前倾斜，子宫的长轴与阴道的长轴间形成一个向前开放的钝角。前屈是指子宫体与子宫颈之间形成一个向前开放的钝角（图 3-4-11）。

（3）固定装置：子宫正常位置和姿势主要依靠 4 对韧带维持（表 3-4-2），盆底肌和周围的结缔组织对其的固定也有很大作用。如果这些固定装置变薄或受损伤，可导致子宫出现不同程度的脱垂（图 3-4-12）。

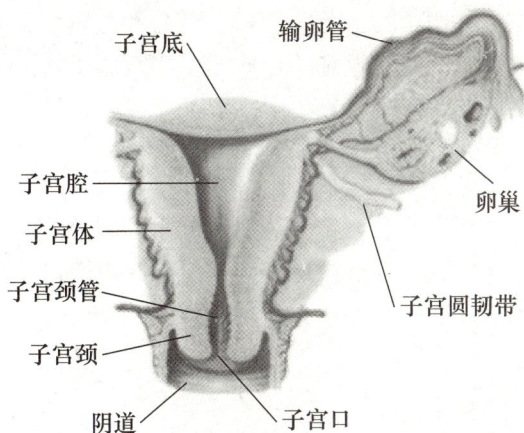

图 3-4-10 女性内生殖器

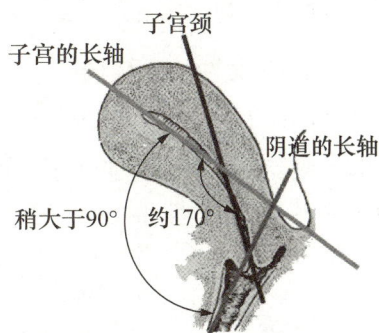

图 3-4-11 子宫的位置

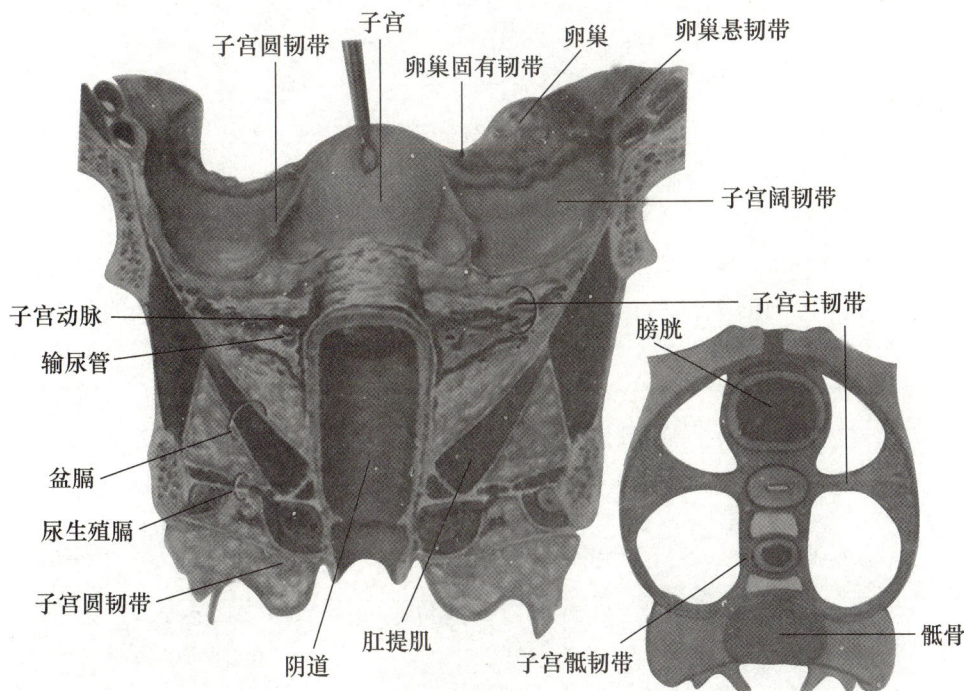

图 3-4-12 子宫韧带

表 3-4-2 子宫的 4 对韧带

名称	构成	起点	止点	功能
子宫阔韧带	双层腹膜	子宫两侧	盆腔侧壁	限制子宫向两侧移动
子宫圆韧带	平滑肌和结缔组织	子宫角下方	阴阜和大阴唇皮下	维持子宫前倾位
子宫主韧带	平滑肌和结缔组织	子宫颈两侧	盆腔侧壁	防止子宫脱垂
子宫骶韧带	平滑肌和结缔组织	子宫颈后面	骶骨前面	维持子宫前屈位

4. 阴道（vagina） 为前后略扁的肌性管道，是女性的性交器官，也是排出月经和娩出胎儿的通道。阴道下端以阴道口开口于阴道前庭，阴道上端较宽，呈穹隆状包绕子

宫颈阴道部，在子宫颈周围形成一环状间隙，称阴道穹。分为前穹、后穹和左侧穹、右侧穹，以后穹最深，与直肠子宫陷凹之间仅隔以阴道后壁和一层腹膜。当直肠子宫陷凹有积液或积血时，可经阴道后穹进行穿刺和引流。

（二）女性外生殖器

女性外生殖器（vulva）又称女阴，包括阴阜、大阴唇、小阴唇、阴蒂、阴道前庭和前庭大腺等结构。阴道前庭在两侧小阴唇之间，其前部有尿道外口，后部有阴道口。阴道口周围有一层非常薄的黏膜皱襞，称处女膜（图3-4-13）。

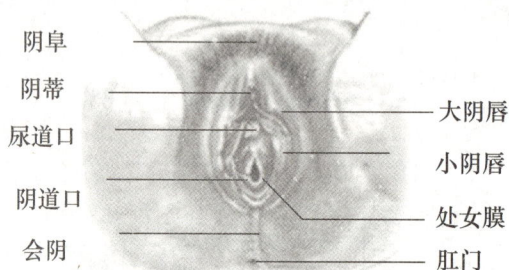

图3-4-13　女性外生殖器

（三）会阴

会阴（perineum）有狭义会阴和广义会阴之分。狭义的会阴，又称产科会阴，是指外生殖器与肛门之间的狭小区域。分娩时易被撕裂，故应注意保护。广义的会阴指封闭小骨盆下口的所有软组织，呈菱形。以两侧坐骨结节连线为界，可将会阴分为前、后两个不在同一平面的三角区：前部为尿生殖三角，男性有尿道通过，女性有尿道和阴道通过；后部为肛门三角，有肛管通过（图3-4-14）。

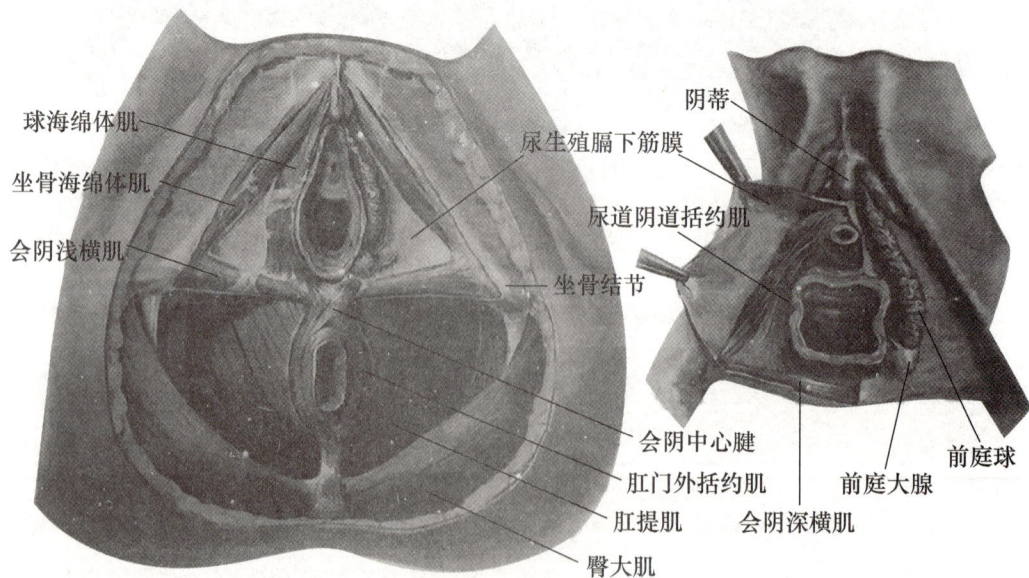

图3-4-14　会阴

（四）乳房

女性乳房（mamma）自青春期开始生长发育，在妊娠末期和哺乳期增大，有分泌活动。老年女性乳房萎缩下垂。

1. 位置　乳房位于胸大肌及胸筋膜的表面。上起第 2～3 肋，下至第 6～7 肋，内侧至胸骨旁线，可达腋中线。男性乳房不发达，其乳头位置较为恒定，多位于第4肋间隙或第 5 肋与锁骨中线交界处，常作为体表定位标志。

2. 形态　成年未育女性的乳房呈半球形，富有弹性。乳房中央有乳头，其表面有输乳管的开口。乳头周围的皮肤色素较多，形成一环形区域，称乳晕。

3. 结构　乳房由皮肤、乳腺、脂肪组织和纤维组织构成（图 3-4-15、图 3-4-16）。乳腺被纤维组织分隔成 15～20 个乳腺叶。每叶又分为若干小叶。每个乳腺叶有 1 条排泄管，称输乳管，由该腺叶及各乳腺小叶的导管交汇而成，开口于乳头。乳腺叶和输乳管均以乳头为中心，呈放射状排列，行乳房手术时尽量做放射状切开，减少输乳管和乳腺叶的损伤。乳房皮肤与乳腺深面的胸肌筋膜之间的结缔组织束称乳房悬韧带，对乳房有支持作用。当乳腺癌侵及此韧带时，韧带缩短，牵引皮肤向内凹陷，形如"橘皮"，这是乳腺癌的常见体征之一。

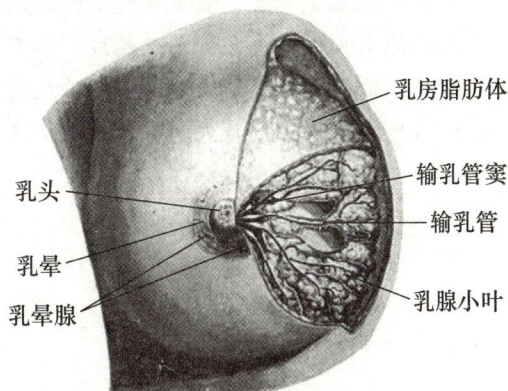

图 3-4-15　成年女性乳房形态结构

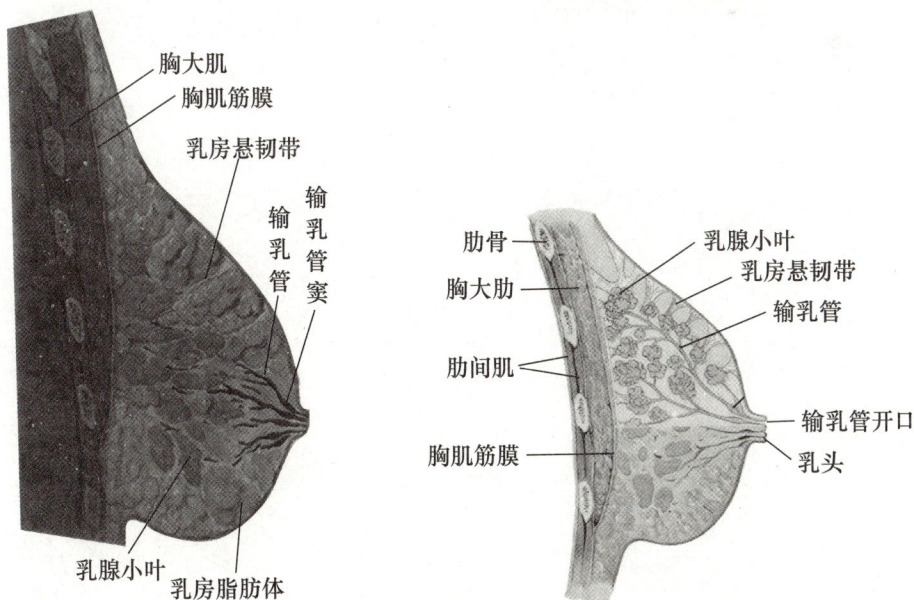

图 3-4-16　成年女性乳房结构

【案例分析】

1. 前列腺位于膀胱颈与尿生殖膈之间，包绕尿道起始部。

2. 前列腺位于膀胱颈与尿生殖膈之间，中间有尿道通过，包绕尿道起始部，前列腺肥大会压迫尿道，导致尿道狭窄，排尿困难。

学习检测

1. 鼻旁窦有哪几对？各开口于何处？

2. 试述左主支气管、右主支气管的区别及临床意义。

3. 肺泡上皮细胞由几种细胞构成？各有何作用？

4. 简述输尿管的生理狭窄部位及临床意义。

5. 男性尿道有什么特点？有什么临床意义？

6. 简述子宫的形态与分部。

项目四
脉管系统 ————————————————————————

学习目标

1. 掌握心血管系的组成；体循环和肺循环；心脏的位置形态，各腔的形态结构；心传导系统的组成和功能；重要动脉起止和行程；主要静脉和属支行径；淋巴系统的组成。

2. 熟悉颈动脉窦和颈动脉球的位置与功能；腹腔干分支的行程和分布；肝门静脉的组成、行程；毛细淋巴管和淋巴管的结构特点；全身主要部位的淋巴结。

3. 了解心壁的构造；冠状窦的位置与开口；肺动脉干和左、右肺动脉的行程；动脉导管索的位置；静脉系统的组成及结构特点；静脉血液回流的影响因素；淋巴结和淋巴组织的微细结构。

脉管系统是分布在全身各个部分的封闭管道系统，包括心血管系统和淋巴系统。心血管系统由心、动脉、静脉和毛细血管组成，主要功能是物质运输和内分泌功能。淋巴系统包括淋巴管道、淋巴器官和淋巴组织，主要功能是辅助静脉引流组织液。

■ 任务一　心血管系统

案例导入

患者，男，74 岁，既往有高血压病病史，长期吸烟史。

主诉：间断胸痛 3 年余，胸闷、憋气 1 年。

现病史：患者 3 年余前，常于活动或情绪激动时发作胸痛，伴左上肢放射痛，无胸闷、气短，无出汗、心悸，无反酸、烧心，无咳嗽、咳痰，休息 10～15 分钟后可缓解，含服"硝酸甘油"有效。于 1 年前，患者无明显诱因突发胸痛，程度较前加重，伴大汗、面色苍白，持续不缓解，遂就诊于某医院，诊断为冠状动脉粥样硬化性心脏病、急性前壁心肌梗死。并行介入治疗。此后患者无胸痛发作，常于重体力劳动时发作胸闷、憋气，休息后可缓解，近期自觉胸闷、憋气较前加重，伴夜间高枕卧位，偶有夜间憋醒。为进一步诊治就诊于医院，门诊以"冠心病、心功能不全"收入院。

专科检查：体温 37.5℃，脉搏 90 次/min，呼吸 20 次/min，血压 120/70 mmHg。双肺呼吸音清，双肺底可闻及少量湿性啰音，心率 90次/min，心律齐，各瓣膜听诊区未闻及病理性杂音。肝脾未触及，双下肢无水肿。

思　考

1. 心脏冠状动脉的分支有哪些？
2. 冠状动脉的供血关系是怎样的？
3. 慢性心力衰竭患者应如何进行康复治疗？

一、概述

心血管系统是一个封闭的管道系统，由心脏、动脉、毛细血管和静脉组成。心脏是动力器官，血管是运输血液的管道。通过心脏有节律性收缩与舒张，推动血液在血管中按照一定的方向不停地循环流动，称为血液循环。血液循环保证了机体内环境的相对恒定和新陈代谢的正常进行，循环一旦停止，生命活动就不能正常进行，最后将导致机体的死亡。

血液循环根据其循环路径不同可分为体循环和肺循环（图 4-1-1）。

体循环的循环路径是由左心室收缩，血液（动脉血）注入主动脉；然后沿着升主动脉、主动脉弓和降主动脉各级分支到达身体各部的毛细血管。因毛细血管壁非常薄，通透性强，血液流动速度缓慢，便可与周围的组织、细胞进行物质交换，血流中的营养物和氧气被组织和细胞吸收，而组织、细胞的代谢产物的二氧化碳则进入血液，这样，血液由鲜红色的动脉血变成暗红色的静脉血。毛细血管逐渐汇合成各级静脉，最后汇成上腔静脉、下腔静脉流回右心房再注入右心室。因为体循环在身体内路程长，流经的组织和细胞范围广，因此又称大循环。

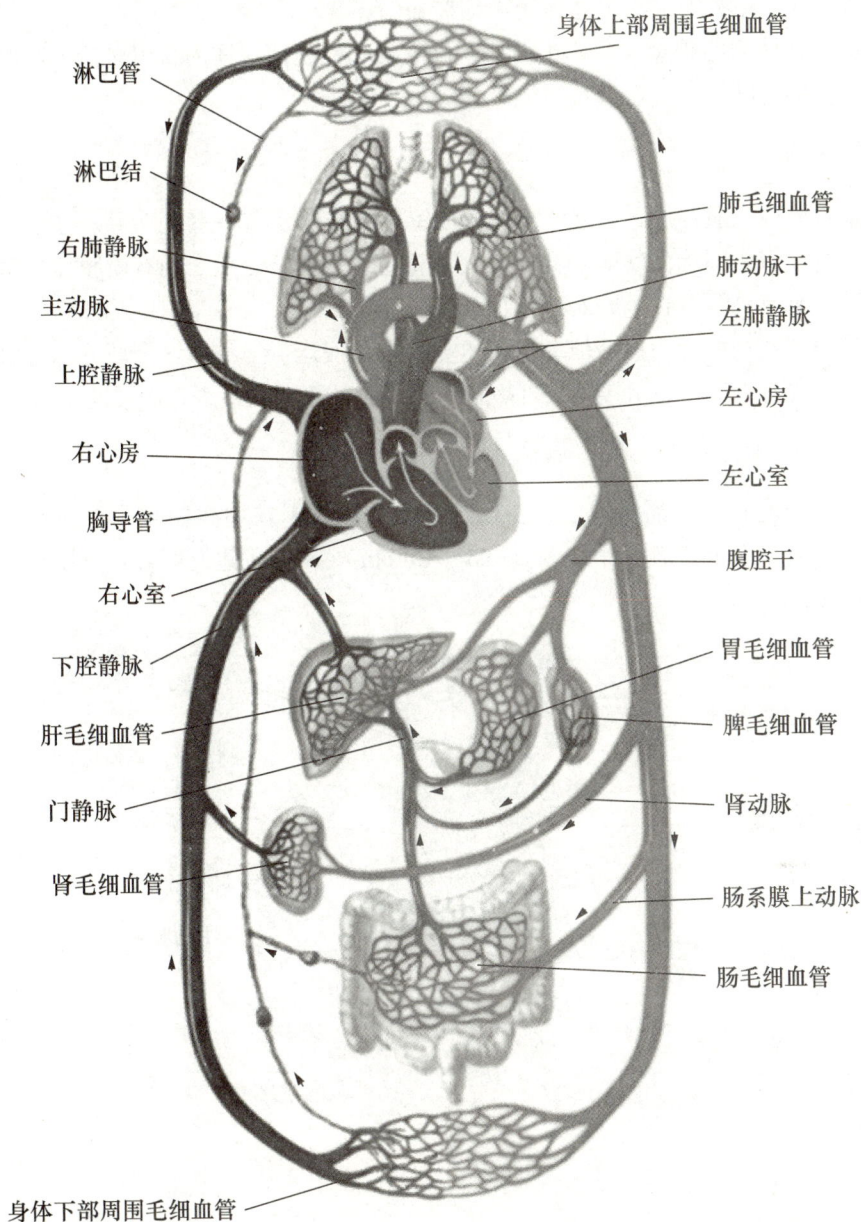

身体上部周围毛细血管

淋巴管

淋巴结

右肺静脉

主动脉

上腔静脉

右心房

胸导管

右心室

下腔静脉

肝毛细血管

门静脉

肾毛细血管

肺毛细血管

肺动脉干

左肺静脉

左心房

左心室

腹腔干

胃毛细血管

脾毛细血管

肾动脉

肠系膜上动脉

肠毛细血管

身体下部周围毛细血管

图 4-1-1　血液循环示意图

体循环的主要作用是将营养物质和氧气运送到身体各部位的组织和细胞，又将细胞、组织的代谢产物运送到排泄器官，保证组织和细胞的新陈代谢正常进行。

肺循环的途径：由体循环回到右心的静脉血（暗红色），当心室收缩时，血液除了从左心室射入主动脉外，同时也由右心室将血液引入肺动脉，肺动脉进入肺后反复分支，最后在肺泡之间移行为毛细血管，肺泡间毛细血管内的二氧化碳扩散到肺泡内，肺泡内的氧气弥散到毛细血管内。血液在肺部经过气体交换后，使静脉血变成含氧量高的动脉血（鲜红色）。肺内小静脉汇成左右各 1 对肺静脉，出肺后注入左心房，血液再从左心房流入左心室，血液沿上述途径循环称肺循环。

肺循环在体内路程短，又称小循环，其主要功能是使人体内含氧量低的静脉血转变为含氧丰富的动脉血，使血液获得氧气。

二、心脏

心脏主要由心肌构成，有左心房、左心室、右心房、右心室 4 个腔。左、右心房之间和左、右心室之间均由间隔隔开，故互不相通，心房与心室之间有瓣膜（房室瓣），这些瓣膜使血液只能由心房流入心室而不能倒流。

心脏的主要功能是为血液流动提供压力，把血液运行至身体各个部分。心脏内的空腔再分为心房与心室，心房接纳来自静脉的回心血，心室则将离心血泵入动脉。

（一）位置

心脏位于胸腔内，膈肌的上方，双肺之间，约 2/3 在中线左侧。心尖其体表投影在左胸前壁第 5 肋间隙锁骨中线内侧 0.5～1.0 cm 处，故在此处可看到或摸到心尖搏动（图 4-1-2）。

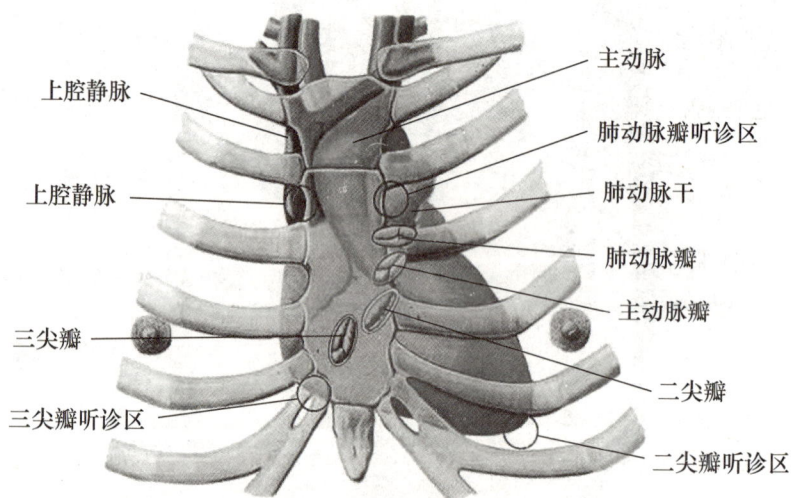

图 4-1-2　心脏位置和体表投影

（二）外形

心脏外形像个桃子，大小约和成年人的拳头相似，近似前后略扁的倒置圆锥体，尖向左下前方，底向右上后方。心脏外形可分前面、后面、侧面，左缘、右缘和下缘（即一尖、一底、三面和三缘）（图 4-1-3、图 4-1-4）。

心尖：朝向左前下方，位于左侧第 5 肋间隙，左锁骨中线内侧 1～2 cm 处。

心尖由左心室构成。由于心尖邻近胸壁，因此在胸前壁左侧第 5 肋间常可看到或触到心尖搏动。

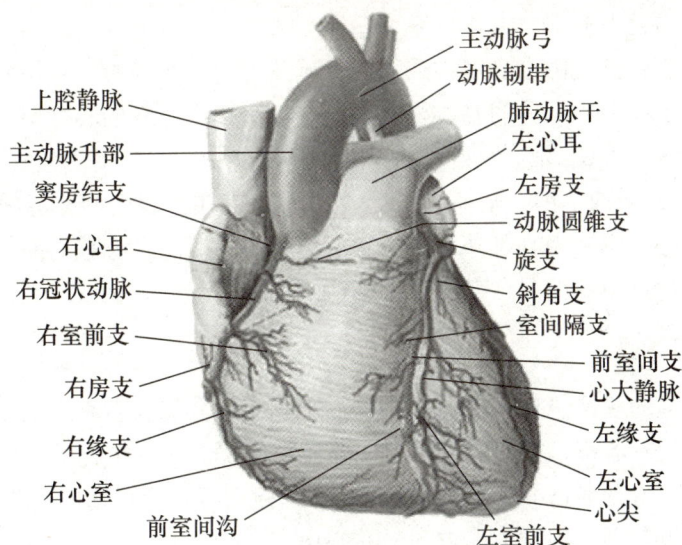

图 4-1-3　心脏的外形和血管（前面观）

图中标注：
主动脉弓、动脉韧带、肺动脉干、左心耳、左房支、动脉圆锥支、旋支、斜角支、室间隔支、前室间支、心大静脉、左缘支、左心室、心尖、左室前支、前室间沟、右心室、右缘支、右房支、右室前支、右冠状动脉、右心耳、窦房结支、主动脉升部、上腔静脉

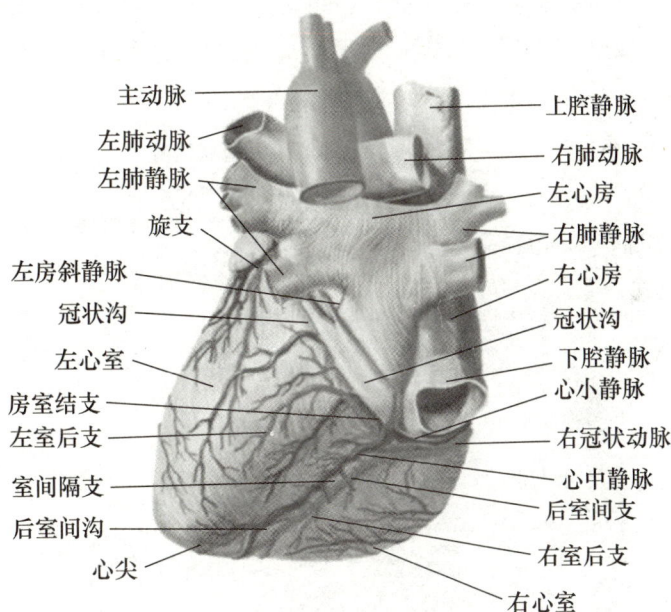

图 4-1-4　心脏的外形和血管（后面观）

图中标注：
主动脉、左肺动脉、左肺静脉、旋支、左房斜静脉、冠状沟、左心室、房室结支、左室后支、室间隔支、后室间沟、心尖、上腔静脉、右肺动脉、左心房、右肺静脉、右心房、冠状沟、下腔静脉、心小静脉、右冠状动脉、心中静脉、后室间支、右室后支、右心室

心底：朝右后上方，与出入心的大血管干相连，是心比较固定的部分。心底大部分由左心房，小部分由右心房构成，4 条肺静脉连于左心房，上腔静脉、下腔静脉分别开口于右心房的上、下部。在上腔静脉、下腔静脉与右肺静脉之间是房间沟，为左、右心房后面分界的标志。

两面：心的胸肋面（前面）朝向前上方，大部分由右心室构成。膈面（下面）朝向后下方，大部分由左心室构成，贴着膈。

三缘：心右缘垂直向下，由右心房构成。心左缘钝圆，主要由左心室及小部分左心耳构成，心下缘接近水平位，由右心室和心尖构成。

心脏右缘垂直钝圆，由右心房构成，向上延续即为上腔静脉。左缘斜向下，大部分为左心室构成，上端一小部分为左心耳构成。左心室比右心室的心壁厚，因为左心室连接主动脉，主动脉压力大，因此左心室的心壁较厚。

心的表面有 3 条沟，前、后室间沟是左、右心室在心表面的分界线。近心底处有横的冠状沟，绕心一圈，为心脏外面分隔心房与心室的标志。心脏的前、后面有前室间沟、后室间沟，为左心室、右心室表面的分界。

（三）心的各腔

心脏是一中空的肌性器官，内有 4 腔：后上部为左心房、右心房，二者之间由房间隔分隔；前下部为左心室、右心室，二者间隔以室间隔。正常情况下，因房间隔、室间隔的分隔，左半心与右半心不直接交通，但每个心房可经房室口通向同侧心室。

1. 右心房　壁较薄，根据血流方向，右心房有 3 个入口，1 个出口。入口即上腔静脉口、下腔静脉口和冠状窦口。冠状窦口为心壁冠状静脉血回心的主要入口。出口即右房室口，右心房借助其将血输入右心室。房间隔后下部的卵圆形凹陷称卵圆窝，为胚胎时期连通左心房、右心房的卵圆孔闭锁后的遗迹。右心房上部向左前突出的部分称右心耳（图 4-1-5）。

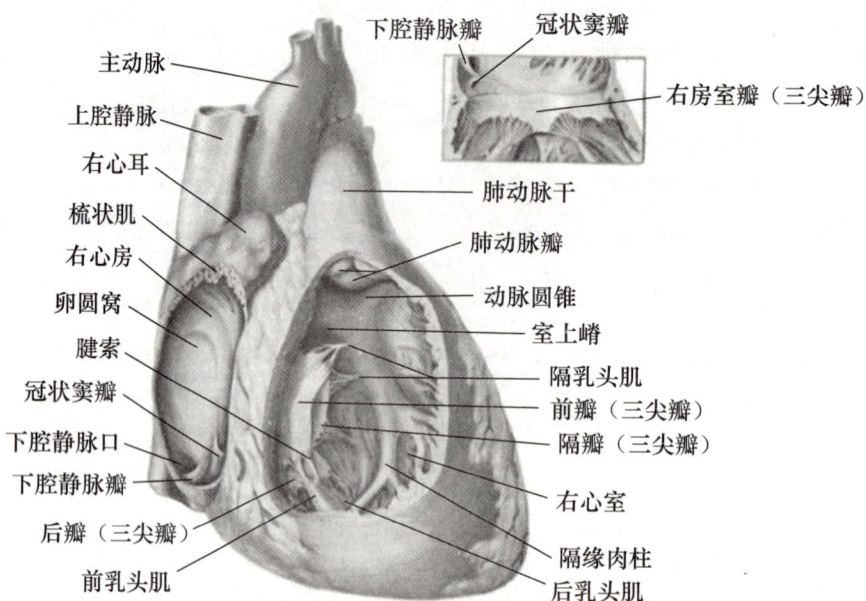

图 4-1-5　右心房和右心室内腔

2. 右心室　有出、入两口，入口即右房室口，其周缘附有 3 块叶片状瓣膜，称右房室瓣（即三尖瓣）。按位置分别称前瓣、后瓣、隔瓣。瓣膜垂向室腔，并借许多线样的腱索与心室壁上的乳头肌相连。出口称肺动脉口，其周缘有 3 个半月形瓣膜，称肺动脉瓣（图 4-1-5）。

3. 左心房 构成心底的大部分，有 4 个入口，1 个出口。在左心房后壁的两侧，各有一对肺静脉口，为左、右肺静脉的入口；左心房的前下有左房室口，通向左心室。左心房前部向右前突出的部分，称左心耳（图 4-1-6）。

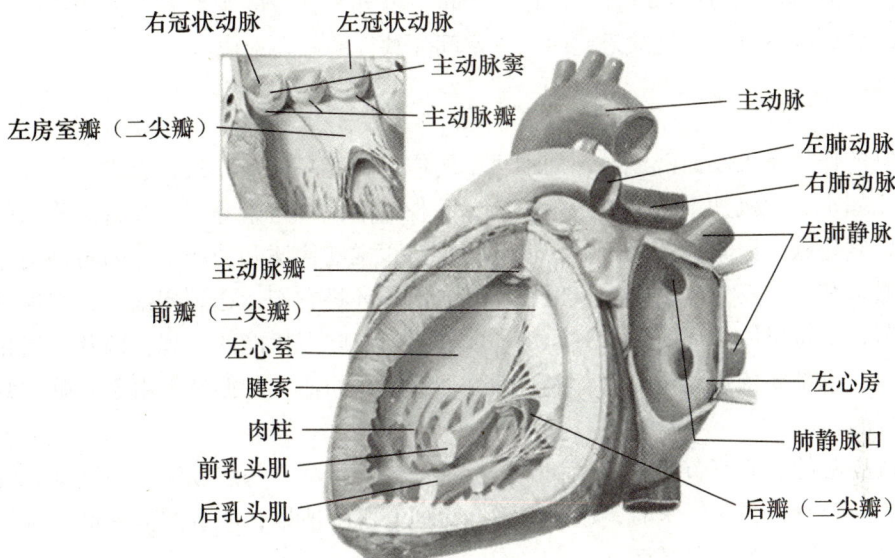

图 4-1-6 左心房和左心室内腔

4. 左心室 有出入两口。入口即左房室口，周缘附有左房室瓣（二尖瓣），按位置称前瓣、后瓣，它们亦有腱索分别与前乳头肌、后乳头肌相连。出口为主动脉口，位于左房室口的右前上方，周缘附有半月形的主动脉瓣。同侧的心房与心室相通。心脏的 4 个腔分别连接不同血管，左心室连接主动脉，左心房连接肺静脉，右心室连接肺动脉，右心房连接上腔静脉、下腔静脉（图 4-1-7）。

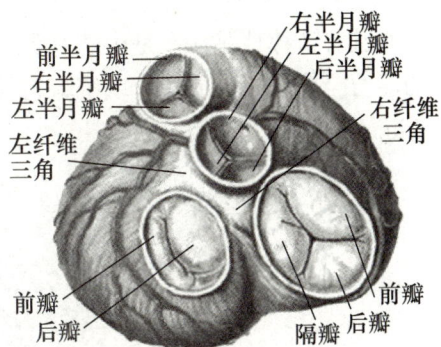

图 4-1-7 心室底和瓣膜

（四）心的构造

1. 壁的构造 心壁由内向外依次由心内膜、心肌和心外膜构成。

（1）心内膜：依次由内皮、内皮下层和心内膜下层构成。心瓣膜向心室开放。瓣膜内部为致密结缔组织，表面覆盖内皮，功能是阻止血流逆流。

（2）心肌：是构成心壁的主体，主要由心肌纤维构成，可分为内纵、中环和外斜三层。

（3）心外膜：即浆膜性心包膜的脏层。心外膜中有冠状动脉主干及其分支、静脉、神经和脂肪组织等。

2.房间隔和室间隔

（1）房间隔：位于左心房、右心房之间，由两层心内膜夹心房肌纤维和结缔组织构成，卵圆窝处最薄。

（2）室间隔：位于左心室、右心室之间，可分为上方的膜部和下方的肌部，膜部位于主动脉口的下方，此处缺乏肌质，是室间隔缺损的好发部位。

（五）作用

心脏的作用是推动血液流动，向器官、组织提供充足的血流量，以供应氧和各种营养物质（如水、无机盐、葡萄糖、蛋白质、各种水溶性维生素等），并带走代谢的终产物（如二氧化碳、尿素和尿酸等），使细胞维持正常的代谢和功能。体内各种内分泌腺分泌的激素和一些其他体液因素，也要通过血液循环将它们运送到靶细胞，实现机体的体液调节，维持机体内环境的相对恒定。此外，血液防卫机能的实现，以及体温相对恒定的调节，也都要依赖血液在血管内不断循环流动，而血液的循环是由于心脏"泵"的作用实现的。

组成心脏的心肌有节律地收缩和舒张形成心脏的搏动。心肌收缩时，推动血液进入动脉，流向全身；心肌舒张时，血液由静脉流回心脏。所以，心脏的搏动推动着血液的流动，是血液运输的动力器官。

（六）传导系统

心脏有节律地跳动，是由于心脏本身含有一种特殊的心肌纤维，具有自动节律性兴奋的能力。构成心脏的传导系统，它包括窦房结、结间束、房室结、房室束、右束支和Purkinje纤维等（图4-1-8）。

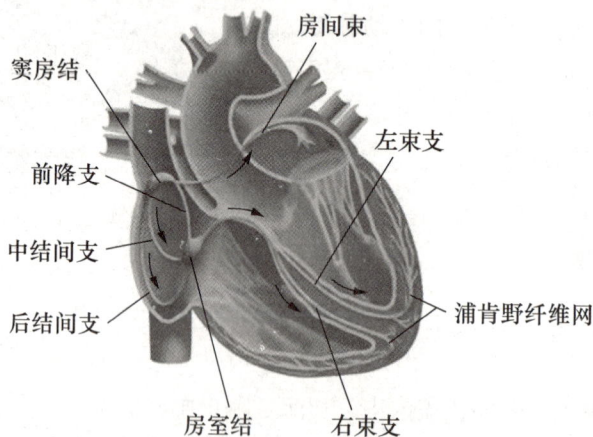

图4-1-8 心脏传导系统

窦房结自身兴奋的频率最高，这种兴奋的冲动迅速依次传至心房肌、结间束、房室结、房室束、左束支、右束支、浦肯野纤维和心室肌，从而引起心房肌、心室肌的交替收缩，产生心跳的节律。

（七）血管

1. 动脉　心脏的营养是由冠状循环血管来供应的，分为左冠状动脉和右冠状动脉（图 4-1-9）。

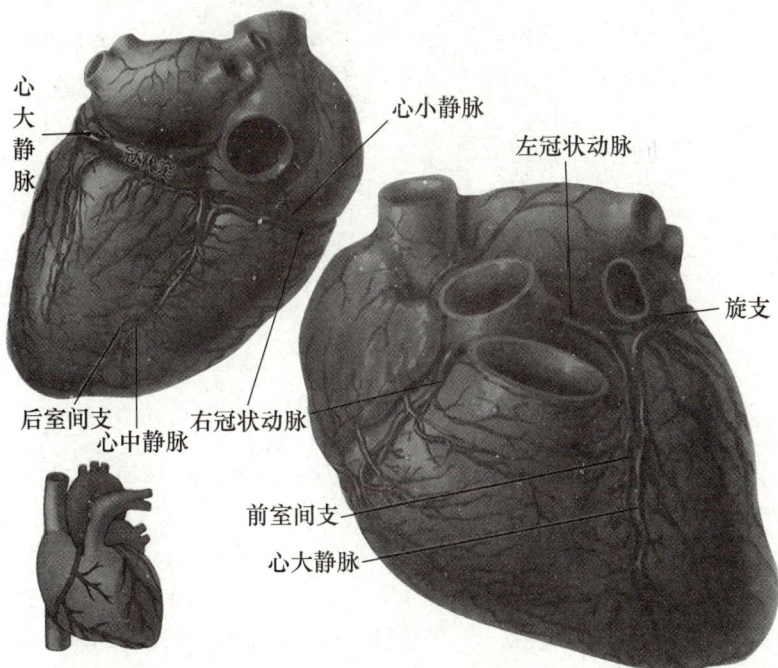

图 4-1-9　心脏的血管

（1）左冠状动脉：起始于主动脉左窦，在左心耳与肺动脉干间左行，然后分为前室间支和旋支。

（2）右冠状动脉：起于主动脉右窦，行于右心耳与肺动脉干根部之间，入冠状沟后向右行，在房室交点附近分为后室间支和左室后支。右冠状动脉主要分布于右心房、右心室、左心室膈面的一部分、室间隔后 1/3、窦房结和房室结。

2. 静脉　心壁的静脉血由冠状窦收集，经冠状窦口注入右心房。冠状窦的主要属支有心大静脉、心中静脉、心小静脉，还有一些小静脉属支（图 4-1-9）。

冠状窦（coronary sinus）位于心膈面，左心房与左心室之间的冠状沟内，其右端开口于右心房。

（八）心包

心包是包裹心脏外面的一层薄膜，心包和心脏壁的中间有浆液，能润滑心肌，使心脏活动时不和胸腔摩擦而受伤，可分为浆膜心包和纤维心包（图 4-1-10）。

心包的主要功能：减少摩擦，防止心脏过度扩张，以保持血容量相对恒定，同时也是一种屏障，可防止邻近部位的感染波及心脏。

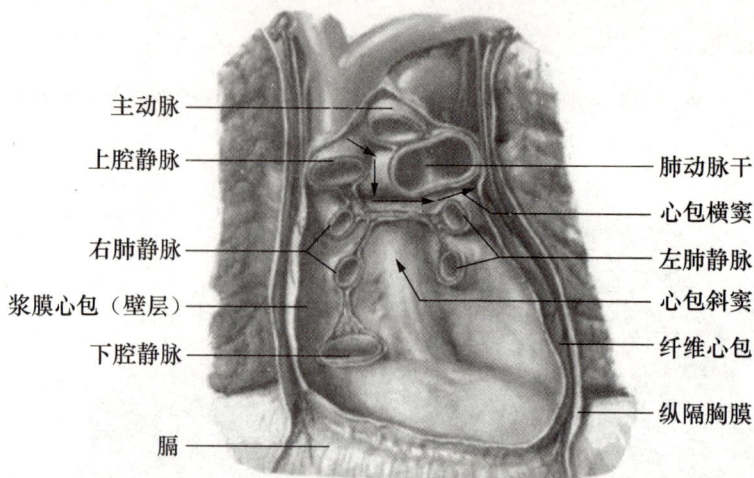

图 4-1-10　心包

左侧标注（从上到下）：主动脉、上腔静脉、右肺静脉、浆膜心包（壁层）、下腔静脉、膈

右侧标注（从上到下）：肺动脉干、心包横窦、左肺静脉、心包斜窦、纤维心包、纵隔胸膜

三、动脉

动脉是由心室发出的血管。从心室发出后，反复分支，越分越细，最后移行于毛细血管。动脉管壁较厚，能承受较大的压力。

（一）基本类型

1.大动脉　大动脉包括主动脉、无名动脉、颈总动脉、锁骨下动脉、椎动脉和髂总动脉等。大动脉的管壁中有多层弹性膜和大量弹性纤维，平滑肌则较少，故又称弹性动脉（elastic artery）。

2.中动脉　除大动脉外，其余凡在解剖学中有名称的动脉大多属中动脉。中动脉管壁的平滑肌相当丰富，故又名肌性动脉。

3.小动脉和微动脉　管径在 1 mm 以下至 0.3 mm 以上的动脉称为小动脉。小动脉包括粗细不等的几级分支，也属肌性动脉。管径在 0.3 mm 以下的动脉，称微动脉。

（二）肺循环的动脉

起于右心室，在主动脉之前向左上后方斜行，在主动脉弓下方分为左肺动脉、右肺动脉，经肺门入肺。

肺动脉干位于心包内，为一粗短的动脉干。起自右心室，在升主动脉前方向左后上方斜行，至主动脉弓下方分为左肺动脉、右肺动脉。左肺动脉较短，在左主支气管前方横行，分上、下两支进入左肺上、下叶。右肺动脉较长而粗，经升主动脉和上腔静脉后方向右横行，至右肺门处分为上、中、下三支进入右肺上、中、下叶。

在肺动脉干分叉处稍左侧至主动弓的下缘有一纤维性结缔组织索，称动脉韧带，是胚胎时期动脉导管闭锁后的遗迹。动脉导管若在出生后 6 个月尚未闭锁，则称动脉导管未闭，是最常见的先天性心脏病之一。

（三）体循环的动脉

体循环的动脉是将血液由心脏运送到全身各器官的血管，由左心室发出的主动脉及各级分支组成。

主动脉（aorta）是人体内最粗大的动脉，也是体循环动脉的主干。主动脉由左心室发出，先向右上行继而呈弓形弯向左后方至第 4 胸椎体下缘水平，沿脊柱的左前方下行，经膈的主动脉裂孔入腹腔，至第 4 腰椎体下缘平面为界，将主动脉分为升主动脉、主动脉弓和降主动脉。

1. 升主动脉　发自左心室，位于上腔静脉与肺动脉干之间，向右前上方斜行，达右侧第 2 胸肋关节后方的高度移行为主动脉弓，其根部发出左冠状动脉、右冠状动脉。

2. 主动脉弓　是主动脉自胸骨角平面上方向左后方弯曲的部分。其前方为胸骨，后方为气管与食管。在主动脉弓的壁内有压力感受器，称主动脉窦，具有调节血压的作用。在主动脉弓的下方靠近动脉韧带处有 2～3 个粟粒样小体，称主动脉小球，为化学感受器，具有感受血液中 CO_2 浓度变化、调节呼吸的作用。主动脉弓从右向左依次向上发出头臂干、左颈总动脉和左锁骨下动脉。头臂干向右上方斜行至右侧胸锁关节后方分为右颈总动脉和右锁骨下动脉。

（1）颈总动脉：是头颈部的动脉主干，左侧发自主动脉弓，右侧发自头臂干。两侧颈总动脉均经胸锁关节后方进入颈部，沿食管、气管和喉的外侧上行，到甲状软骨上缘高度分为颈内动脉和颈外动脉。颈总动脉在活体上可摸到其搏动，当头面部外伤大出血时，可按压进行急救止血。在颈总动脉分叉处有颈动脉窦和颈动脉小球两个重要结构（图 4-1-11）。

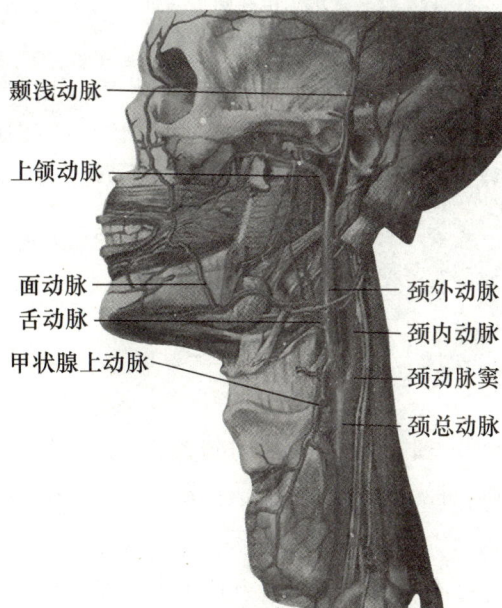

图 4-1-11　颈外动脉及其分支

①颈外动脉：起自颈总动脉，初始位于颈内动脉的前内侧，然后经颈内动脉的前方转至外侧上行，穿腮腺至下颌颈高度分为颞浅动脉和上颌动脉两个终支（图4-1-11）。其主要分支有：

A.甲状腺上动脉：分支布于甲状腺上部和喉。

B.舌动脉：分支布于舌、舌下腺和腭扁桃体。

C.面动脉：经口角和鼻翼的外侧，迂曲向上内至眼内眦，移行为内眦动脉。面动脉的分支分布于腭扁桃体、下颌下腺和面前部等处。

D.颞浅动脉：在外耳门前方上行，分支布于腮腺和额、颞和顶部软组织。

E.上颌动脉：分支较多，分布于外耳道、中耳、牙、牙龈、鼻腔、腭、咀嚼肌和硬脑膜等处，其中脑膜中动脉向上穿棘孔入颅腔，分布于硬脑膜。其前支较大，行经颅骨翼点的内面，颞部骨折时此支易受损伤，引起硬膜外血肿。

②颈内动脉：由颈总动脉发出后，在咽的外侧垂直上行至颅底，再经颈动脉管入颅腔。颈内动脉在颅外无分支，在颅内发出分支主要分布于脑和视器等处。

（2）锁骨下动脉：左侧直接起自主动脉弓，右侧起自头臂干。起始后，从胸锁关节后方斜向外至颈根部，呈弓状经胸膜顶的前方，穿斜角肌间隙，到第1肋外缘移行为腋动脉。当上肢外伤出血时，可于锁骨中点上方的锁骨上窝处向后下方将该动脉压向第1肋进行止血。锁骨下动脉的主要分支（图4-1-12）有：

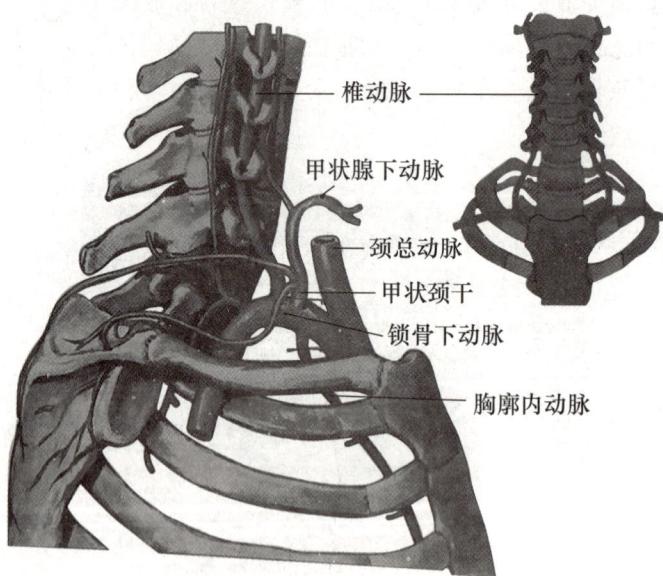

图4-1-12 锁骨下动脉及其分支

①椎动脉：在前斜角肌内侧起始，向上穿第6～1颈椎横突孔，经枕骨大孔入颅腔，分支布于脑和脊髓。

②胸廓内动脉：其主要分支为肌膈动脉和腹壁上动脉，胸廓内动脉沿途分支分布于胸前壁、心包、乳房和膈等处。

③甲状颈干：为一短干，主要分支有甲状腺下动脉和肩胛上动脉，分布于甲状腺、咽、食管和冈上肌、冈下肌。

（3）腋动脉：为锁骨下动脉的直接延续，是上肢动脉的主干，行至腋窝深部，在大圆肌下缘处移行为肱动脉（图4-1-13）。

（4）肱动脉：向下沿肱二头肌内侧缘与正中神经伴行，至肘窝桡骨颈平面，分为桡动脉和尺动脉两终支。在肘窝的内上方，肱二头肌的内侧，肱动脉位置表浅，可触及搏动，是测量血压的听诊部位。当前臂和手部外伤出血时，可在臂中部将该动脉压向肱骨，进行止血（图4-1-14）。

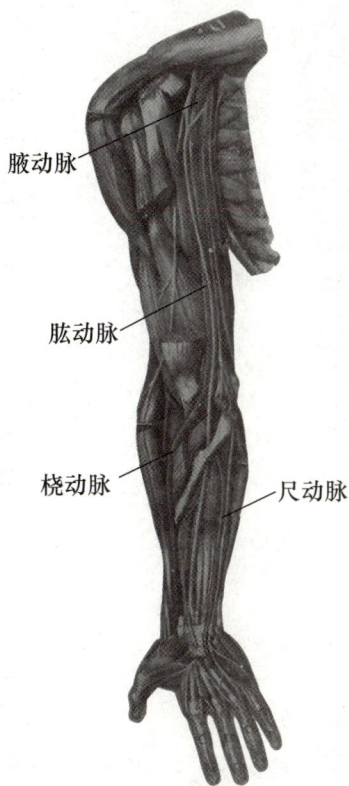

图4-1-13　腋动脉及其分支　　　图4-1-14　肱动脉及其分支

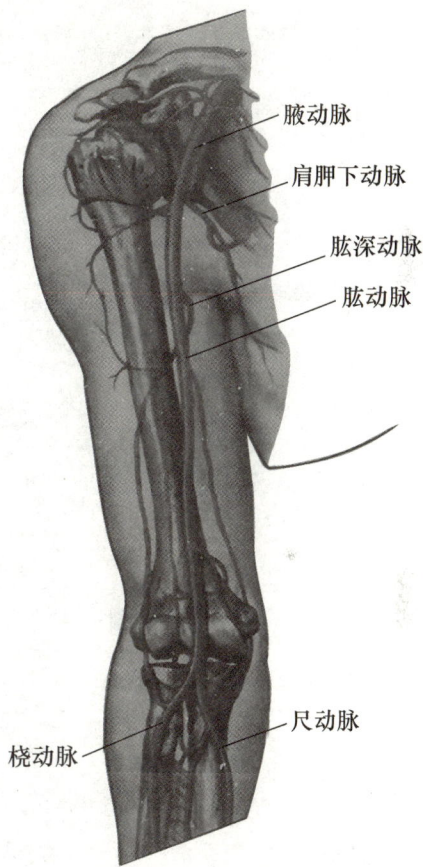

（5）桡动脉：从肱动脉发出后，向下在肱桡肌腱与桡侧腕屈肌腱之间下行，此处位置表浅，是触摸脉搏的部位。桡动脉绕桡骨茎突至手背，穿第1掌骨间隙到手掌，其末端与尺动脉掌深支吻合构成掌深弓。其主要分支有掌浅支和拇主要动脉等（图4-1-15）。

（6）尺动脉：在尺侧腕屈肌与指浅屈肌之间伴尺神经下行，末端与桡动脉的掌浅支吻合成掌浅弓。其主要分支有骨间总动脉和掌深支等（图4-1-15）。

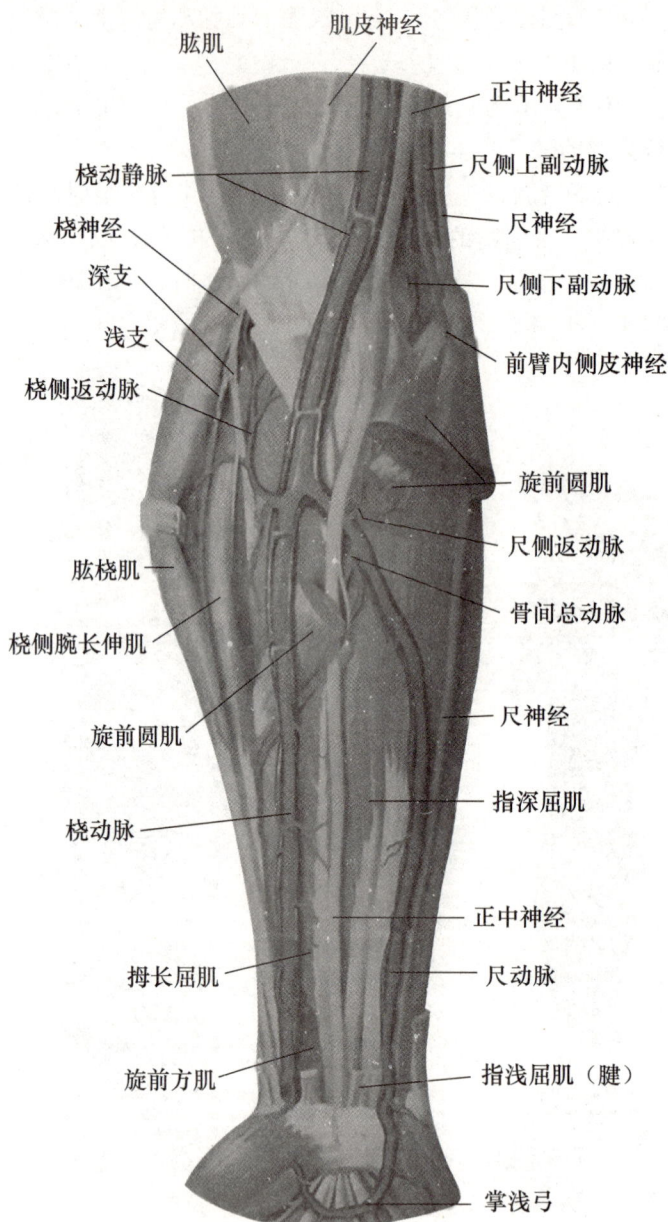

肱肌　　　肌皮神经

正中神经

桡动静脉

尺侧上副动脉

桡神经

尺神经

深支

尺侧下副动脉

浅支

前臂内侧皮神经

桡侧返动脉

旋前圆肌

尺侧返动脉

肱桡肌

骨间总动脉

桡侧腕长伸肌

旋前圆肌

尺神经

指深屈肌

桡动脉

正中神经

拇长屈肌

尺动脉

旋前方肌

指浅屈肌（腱）

掌浅弓

图 4-1-15　桡动脉和尺动脉及其分支

（7）掌浅弓和掌深弓：

①掌浅弓：位于掌腱膜深面，从掌浅弓上发出 3 条指掌侧总动脉和 1 条小指尺掌侧动脉。当手指出血时可在手指两侧压迫止血（图 4-1-16）。

②掌深弓：位于屈指肌腱的深面，约平腕掌关节高度自掌深弓的凸侧发出 3 条掌心动脉，行至掌指关节附近，分别与相应的指掌侧总动脉吻合（图 4-1-17）。

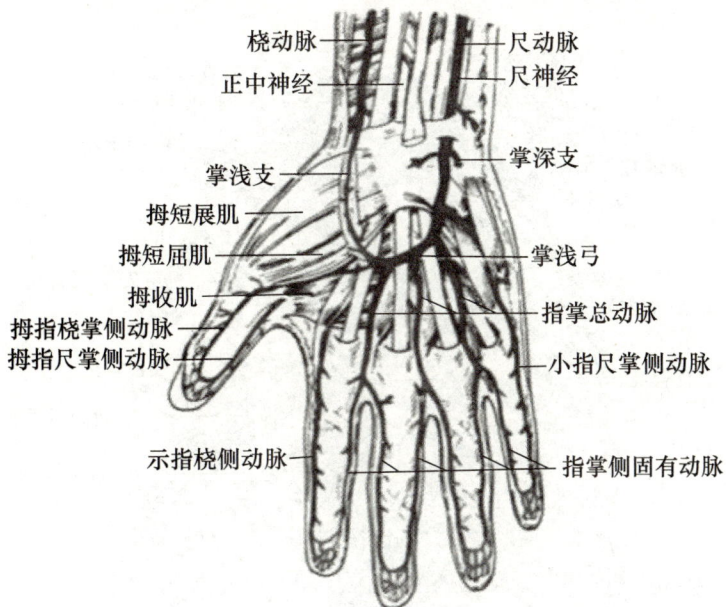

图 4-1-16 掌浅弓

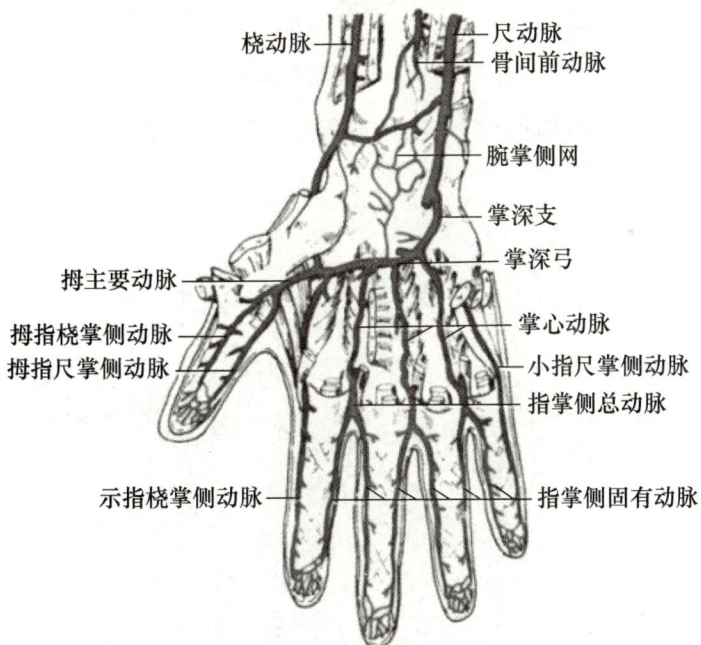

图 4-1-17 掌深弓

3. 胸主动脉 是胸部动脉的主干，其分支有壁支和脏支（图 4-1-18）。

（1）壁支：有肋间后动脉和肋下动脉。分支分布于胸壁、腹壁上部、背部和脊髓等处。

（2）脏支：有支气管支、食管支和心包支等，是分布于气管及其分支、肺、食管和心包的一些细小分支。

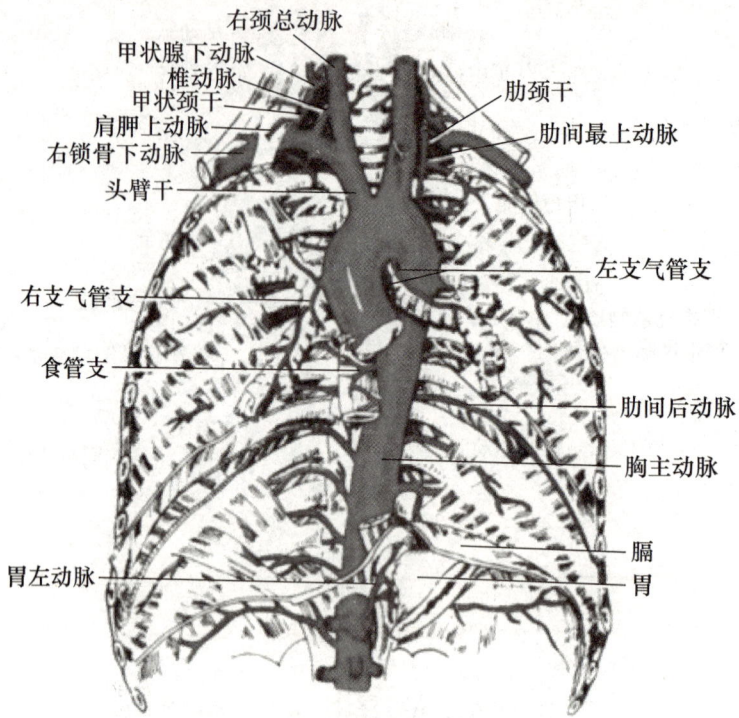

图 4-1-18　胸主动脉及其分支

4. 腹主动脉　是腹部的动脉主干，亦分为壁支和脏支，其中脏支较粗大。（图 4-1-19）。

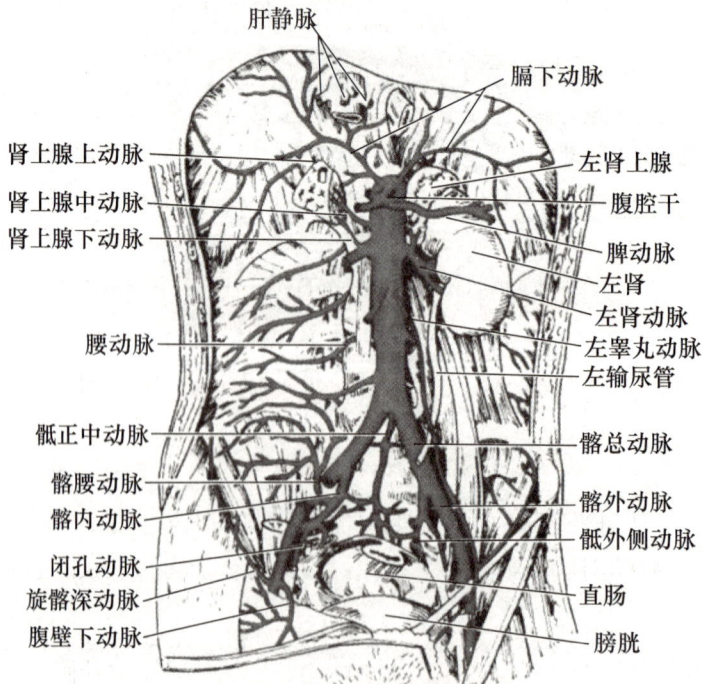

图 4-1-19　腹主动脉及其分支

（1）壁支：主要有腰动脉和膈下动脉。分布于腹盆腔后壁、膈下面、肾上腺、脊髓等。

（2）成对的脏支：有肾上腺中动脉、肾动脉、睾丸（卵巢）动脉。

①肾上腺中动脉：在平第1腰椎高度发自腹主动脉，分布到肾上腺中部，并与肾上腺上动脉、肾上腺下动脉吻合。

②肾动脉：在约平第1、2腰椎体之间的高度起于腹主动脉，横行经肾门入肾。在入肾前发出肾上腺下动脉至肾上腺。

③睾丸动脉：细而长，起自腹主动脉，跨过输尿管前面，入腹股沟管至阴囊，参与精索的组成，故又称精索内动脉，分支分布于睾丸和附睾。在女性为卵巢动脉，经卵巢悬韧带下行入盆腔，分布于卵巢和输卵管。

（3）不成对的脏支：有腹腔干、肠系膜上动脉和肠系膜下动脉。

①腹腔干：为一粗短的动脉干，在主动脉裂孔的稍下方起自腹主动脉前壁（图4-1-20）。

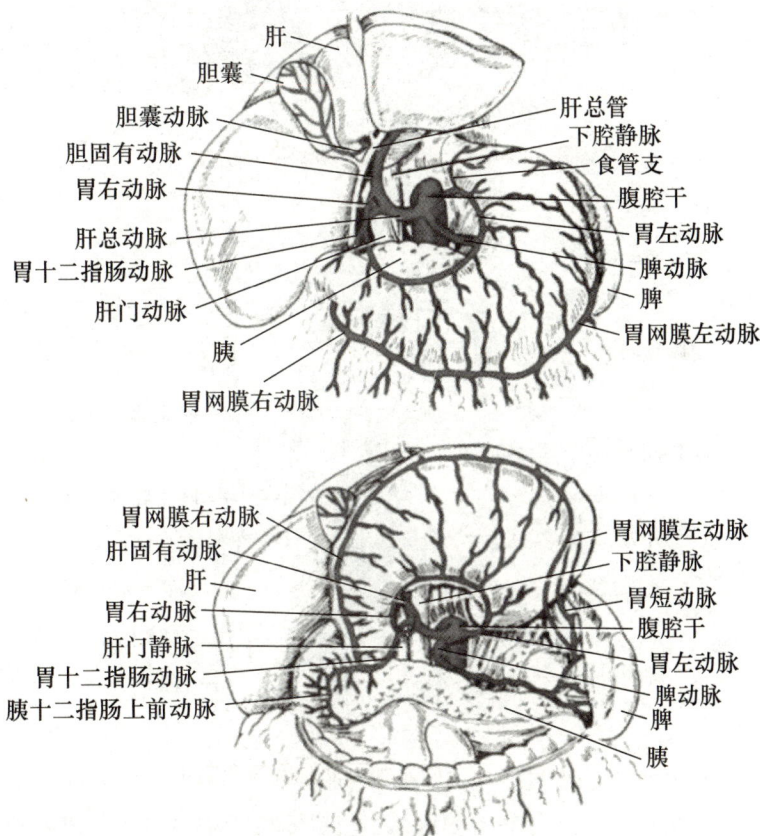

图4-1-20 腹腔干及其分支

②肠系膜上动脉：在腹腔干稍下方，平第1腰椎起自腹主动脉前壁，经胰头后方下行，向右髂窝方向走行，主要分布于十二指肠至结肠左曲之间的消化管（图1-1-21）。

③肠系膜下动脉：约平第3腰椎高度起于腹主动脉前壁，在腹后壁的后面向左行

走，分支分布于降结肠、乙状结肠和直肠上部（图 4-1-22）。

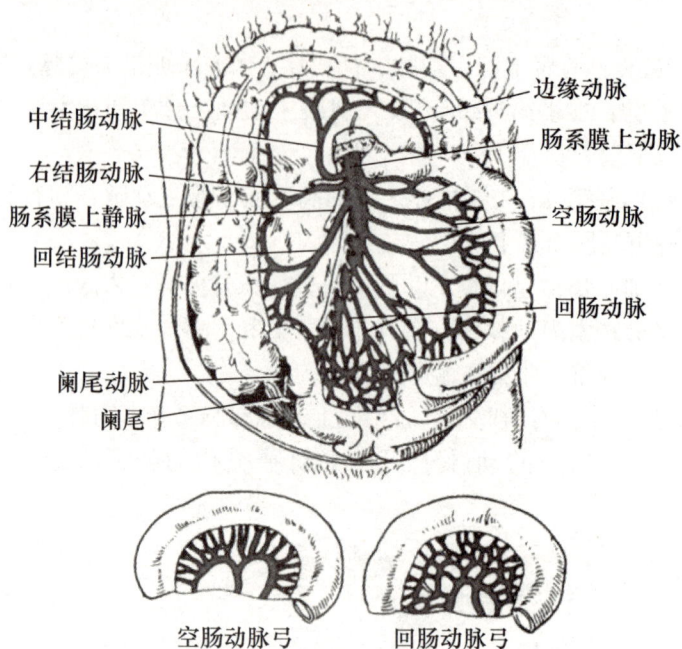

图 4-1-21　肠系膜上动脉及其分支

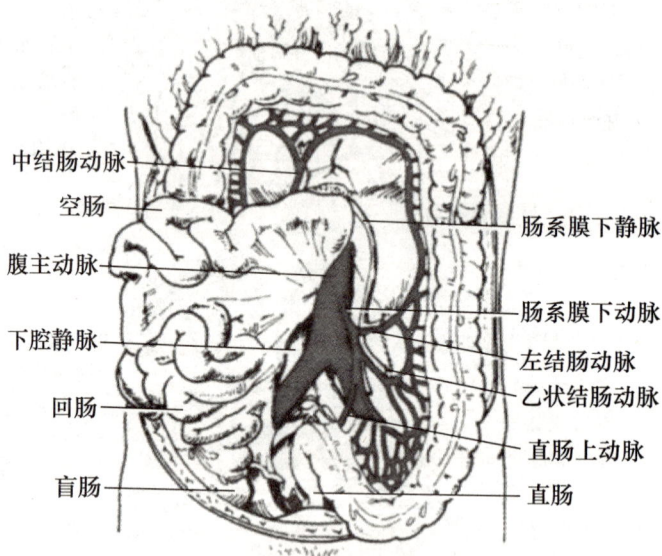

图 4-1-22　肠系膜下动脉及其分支

5. 髂总动脉　左右各一，自第 4 腰椎体下缘处由腹主动脉发出，沿腰大肌内侧走向外下方，至骶髂关节前方分为髂内动脉和髂外动脉。

（1）髂内动脉：是盆部动脉的主干，沿盆腔侧壁下行，发出壁支和脏支（图 4-1-23）。

①壁支：主要有闭孔动脉、臀上动脉和臀下动脉，分支分布于大腿内侧肌群、髋关节、臀大肌、臀中肌、臀小肌以及臀部皮肤。

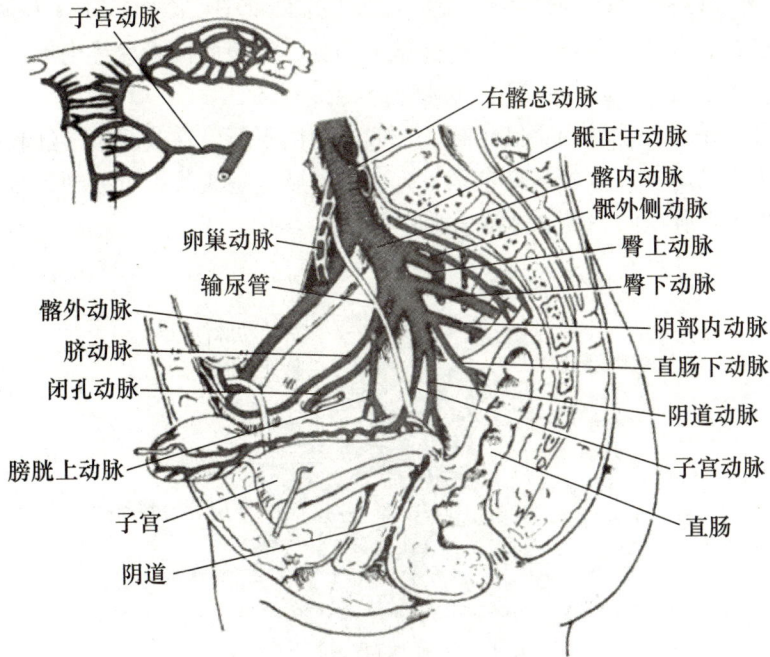

图 4-1-23 髂内动脉及其分支

②脏支：分布于盆腔脏器和生殖器，主要有脐动脉、膀胱下动脉、直肠下动脉、子宫动脉和阴部内动脉。其中子宫动脉沿骨盆侧壁下行，进入子宫阔韧带内，在子宫颈外侧 1～2 cm 处向内越过输尿管的前上面，再沿子宫颈迂曲上行至子宫底，分支分布于子宫、阴道、输卵管和卵巢。在行子宫切除术结扎子宫动脉时，要注意该动脉与输尿管的交叉关系，以免误伤输尿管（图 4-1-24）。

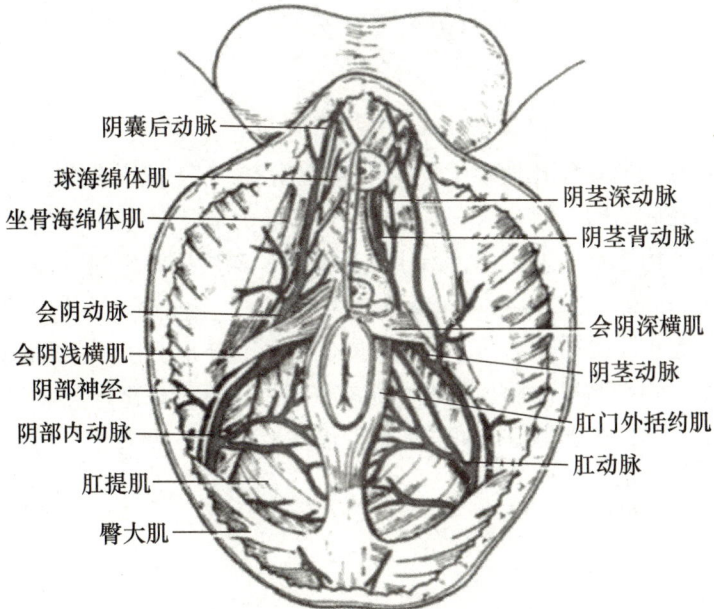

图 4-1-24 髂内动脉分支

（2）髂外动脉：沿腰大肌内侧下行，经腹股沟韧带中点深面，移行为股动脉。

髂外动脉在腹股沟韧带稍上方发出腹壁下动脉，经腹股沟管深环内侧上行，进入腹直肌鞘，分布于腹直肌，并与腹壁上动脉吻合。

①股动脉：是髂外动脉的直接延续，在股三角内下行，穿收肌管，经收肌腱裂孔至腘窝，移行为腘动脉。在腹股沟韧带稍下方，股动脉位置表浅，可摸到其搏动。当下肢出血时，可将股动脉压向耻骨支进行急救止血（图 4-1-25）。

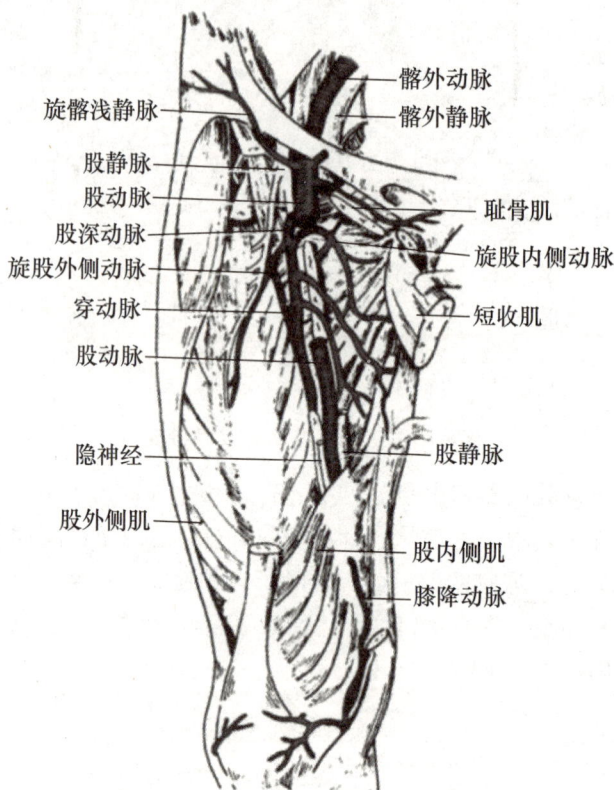

图 4-1-25　股动脉及其分支

②腘动脉：在收肌腱裂孔处续于股动脉，在腘窝深部下行，至小腿骨间膜的上方，分为胫前动脉和胫后动脉。腘动脉发出分支分布于膝关节及邻近肌肉（图 4-1-26）。

③胫后动脉：由腘动脉发出后，沿小腿后面浅、深层屈肌之间下行，经内踝后方转至足底，分为足底内侧动脉和足底外侧动脉。

④腓动脉：起于胫后动脉上部，沿腓骨内侧下行，分布于胫骨、腓骨和邻近肌肉。

⑤胫前动脉：腘动脉发出后，进入小腿前群肌之间下行，至踝关节前方移行为足背动脉。沿途发出分支分布于小腿前肌群和附近皮肤。

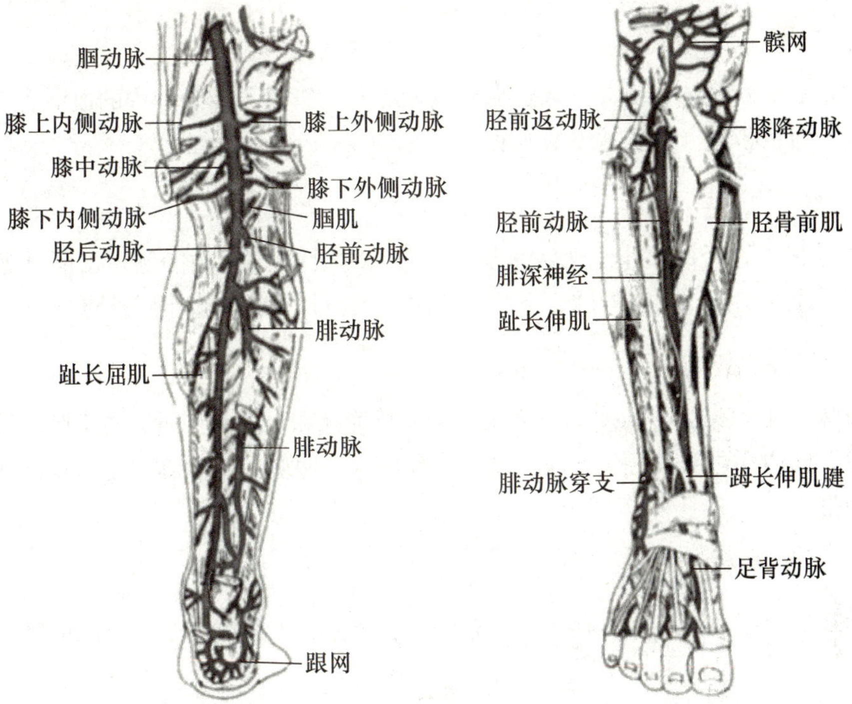

图 4-1-26　腘动脉和小腿动脉

⑥足背动脉：是胫前动脉的直接延续，沿途分支分布于足背和足趾等处（图 4-1-27）。

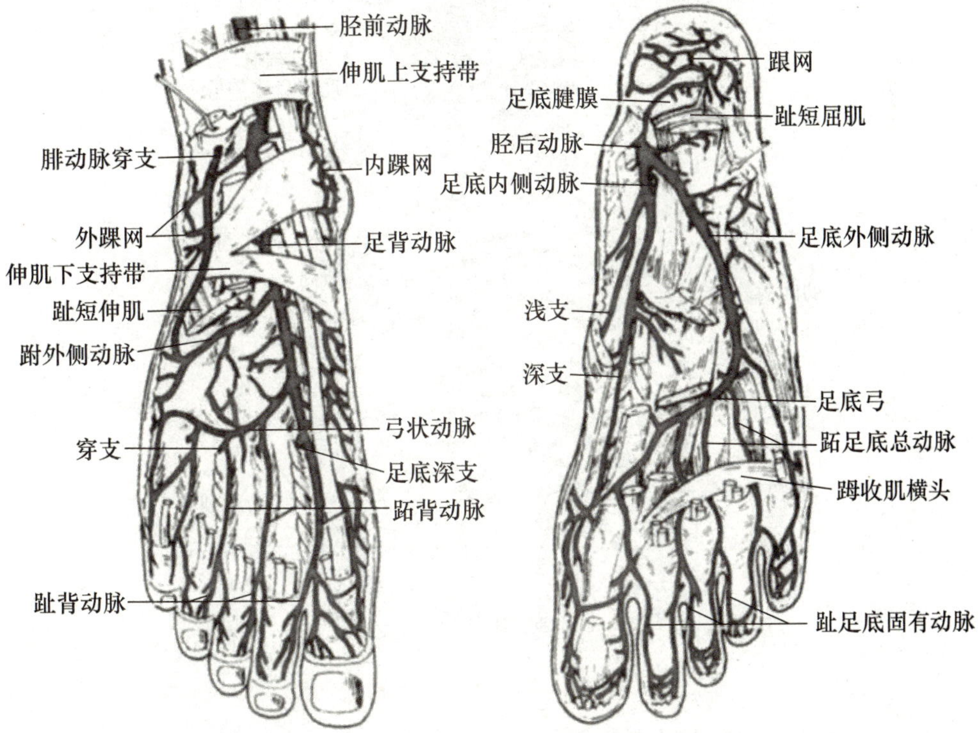

图 4-1-27　足背动脉

四、静脉

静脉是心血管系统中引导、输送血液返回心脏的管道。体静脉中的血液含有较多的二氧化碳，血色暗红。肺静脉中的血液含有较多的氧，血色鲜红。

（一）基本类型

静脉也根据管径的大小分为大静脉、中静脉、小静脉和微静脉。微静脉通透性较大，有物质交换功能，上腔静脉、下腔静脉属于大静脉，静脉瓣作用是防止血液逆流。

（二）肺循环的静脉

肺静脉一共 4 条，包括左上肺静脉、左下肺静脉和右上肺静脉、右下肺静脉。它们途径肺门，向内穿过纤维心包，注入左心房和后部的两侧。肺静脉将含氧量高的动脉血输送到心脏。

（三）体循环的静脉

体循环的静脉数量多、行程长、分布广，主要包括上腔静脉系、下腔静脉系和心静脉系。

1. **上腔静脉系** 收集头颈、上肢、胸壁及部分胸腔脏器和脐以上腹前外侧壁静脉血，经上腔静脉回流入右心房（图 4-1-28）。

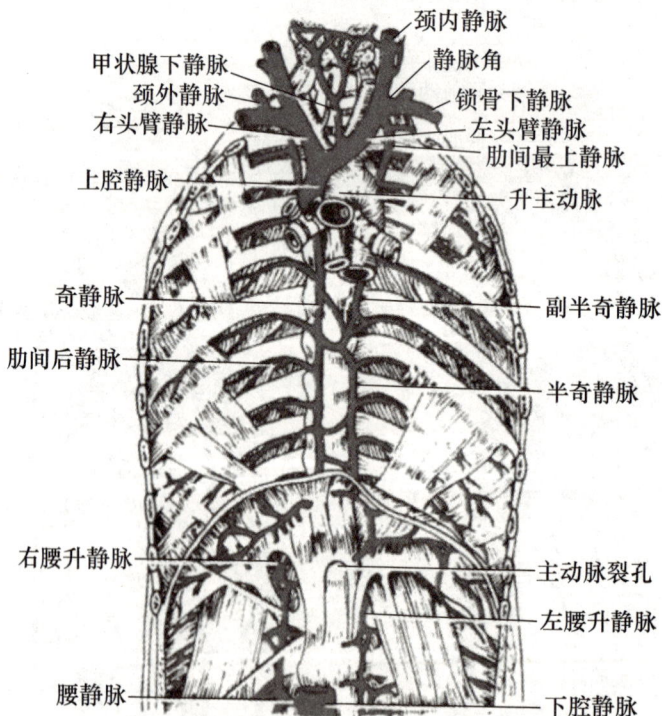

图 4-1-28 上腔静脉系

（1）上腔静脉：为一粗大的静脉干，在右侧第 1 胸肋关节后方由左、右头臂静脉汇合而成，注入右心房。

（2）头臂静脉：又称无名静脉，左右各一，在胸锁关节的后方由同侧的锁骨下静脉和颈内静脉汇合而成，汇合处夹角称静脉角，是淋巴导管注入静脉的部位。头臂静脉主要收集颈内静脉和锁骨下静脉的血液，还接受椎静脉、甲状腺下静脉、胸廓内静脉等属支。

头颈部的静脉主要有颈内静脉、颈外静脉和锁骨下静脉（图4-1-29）。

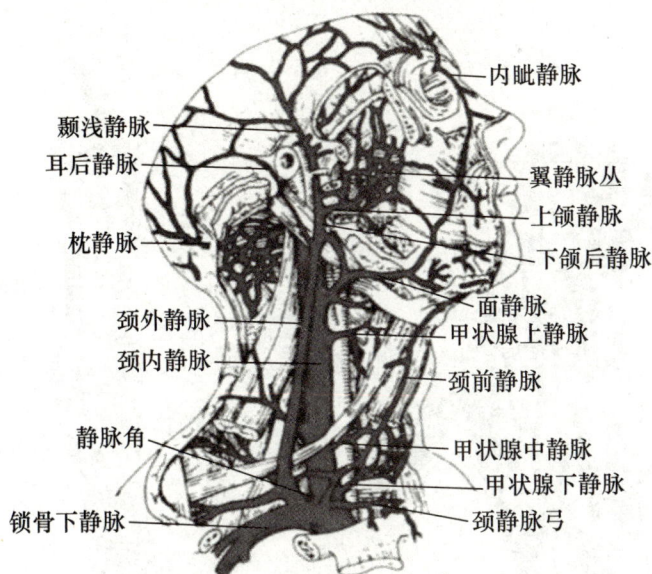

图4-1-29　头颈部的静脉

①颈内静脉：回流头颈部的静脉血，上端于颈静脉孔处与乙状窦相续，行于颈动脉鞘内，沿颈内动脉和颈总动脉的外侧下行，在胸锁关节的后方与锁骨下静脉汇合成头臂静脉。

面静脉起于内眦静脉，伴行面动脉，在下颌角处与下颌后静脉汇合注入颈内静脉（图4-1-30）。面静脉在口角平面以上缺乏静脉瓣，因此面部尤其是鼻根到两侧口角之间的三角形区域内发生感染时，若处理不当，病菌可能随血流进入颅内，引起颅内感染。

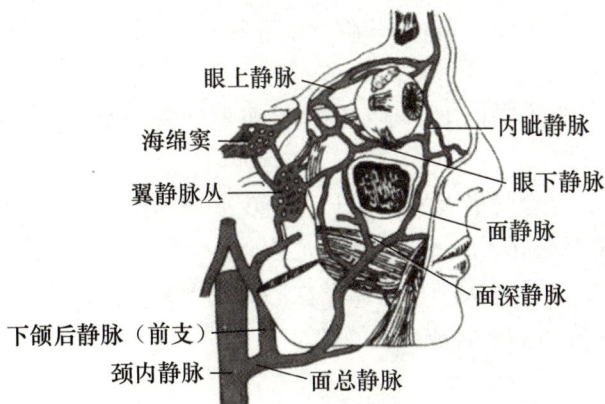

图4-1-30　面静脉

②颈外静脉是颈部最大的浅静脉，由下颌后静脉的后支、耳后静脉及枕静脉汇合而成，行于胸锁乳突肌的浅面，注入锁骨下静脉。

③锁骨下静脉：主要由腋静脉和颈外静脉汇合而成。在第1肋的外缘续于腋静脉，伴锁骨下动脉走行，与颈内动脉在胸锁关节后方合成头臂静脉（图4-1-29）。

（3）上肢静脉：浅静脉由头静脉、贵要静脉和肘正中静脉构成，深静脉与同名动脉伴行，最后汇成一条腋静脉注入锁骨下静脉（图4-1-31）。

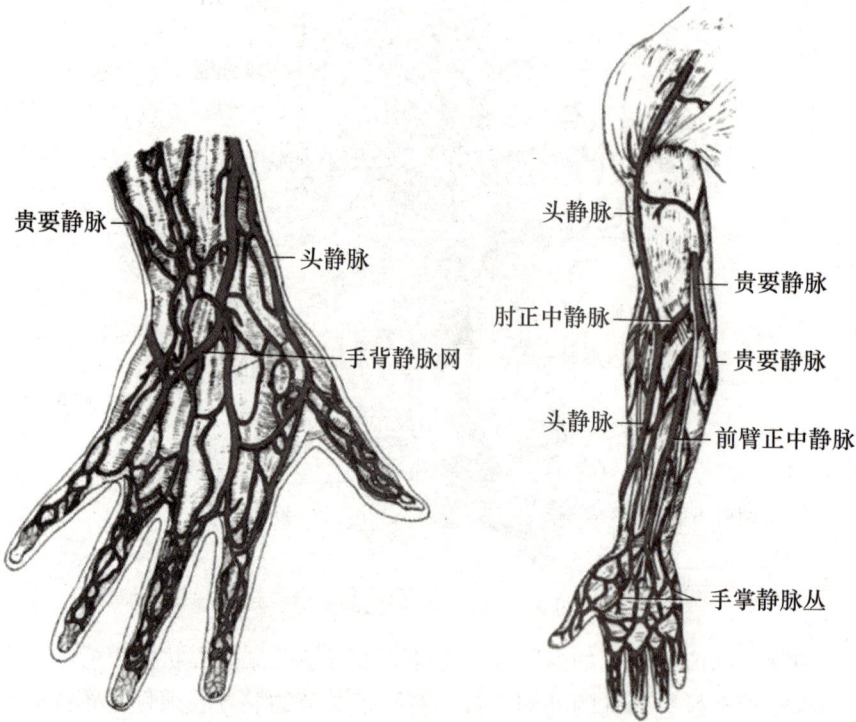

图4-1-31 上肢静脉及其属支

（4）胸部的静脉：奇静脉起于右腰升静脉，穿膈入胸腔，在平第4腰椎高度呈弓形向前，于右肺根上方注入上腔静脉，收集胸后壁、食管、支气管静脉（半奇静脉、副半奇静脉、椎静脉丛）的血液。

胸前部及脐以上的静脉：浅静脉→胸腹壁静脉→腋静脉。深静脉→胸廓内静脉→头臂静脉。

2. 下腔静脉系　收集膈以下下半身躯体及脏器的静脉血，经下腔静脉注入右心房（图4-1-32）。

（1）下腔静脉：是全身最大的静脉干，于第4～5腰椎右侧由左、右髂总静脉汇合而成，穿膈肌的腔静脉裂孔入胸腔，注入右心房。

（2）髂总静脉：于骶髂关节前方由髂内静脉和髂外静脉汇合而成。斜向内上，在第5腰椎体的右前方左、右汇合成下腔静脉。

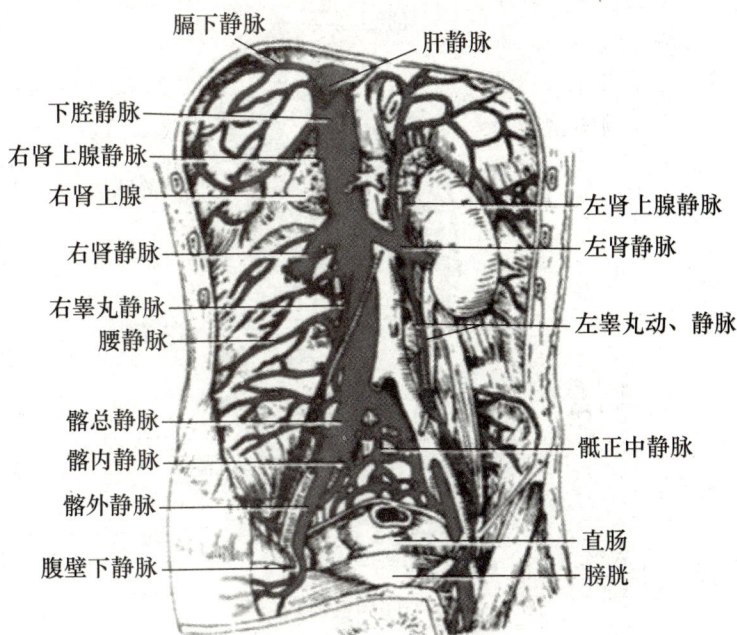

图 4-1-32 下腔静脉系

①髂内静脉：主要收集盆部的静脉血，包括脏支和壁支，与同名的动脉伴行，多起于盆内的静脉丛（直肠静脉丛、膀胱静脉丛、子宫阴道静脉丛）（图 4-1-33、图 4-1-34）。

脏支包括直肠下静脉、阴部内静脉、子宫静脉等。这些静脉都起自盆腔脏器周围的静脉丛（如直肠静脉丛、膀胱静脉丛和子宫静脉丛等），各丛间相互交通。

壁支包括臀上静脉、臀下静脉、闭孔静脉、骶外侧静脉等。

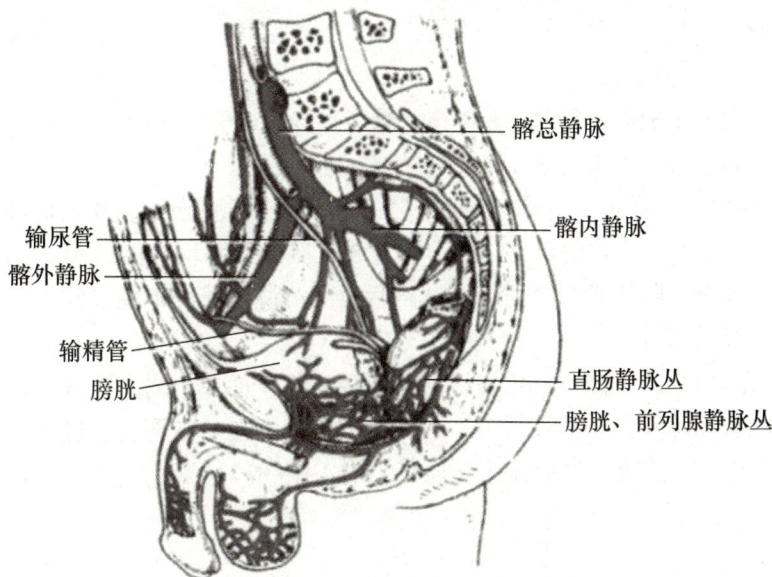

图 4-1-33 髂内静脉及其属支

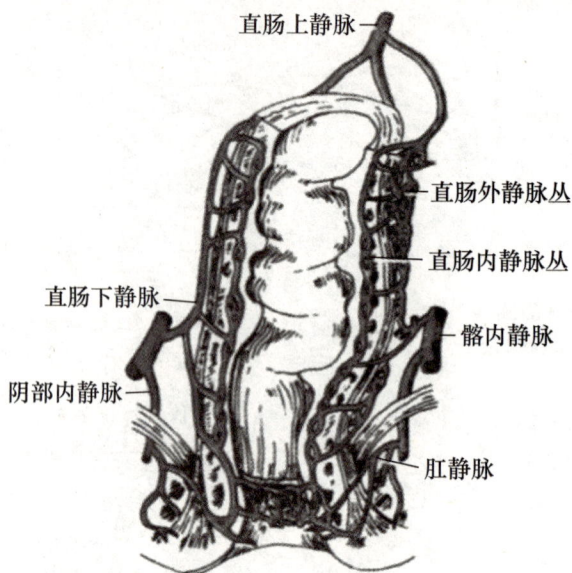

直肠上静脉

直肠外静脉丛

直肠内静脉丛

髂内静脉

直肠下静脉

阴部内静脉

肛静脉

图 4-1-34　髂内静脉及其属支

②髂外静脉：股静脉的直接延续，伴同名动脉，收集同名动脉分布区的静脉血，其属支为腹壁下静脉。

③下肢静脉：

A. 深静脉：与下肢的同名动脉伴行，胫前静脉、胫后静脉→腘静脉→股静脉。

B. 浅静脉：大隐静脉和小隐静脉（图 4-1-35）。

大隐静脉是全身最长的浅静脉，起于足背静脉弓内侧→内踝前方→膝关节内后方→大腿前面→隐静脉裂孔→股静脉。大隐静脉的 5 大属支：旋髂浅静脉、腹壁浅静脉、阴部外静脉、股内侧浅静脉、股外侧浅静脉。

小隐静脉起于足背静脉弓外侧→外踝后方→小腿后面→腘窝→穿深筋膜→腘静脉。

（3）腹部的静脉：

①壁支：包括 1 对膈下静脉、4 对腰静脉，直接注入下腔静脉。

②脏支：包括成对的脏支和不成对的脏支。

A. 成对的脏支：睾丸（卵巢）静脉、肾静脉、肾上腺静脉、左中右肝静脉，除左睾丸（卵巢）静脉、左肾上腺静脉注入左肾静脉外，其余静脉均直接汇入下腔静脉。

B. 不成对的脏支：汇合成门静脉，入肝后经肝静脉回流至下腔静脉。

（4）肝门静脉系：

①组成：由肠系膜上静脉和脾静脉在胰头后方汇合而成，向右上进入肝十二指肠韧带内，在肝固有动脉和胆总管的后方上行达肝门，分为左、右两支，进入肝左、右叶。肝门静脉在肝内反复分支，最后注入肝血窦（图 4-1-36）。

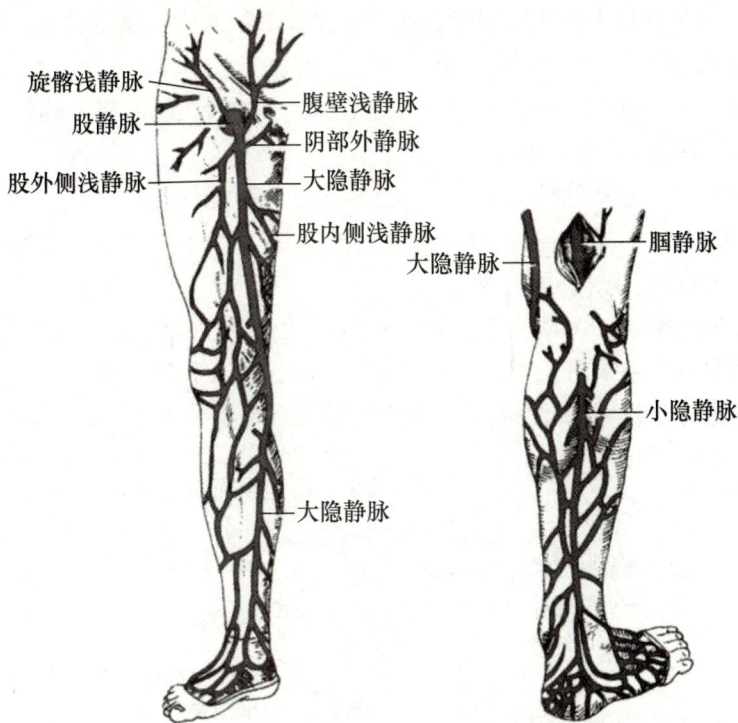

图 4-1-35　下肢静脉及其属支

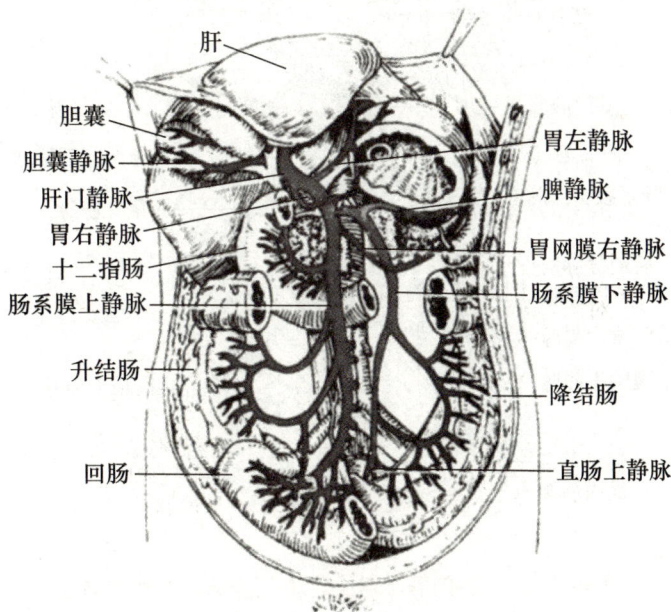

图 4-1-36　肝门静脉系

②主要属支：

A. 肠系膜上静脉在肠系膜内伴行于同名动脉的右侧，在胰头的后方与脾静脉合成肝门静脉，收集同名动脉分布区域的静脉血。

B.脾静脉在脾门处由数条脾支汇合而成，伴脾动脉下行于胰的后方，向右与肠系膜上静脉汇合成肝门静脉，收集同名动脉分布区域的血液。

C.肠系膜下静脉在胰的后方多数注入脾静脉，有的注入肠系膜上静脉，有的注入脾静脉和肠系膜上静脉汇合处的夹角处。

D.胃左静脉伴胃左动脉沿胃小弯右行，注入肝门静脉。

E.胃右静脉与胃右动脉伴行，向右注入肝门静脉，注入前接受位于幽门前方的幽门浅静脉，是手术时辨别幽门的标志。

F.胆囊静脉收集胆囊壁的血液，与胆囊动脉伴行，注入肝门静脉或其右支。

G.附脐静脉起自脐周静脉网，沿肝圆韧带上行，注入肝门静脉。

③肝门静脉与上腔静脉、下腔静脉系之间的吻合主要有3处（图4-1-37）。

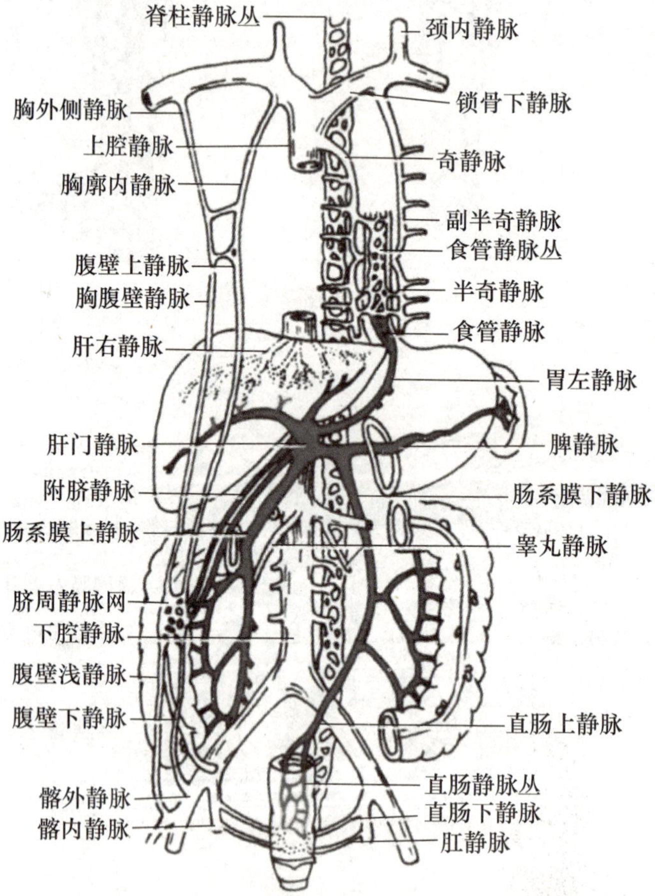

图4-1-37　肝门静脉与上、下腔静脉系之间的吻合

A.经食管静脉丛与上腔静脉的吻合：肝门静脉→胃左静脉→食管静脉丛→奇静脉→上腔静脉。

B.经直肠静脉丛与下腔静脉的吻合：肝门静脉→脾静脉→肠系膜下静脉→直肠上静脉→直肠静脉丛→直肠下静脉和肛静脉→髂内静脉→髂总静脉→下腔静脉。

C.脐周静脉网分别与上、下腔静脉系的吻合：脐周静脉网经胸壁、腹壁的浅静脉分别注入腋静脉和股静脉。脐周静脉网同时也与附脐静脉相交通，从而构成肝门静脉系与上、下腔静脉系之间的吻合。

【案例分析】

慢性心力衰竭作为各种心血管疾病发展的终末期，是 21 世纪心脏疾病中最难攻克的堡垒。慢性心力衰竭患者 5 年生存率与恶性肿瘤相仿，男性为 25%，女性为 35%。慢性心力衰竭患者长期卧床会导致骨骼肌萎缩、褥疮、肺栓塞、运动耐量下降等现象，从而使症状进一步加重。询证医学目前已证实，慢性心力衰竭患者进行运动康复治疗可以提高运动耐量和生活质量。

慢性心力衰竭运动康复治疗的禁忌证：

1. 相对禁忌证：1～3 天内体重增加≥1.8 kg；需要持续或间断多巴酚丁胺治疗；运动中出现血压下降；心功能 NYHA Ⅳ 级；静息或运动时出现复杂的室性心律失常；卧位心率≥100次/min；先前存在合并者。

2. 绝对禁忌证：3～5 天内出现进行性运动耐量下降或者运动或静息时出现呼吸困难；运动强度较低时出现显著心肌缺血；未控制的糖尿病；急性全身疾病或发热；近期栓塞、血栓性静脉炎；活动性心肌炎或心包炎；中重度主动脉瓣狭窄；需要外科手术的反流性心脏瓣膜病；3 周内发生心肌梗死；新发生的房颤。

慢性心力衰竭运动康复治疗方案的制定、修改和中止：运动康复治疗方案需根据患者情况量身定制。对于患者来说其方案也非一成不变，运动康复治疗过程中如果出现以下情况需修改或者中止训练计划：出现明显呼吸困难或发力，运动中呼吸频率>40次/min，出现 S3 或者肺内啰音增多，第二心音亢进，脉压<10 mmHg，运动加量时血压下降（>10 mmHg），运动中室上性或室性早搏增加，大汗、苍白或者意识不清。

运动处方：主要要素为运动种类、运动时间和频率、运动强度，其中最重要的是运动强度的制定。

1. 运动处方的制定：①运动种类，运动分为弹力运动、耐力运动和阻力运动。耐力运动能够最大强度的增加运动者的 $VO_2\,max$，有氧运动便是耐力运动的一种。有氧运动分为连续有氧运动和间歇有氧运动，慢性心力衰竭患者采用间歇有氧运动更为安全。因此，一般推荐步行、慢跑、游泳、踏车、爬楼梯、健身操、太极拳等有氧运动。②运动时间和频率，运动共分为 3 个阶段，每个阶段总时间分别为每次 15～20 分钟，20～40 分钟，45～60 分钟，运动频率为每周 3～5 次，分别持续 3 周、4～8 周、长期坚持。③运动强度：可以参照心率、$Peak\,O_2$ 和 $VO_2\,AT$ 等指标来制定。

2. 运动处方的实施：慢性心力衰竭患者运动方案缺乏标准，目前处于多元化阶段，建议分三阶段施行。第一阶段是在医院内心电、血压监测条件下施行，此阶段多选择间断运动模式，建议起始水平为低至中度（25%～60% $VO_2\,max$）的运动量，每次 15～20 分钟，每周 3～5 次，持续 3 周。然后在医务人员的指导下进行第二阶段运动，重新测定 $VO_2\,max$，采用中等强度的运动计划，起始量为新测定的 $VO_2\,max$ 的60%，随着患者的耐受增强，可以从每次 20 分钟延长到 40 分钟，持续 4～8 周，如果这两步完成且没有不良事件发生，可以考虑进入第三阶段——家庭运动计划，此阶段运动总时间为 45～60 分钟，长期坚持，对患者进行门诊随访或电话随访。

（注：VO$_2$ 分钟为最大耗氧量，是机体在极量运动时最大号氧能力，代表机体供养能力的极限水平，是评价心功能不全患者有氧代谢能力的最好指标。）

6 分钟步行试验

任务二　淋巴系统

淋巴系统由淋巴管道、淋巴组织和淋巴器官组成（图 4-2-1）。淋巴管道和淋巴结的淋巴窦内流动着的液体称为淋巴液，简称淋巴。当血液流经毛细血管动脉端时，一些血浆成分通过具有通透性的毛细血管壁渗入组织间隙，形成组织液。组织液与细胞进行物质交换后，大部分交换后的组织液在毛细血管静脉端被吸收入血液，小部分进入毛细淋巴管成为淋巴；淋巴沿各级淋巴管道和淋巴结的淋巴窦向心脏流动，最后注入静脉。因此淋巴系统是心血管系统的辅助系统，可协助静脉引流组织液。同时淋巴组织和淋巴器官可产生淋巴细胞、过滤淋巴和参与免疫应答等功能。

案例导入 ◆

患者，男，38 岁，无业，近 2 个月来出现不规则发热、咳嗽，伴间断腹泻、食欲减退及明显消瘦，既往有静脉注射吸毒史。体温 38℃，全身淋巴结肿大、质韧、无触痛、能活动。白细胞 4.0×10^9/L，血清抗-HIV（＋）。诊断为艾滋病。

思　考

结合全身淋巴结肿大，思考淋巴系统的组成。

一、淋巴管道

淋巴管道可分为毛细淋巴管、淋巴管、淋巴干和淋巴导管。

（一）毛细淋巴管

毛细淋巴管是淋巴管道的起始部，以膨大的盲端起始于组织间隙，彼此吻合成网，分布广泛，除上皮、软骨、角膜、晶状体、脊髓和脑等处外，几乎遍布全身。毛细淋巴管的管腔大，一般比毛细血管略粗，形状不规则，管壁薄，通透性大，例如，蛋白质、癌细胞、细菌、异物等大分子物质易进入，故临床上癌症患者出现癌细胞的淋巴转移。

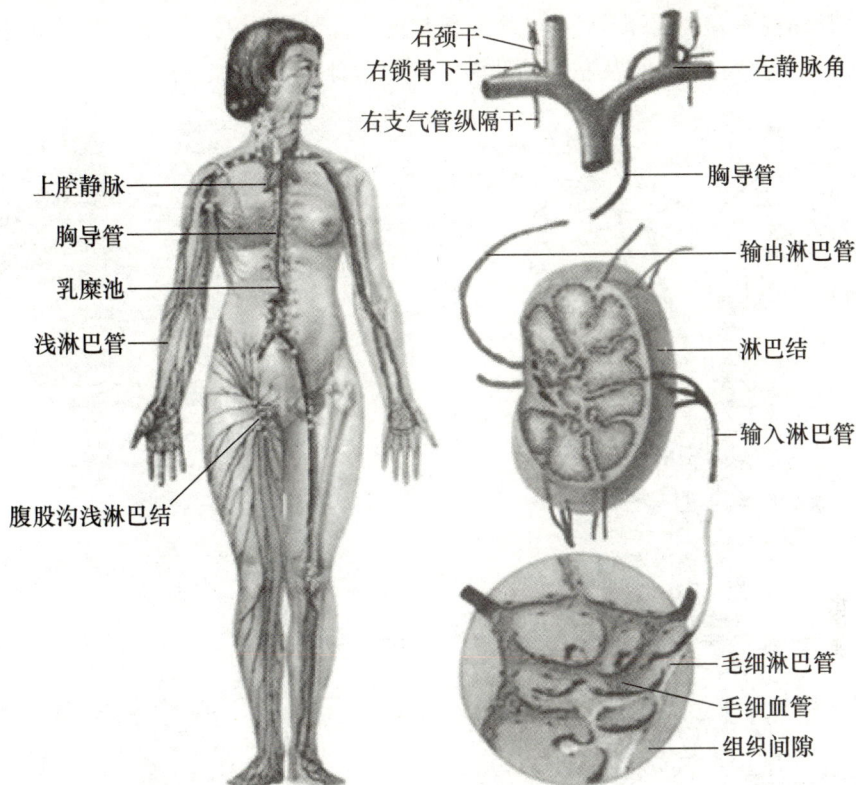

图 4-2-1　淋巴系统模式图

（二）淋巴管

淋巴管由毛细淋巴管汇合而成，其管壁结构与静脉相似，管腔内有丰富的瓣膜，可防止淋巴逆流。淋巴管外观呈串珠状。淋巴管分浅、深两类。浅淋巴管位于浅筋膜内，与浅静脉伴行；深淋巴管多与深部的血管和神经伴行，浅淋巴管、深淋巴管之间具有广泛的交通。

（三）淋巴干

淋巴干由全身各部的淋巴管经一系列淋巴结后，由最后一群的淋巴结输出管相互汇合而成，全身共有 9 条，包括左颈干、右颈干，左锁骨下干、右锁骨下干，左支气管纵隔干、右支气管纵隔干，左腰干、右腰干，1 条肠干。

（四）淋巴导管

9 条淋巴干最终汇合成 2 条淋巴导管，即胸导管和右淋巴导管（图 4-2-2）。

1. 胸导管　是全身最大的淋巴导管，全长 30～40 cm，起于第 1 腰椎前方的较膨大处的乳糜池，乳糜池由左腰干、右腰干和肠干在第 1 腰椎体前方汇合而成。胸导管向上经膈的主动脉裂孔进入胸腔，在食管后方沿脊柱右前方上行，至第 5 胸椎高度向左斜行，沿脊柱的左前方上行出胸廓上口至颈根部，呈弓形向前下注入左静脉角。胸导管在注入左静脉角前有左锁骨下干、左颈干和左支气管纵隔干汇入。胸导管收纳下肢、盆部、腹部、左胸部、左上肢及左头颈部淋巴。即全身 3/4 区域的淋巴。

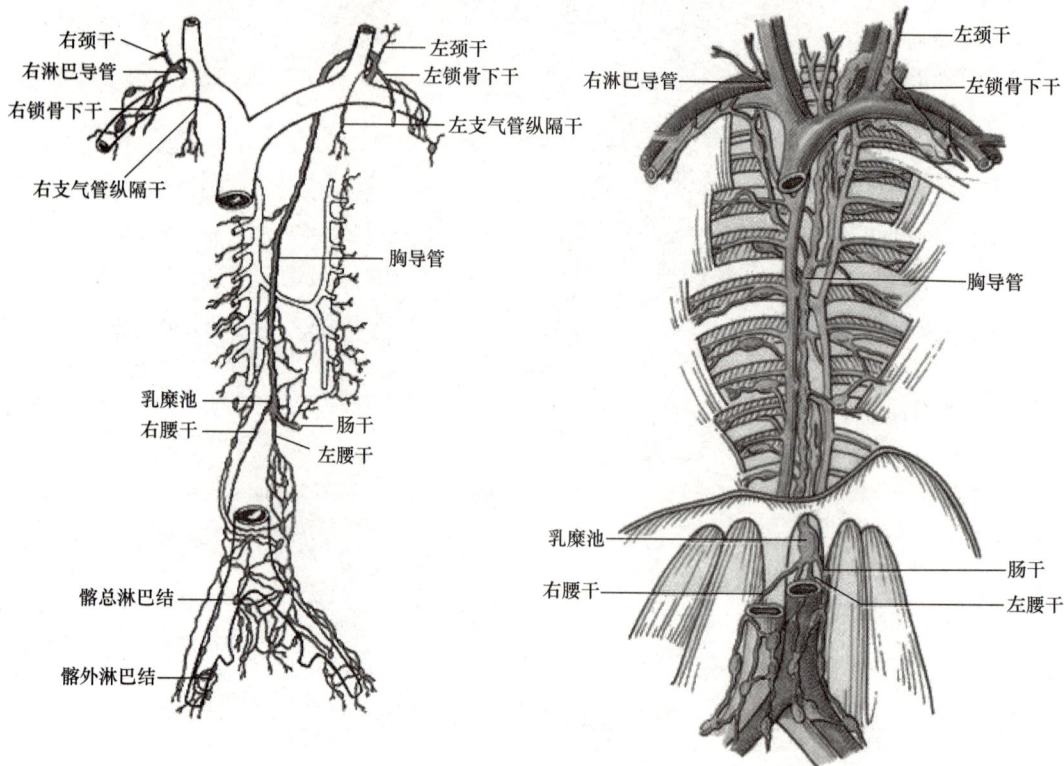

图 4-2-2　淋巴干和淋巴导管

2. 右淋巴导管　为长度约 1.5 cm 的一短干，由右颈干、右锁骨下干和右支气管纵隔干汇合而成，注入右静脉角。右淋巴导管收纳右胸部、右上肢和右头颈部的淋巴。即全身 1/4 区域的淋巴。

【知识链接】◆…

胸导管的变异

　　胸导管的起止部位以及各部的形态和位置常有变异，以双干型胸导管最常见，占 5%～20%；其次为分叉型，还有右位型和左位型等。胸导管的上段和下段与纵隔胸膜相贴，故胸导管损伤如伴有纵隔胸膜破损，则可致左侧或右侧乳糜胸。因此，乳糜胸、肝源性腹腔积液和心力衰竭等疾病的诊治以及淋巴管造影、胸部和颈根部手术常涉及胸导管，应注意其解剖学变异是否存在。

二、淋巴组织

　　淋巴组织以网状组织和网状纤维为支架，网孔内有大量淋巴细胞、浆细胞和巨噬细胞等，根据结构不同，一般分为弥散淋巴组织和淋巴小结。

（一）弥散淋巴组织

弥散淋巴组织与周围组织无明确的界限，其内主要含T细胞，也有少量B细胞和浆细胞，是T细胞分裂、分化的部位。组织内常见毛细血管后微静脉，又称高内皮微静脉，此静脉是淋巴细胞自血液进入淋巴组织的重要通道。

（二）淋巴小结

淋巴小结呈圆形或椭圆形，边界清楚，主要含 B 细胞，也含一定量的辅助性T细胞和巨噬细胞等免疫细胞。淋巴小结中央染色浅，细胞分裂相多，称生发中心，免疫系统中，在抗原刺激下，淋巴小结增大增多，是体液免疫应答的重要标志。抗原被清除后，淋巴小结又逐渐消失（图 4-2-3）。

三、淋巴器官

以淋巴组织为主构成淋巴器官，根据结构和功能不同，可分为中枢淋巴器官和周围淋巴器官。中枢淋巴器官包括胸腺和骨髓，发育均较早，是淋巴细胞早期分化的场所，并不断地向周围淋巴器官输送淋巴细胞，决定周围淋巴器官的发育程度；周围淋巴器官包括淋巴结、脾和扁桃体等，发育较晚，可接受中枢淋巴器官输入的淋巴细胞，在抗原刺激下，T 细胞、B 细胞能产生大量效应细胞或抗体，执行相应的免疫应答，故周围淋巴器官是进行免疫应答的主要场所。

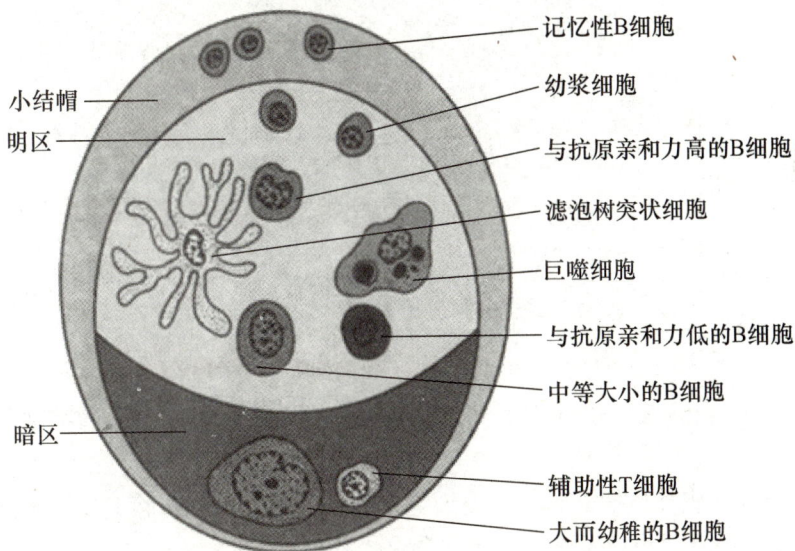

图 4-2-3　淋巴小结的细胞组成示意图

（一）胸腺

1. 位置和形态　胸腺位于胸骨柄后方、上纵隔的前部，可向下伸入前纵隔，向上突入颈根部、达甲状腺下缘。胸腺常分为不对称的左、右两叶，其间借结缔组织相连，每叶多呈扁条状，质软（图 4-2-4）。胸腺有明显的年龄变化，新生儿和幼儿期较大，青春期后开始萎缩，成年期逐渐被结缔组织替代。

    2. 微细结构 胸腺被覆较薄的结缔组织被膜，与血管、神经共同构成小叶间隔。胸腺实质被小叶间隔不完全分隔为若干小叶，其周边为皮质，深部为髓质，由于小叶分隔不完整，相邻小叶的髓质彼此相连（图4-2-4）。

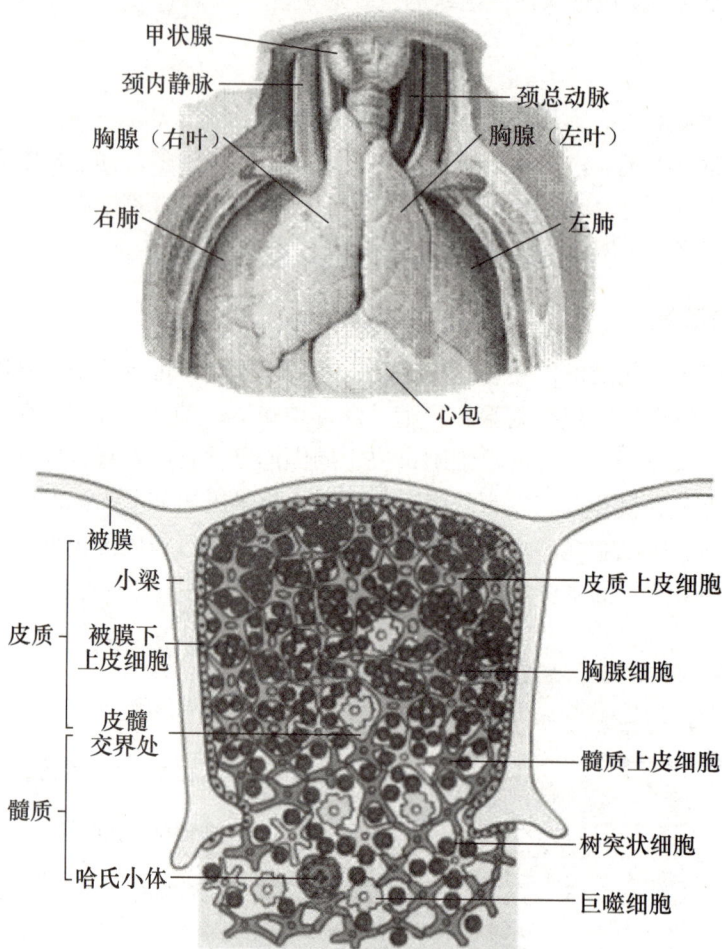

图 4-2-4 胸腺的位置形态及微细结构

    （1）皮质：以胸腺上皮细胞为支架，间隙内含有大量密集的淋巴细胞和少量其他细胞。

    ①胸腺上皮细胞：包括被膜下上皮细胞和皮质上皮细胞。胸腺上皮细胞能分泌胸腺素和胸腺生成素，促进淋巴干细胞增殖、分化为T细胞。

    ②胸腺细胞：即胸腺内分化发育的早期T细胞，主要分布在胸腺皮质内，发育中的胸腺细胞排列有一定规律，浅层的细胞较大而幼稚，近髓质处的细胞较小而成熟。自皮质浅层到深层，干细胞逐渐分化为成熟 T 细胞。

    （2）髓质：内有大量的胸腺上皮细胞、少量的初始T细胞和巨噬细胞等。由于上皮细胞多而分布密集，淋巴细胞少而分布稀疏，故髓质染色较皮质浅淡。上皮细胞有髓质上皮细胞和胸腺小体上皮细胞，细胞呈多边形，胞体较大，细胞间以桥粒相连，也能分泌胸腺激素。

胸腺小体是胸腺髓质内的特征性结构，呈圆形或卵圆形，大小不等，其功能尚不清楚。

（3）血—胸腺屏障：即胸腺皮质内阻挡血液中大分子物质进入胸腺的结构，其组成包括：①连续毛细血管内皮及其间的紧密连接；②完整的内皮基膜；③毛细血管周隙，内含巨噬细胞；④上皮基膜；⑤一层连续的胸腺上皮细胞（图4-2-5）。

3.功能　产生内分泌激素，如胸腺素、胸腺生成素，对 T 淋巴细胞增殖和发育成熟起重要作用；产生、培育 T 细胞，胸腺是机体产生、培育T细胞的主要场所。

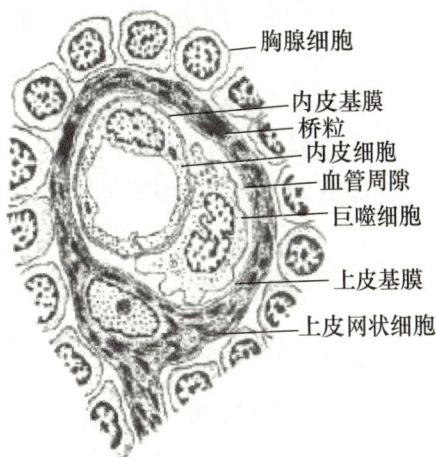

图 4-2-5　血—胸腺屏障模式图

（二）淋巴结

淋巴结是主要的周围淋巴器官，在哺乳动物中较发达。淋巴结新鲜时呈灰红色，质软，大小不一，外观似豆形，一侧隆凸，连有数条输入淋巴管；另一侧凹陷，其中央处为淋巴结门，有血管、神经出入，并连有 1～2 条输出淋巴管（图4-2-6）。

1.微细结构　淋巴结表面有薄层致密结缔组织被膜，被膜的结缔组织伸入实质内形成小梁，小梁连同血管和神经一起形成淋巴结间质。淋巴结实质分为周边染色较深的皮质和中央染色较浅的髓质（图4-2-6）。

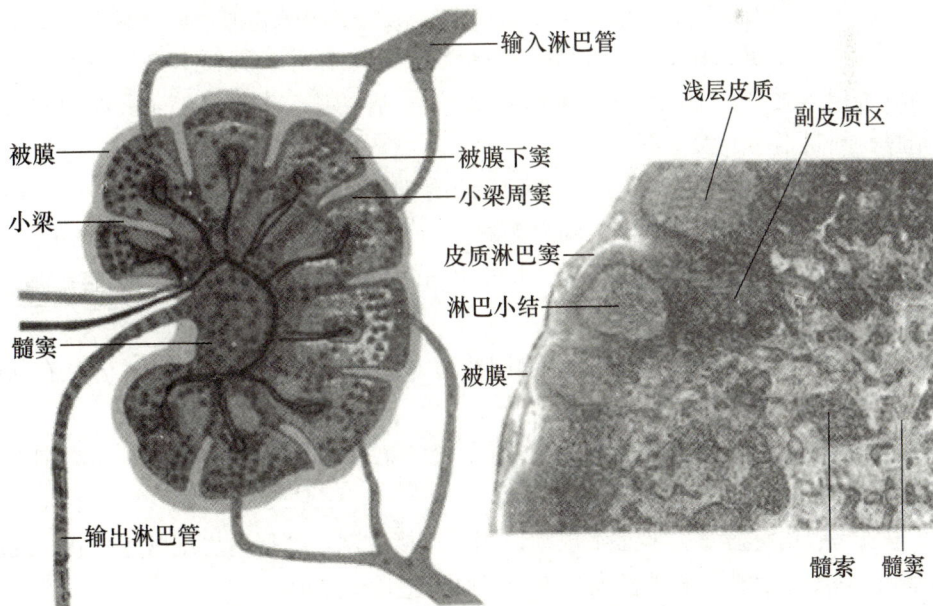

图 4-2-6　淋巴结的形态结构及光镜图

（1）皮质：由皮质淋巴窦、浅层皮质及副皮质区构成。

①皮质淋巴窦：包括被膜、小梁和淋巴小结之间。窦壁由薄的内皮细胞构成，腔内有一些星状的内皮细胞，许多巨噬细胞附于其表面。淋巴在窦内流动缓慢，有利于巨噬细胞清除抗原。

②浅层皮质：是皮质浅层，为 B 细胞区，由淋巴小结及其间的弥散淋巴组织构成。

③副皮质区：位于皮质的深层，为较多的弥散淋巴组织，主要由 T 细胞聚集而成，还有交错突细胞和巨噬细胞等。

（2）髓质：位于淋巴结深部，由髓索及其间的髓窦组成。髓索主要含 B 细胞、浆细胞和巨噬细胞。髓窦的结构与皮质淋巴窦相似，但较宽大，腔内巨噬细胞较多，故滤过功能强。

2. 功能

（1）滤过淋巴液：进入淋巴结的淋巴常带有细菌、病毒等抗原物质，当缓慢流经淋巴窦时，巨噬细胞可清除其中的抗原物质。

（2）免疫应答：抗原物质进入淋巴结后，巨噬细胞和交错突细胞可捕获、处理抗原，然后将抗原信息传递给 T 细胞和 B 细胞。T 细胞和 B 细胞受抗原刺激后大量分裂增殖，最后分化成效应性 T 细胞和浆细胞，分别参与细胞免疫应答和体液免疫应答。

（三）脾

脾是人体最大的淋巴器官，脾在成年人长度约为12 cm，宽度约为 7 cm，厚度为 3～4 cm，重量约为 150 g，在老年人大小和重量都趋于减少。

1. 位置和形态 脾位于左季肋区，第 9～11 肋的深面，长轴与第 10 肋一致。正常时在肋弓下不能触及脾。脾在活体呈暗红色，质软而脆，故左季肋区受暴力打击时易致脾破裂。脾为腹膜内位器官，分为膈、脏两面，上、下两缘和前、后两端。膈面平滑隆凸，与膈相贴；脏面凹陷，毗邻胃底、左肾和左肾上腺等，脏面中央处为脾门，是神经、血管等出入之处。上缘较锐，前部有 2～3 个脾切迹（图 4-2-7）。在脾的附近常可见副脾，数目不一，大小不等。

2. 微细结构 脾的被膜较厚，被膜结缔组织伸入脾内形成小梁并连接成网，构成脾的粗支架，脾实质分白髓和红髓。脾内无淋巴窦，但有大量的血窦（图 4-2-8）。

（1）白髓：由动脉周围淋巴鞘、淋巴小结和边缘区构成，相当于淋巴结的皮质，在新鲜切面上呈散在的灰白色小点状。

（2）红髓：位于被膜下方、小梁周围及边缘区外侧，约占脾实质的 2/3，在新鲜切面上呈红色。红髓由脾索和脾血窦组成。

①脾索：由富含血细胞的淋巴组织构成，含有较多 B 细胞、浆细胞、巨噬细胞和树突状细胞。脾索是滤血的主要场所。

②脾血窦：简称脾窦，形态不规则，相互连接成网。窦壁内皮细胞为杆状，细胞之间有间隙，基膜不完整，通透性大，有利于血细胞自由进出。

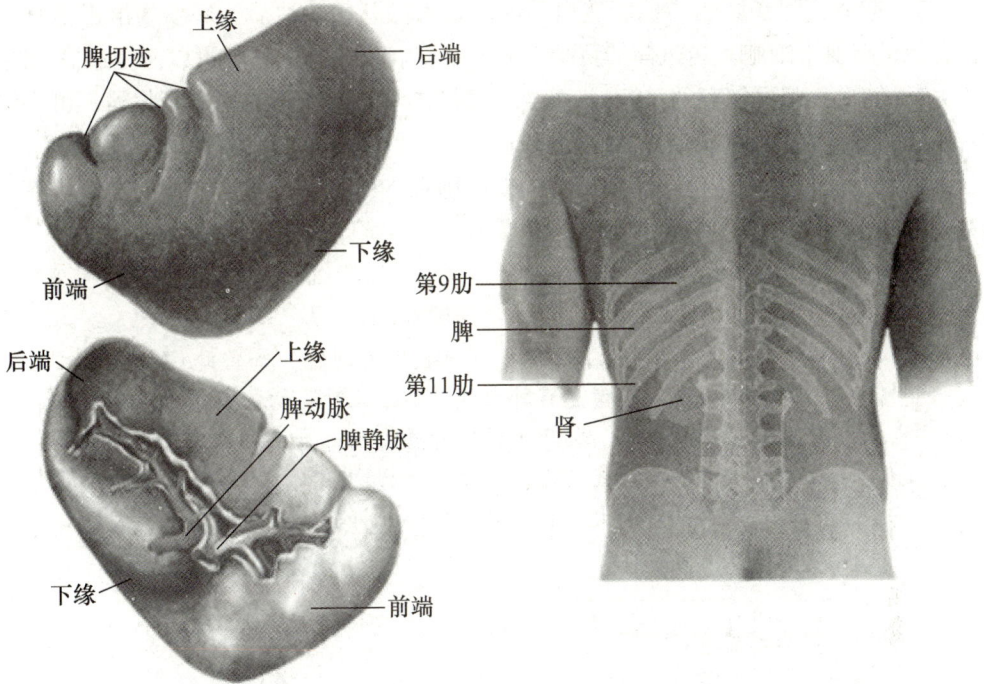

图 4-2-7　脾的形态和体表投影

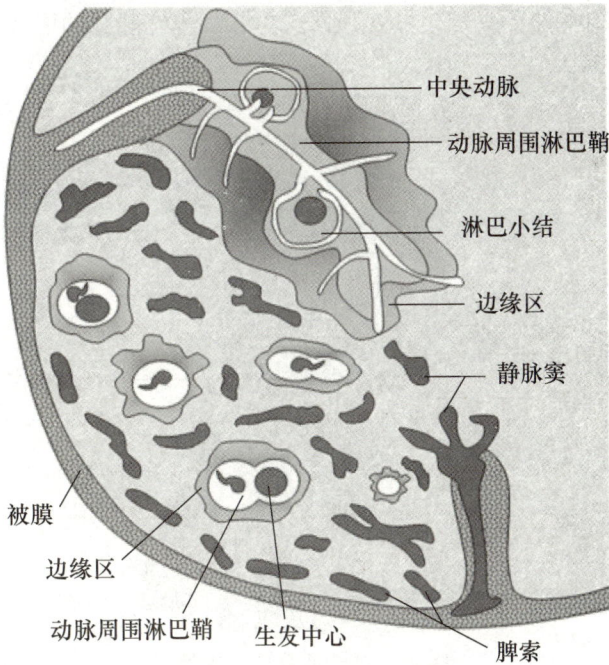

图 4-2-8　脾的微细结构

3. 功能

（1）滤血：主要部位在脾索和边缘区，此处含有大量的巨噬细胞，可吞噬清除血液中的病菌、异物和衰老、死亡的血细胞。当脾功能亢进时，可致红细胞或血小板减少。

（2）造血：脾在胚胎早期有造血功能。自骨髓开始造血后，脾变为淋巴器官，但仍含有少量造血干细胞。当机体严重缺血或在某些病理状态下，脾可以恢复造血功能。

（3）储血：脾可储存约 40 mL 血液，当机体需要时，脾内平滑肌收缩，可将储血排入血液循环，调节血容量。

（4）免疫应答：脾内大量的T细胞、B 细胞和 NK 细胞均参与机体的免疫应答。脾是对血源性物质产生免疫应答的部位，也是体内产生抗体最多的器官。

【知识链接】◆

脾肿大

正常情况下，在左肋弓下一般摸不到脾，如仰卧位或侧卧位触及左上腹肿块应考虑脾肿大的可能，此时脾切迹可作为与其他器官肿瘤鉴别的依据。临床上常因肝硬化或血液系统疾病等出现脾肿大，常合并有脾功能亢进，有时需行脾切除术，此时应在脾的附近尤其是胃脾韧带和大网膜内寻找副脾并将其一并切除，以免术后出现代偿性脾功能亢进。

四、全身主要部位的淋巴结

（一）头颈部淋巴结

头颈部的淋巴结多位于头颈交界处和颈内静脉、颈外静脉的周围，输出管注入颈外侧深淋巴结（图4-2-9）。

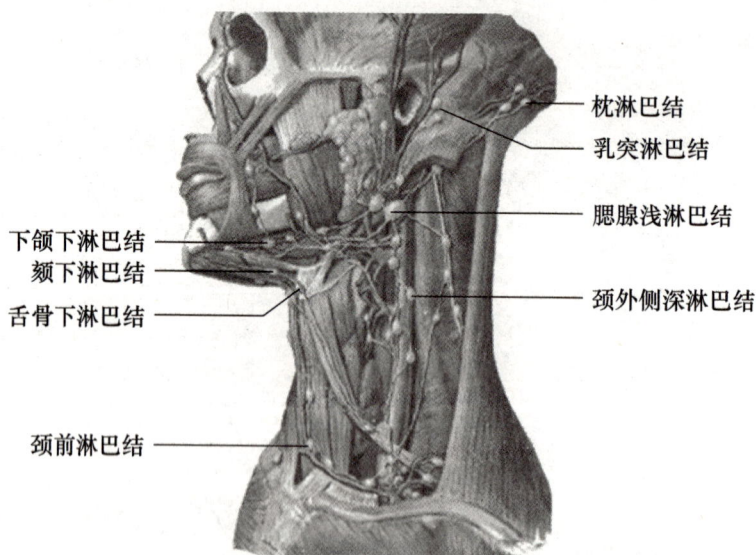

枕淋巴结
乳突淋巴结
腮腺浅淋巴结
下颌下淋巴结
颏下淋巴结
舌骨下淋巴结
颈外侧深淋巴结
颈前淋巴结

图4-2-9　头颈部淋巴结

1. 下颌下淋巴结　位于下颌下腺周围，引流面部和口腔等处的淋巴。

2. 颈外侧浅淋巴结　位于胸锁乳突肌浅面，沿颈外静脉排列，引流耳后、腮腺和颈外侧浅层等处的淋巴，其输入管注入颈外侧深淋巴结。

3. **颈外侧深淋巴结** 多沿颈内静脉排列。其咽后淋巴结，引流鼻咽部、腭扁桃体和舌根的淋巴，鼻咽癌患者，癌细胞首先转移至此处。锁骨上淋巴结引流头颈部、胸壁上部和乳房上部淋巴，其输出管合成颈干，注入胸导管或右淋巴导管。胃癌或食管癌时，癌细胞可经胸导管、左颈干转移至左锁骨上淋巴结，引起此淋巴结肿大。

（二）上肢淋巴结

上肢浅、深淋巴管与血管伴行，直接或间接注入腋窝内的腋淋巴结（图 4-2-10）。乳腺癌患者癌细胞常转移至腋淋巴结。按位置分为 5 群。

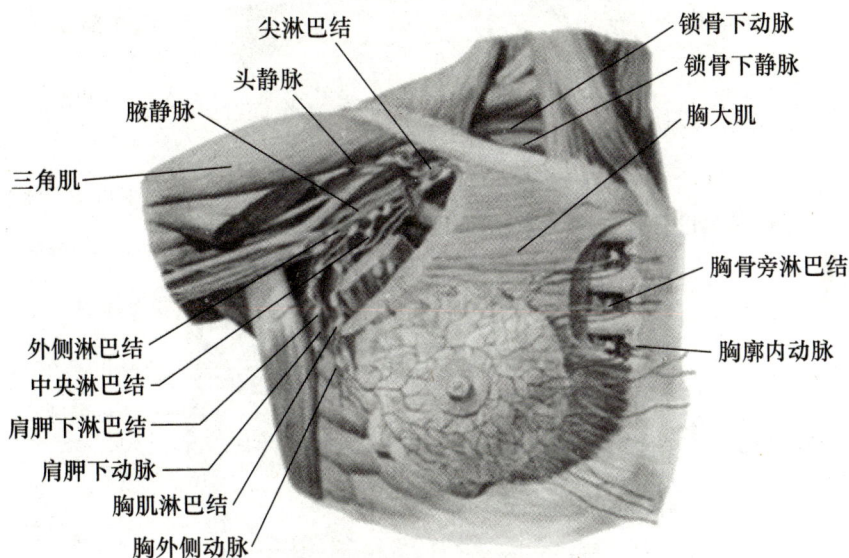

图 4-2-10 腋淋巴结

1. **胸肌淋巴结** 位于胸小肌下缘，沿胸外侧血管排列，引流腹前外侧壁、胸外侧壁、乳房外侧部及中央部的淋巴。

2. **外侧淋巴结** 沿腋静脉远侧段排列，引流大部分上肢的浅、深淋巴。

3. **肩胛下淋巴结** 沿肩胛下血管排列，引流颈部、背部的淋巴。

4. **中央淋巴结** 位于腋窝中央的疏松结缔组织内，收纳上述 3 群淋巴结的输出管。

5. **尖淋巴结** 沿腋静脉近侧段排列，引流乳房上部的淋巴并收纳中央淋巴结的输出管，其输出管合成锁骨下干，注入胸导管或右淋巴导管。

（三）躯干部淋巴结

1. **胸部**

（1）胸骨旁淋巴结：沿胸廓内血管排列，引流乳房内侧部、胸前壁、腹前壁上部、膈和肝上面等处的淋巴，输出管注入支气管纵隔干（图 4-2-11）。

（2）支气管肺淋巴结：位于肺门处，又称肺门淋巴结，引流肺的淋巴，输出管最终汇成支气管纵隔干，注入胸导管或右淋巴导管（图 4-2-11）。

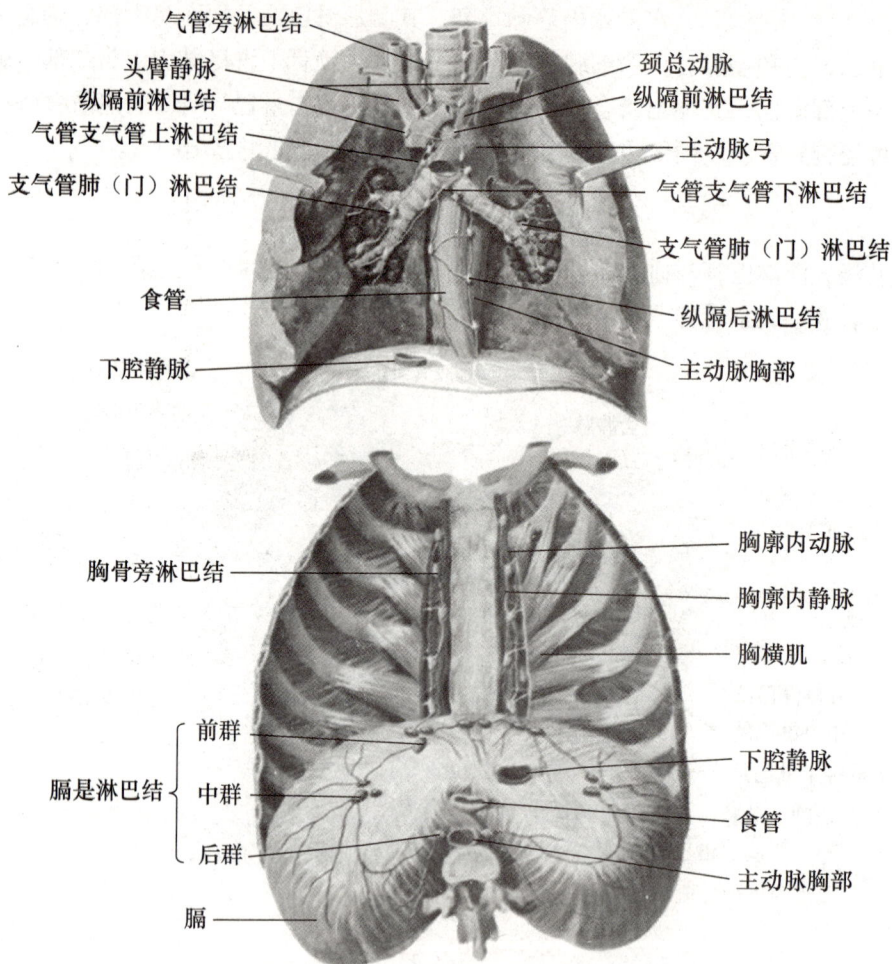

气管旁淋巴结
头臂静脉
纵隔前淋巴结
气管支气管上淋巴结
支气管肺（门）淋巴结
食管
下腔静脉
颈总动脉
纵隔前淋巴结
主动脉弓
气管支气管下淋巴结
支气管肺（门）淋巴结
纵隔后淋巴结
主动脉胸部

胸骨旁淋巴结
膈是淋巴结{ 前群 中群 后群
膈
胸廓内动脉
胸廓内静脉
胸横肌
下腔静脉
食管
主动脉胸部

图 4-2-11 胸部淋巴结

2. 腹部

（1）腹壁的淋巴结：腹前外侧壁的浅、深淋巴在脐平面以上分别注入腋淋巴结和胸骨旁淋巴结，在脐平面以下分别注入腹股沟浅淋巴结和髂外淋巴结；腹后壁淋巴主要注入腰淋巴结。腰淋巴结沿腹主动脉和下腔静脉排列，引流腹后壁和腹腔成对器官的淋巴，并收纳髂总淋巴结的输出管，其输出管合成左腰干、右腰干，注入乳糜池。

（2）腹腔器官的淋巴结：数量较多，沿动脉干及其分支排列，主要有位于腹腔干周围的腹腔淋巴结、肠系膜上动脉根部的肠系膜上淋巴结和肠系膜下动脉根部的肠系膜下淋巴结，引流同名动脉分布区的淋巴，输出管合成肠干，注入乳糜池（图 4-2-12）。

3. 盆部

（1）髂内淋巴结：沿髂内动脉及其分支配布，引流大部分盆壁、盆腔器官、会阴、大腿后面及臀部的淋巴，输出管注入髂总淋巴结。

（2）髂外淋巴结：沿髂外动脉及其分支排列，引流腹前壁下部、膀胱、前列腺或子宫颈等处的淋巴，并收纳腹股沟浅淋巴结、腹股沟深淋巴结的输出管，其输出管注入髂总淋巴结。

（3）髂总淋巴结：沿髂总血管排列，收纳髂内淋巴结、髂外淋巴结的输出管，其输出管注入腰淋巴结。

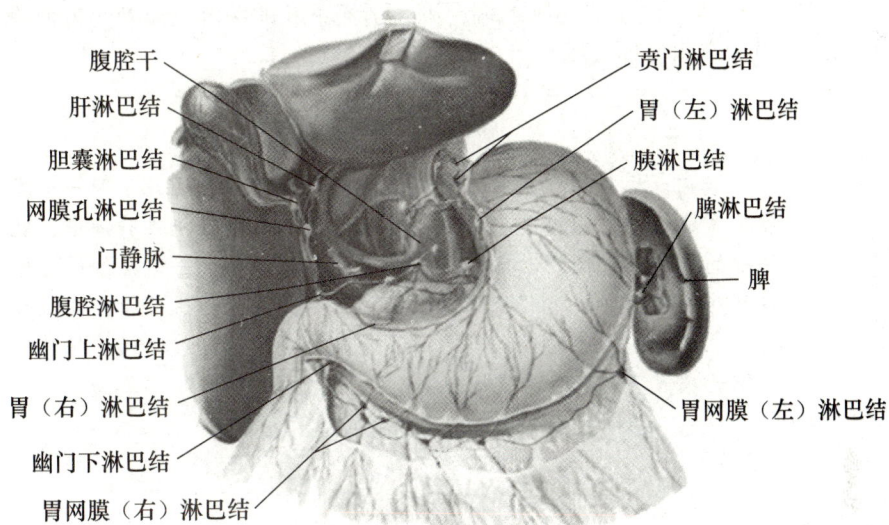

图 4-2-12　腹腔内的淋巴结

（四）下肢淋巴结

下肢浅、深淋巴管与血管伴行，直接或间接注入腹股沟淋巴结，后者可分为浅、深两群（图 4-2-13）。

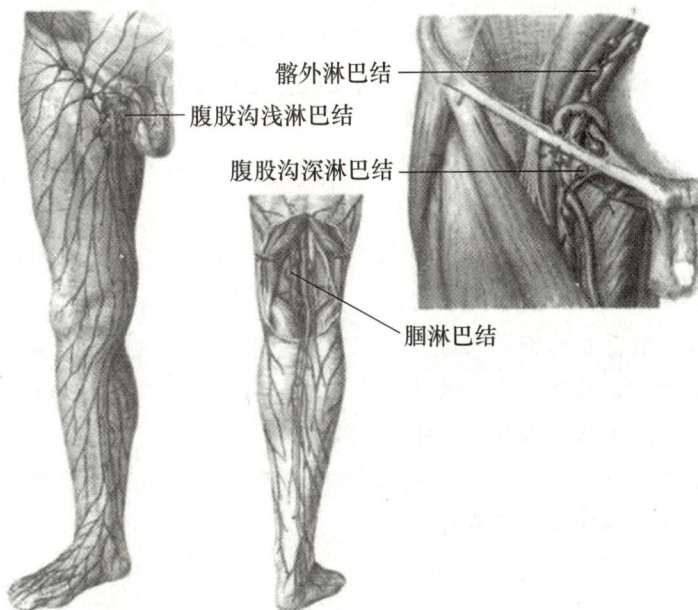

图 4-2-13　下肢淋巴结

1. 腹股沟浅淋巴结　位于腹股沟韧带下方，分为 2 组。上组与腹股沟韧带平行排列，引流腹前外侧壁下部、臀部、会阴和外生殖器的淋巴；下组沿大隐静脉末端纵行排列，引流除足外侧缘和小腿后外侧部以外的下肢浅淋巴。其输出管主要注入髂外淋巴结，部分注入腹股沟深淋巴结。

2. 腹股沟深淋巴结　位于股静脉上端周围，引流下肢的深淋巴以及足外侧缘和小腿后外侧部的浅淋巴，输出管注入髂外淋巴结。

【知识链接】◆

乳腺癌的淋巴转移

肿瘤或感染性疾病常可引起局部淋巴结肿大，因此了解一个器官或区域的淋巴回流具有重要的临床意义。在女性恶性肿瘤中，乳腺癌的发病率较高，淋巴转移是其主要转移途径之一。癌细胞可通过乳房的淋巴引流转移至腋窝、锁骨上和胸骨旁等淋巴结，向深部转移至胸肌间淋巴结；若淋巴回流受阻，癌细胞可经交通管转移至对侧乳房，经腹壁和膈下淋巴管转移至肝脏。

【案例分析】

淋巴系统是由淋巴管道、淋巴组织和淋巴器官组成。

学习检测

1. 患者，女，39岁，因发现"左侧乳房内肿块并呈进行性增大3个月余"而入院，体查示左侧腋窝及锁骨上淋巴结肿大，经病理检查诊断为乳腺癌。

思考：

（1）乳腺癌可经哪些淋巴途径转移？

（2）腋淋巴结的分群及其位置如何？

2. 患者，女，46岁，近期骨折术后病史。

主诉：左下肢红肿伴疼痛2天。

患者近期左下肢骨折内固定术后，于入院前2天，发现左下肢红肿，伴疼痛，皮温高，站立时症状加重，为进一步诊治就诊于医院，门诊行下肢血管彩超提示左下肢静脉血栓形成。遂以"左下肢静脉血栓形成"收入院。

专科检查：左下肢小腿肿胀，皮肤呈深红色，伴疼痛。右下肢无明显异常。

思考：下肢静脉血栓的康复治疗方法。

项目五
感觉器官

感觉器官简称感觉器（sensory organ），由特殊感受器及其附属器组成。感受器是广泛分布于身体各部，能接受机体内外环境刺激，并将刺激转变为神经冲动的结构。感受器分为一般感受器和特殊感受器。一般感受器结构简单，主要由感觉神经末梢构成，如皮肤、骨、关节、肌肉、内脏等处的压觉、触觉、痛觉、温度觉、本体觉等感受器。特殊感受器结构较复杂，由感受器及其附属结构构成，又称感觉器，如视器（眼）、眼前庭蜗器（耳）等。

■ 任务一　视器

案例导入 ◆

患者，女，68 岁，退休。

主诉：双眼胀痛、干涩 5 年最近感觉视物模糊、时有重影。

现病史：5 年前，患者双眼出现胀痛、干涩，偶尔使用眼药液滴眼，未行相关诊治。今年以来，双眼视物模糊不清、重影现象加重，影响日常生活。在亲属陪同下至医院就诊，门诊行相关检查后，拟"白内障"收住入院。

专科检查：双眼角膜透明，结膜无充血，虹膜纹理清晰，瞳孔圆，直径 2.5 mm，对光反射存在，双眼晶状体后囊白色不均匀混浊，眼底模糊不清。

思　考

1. 光线从外界进入眼球到达视网膜需经过哪些结构？
2. 白内障是眼球的哪一结构发生病变？

视器（visual organ）即眼，包括眼球和眼副器，是人体最重要的感觉器官，能感受光波的刺激（图 5-1-1）。

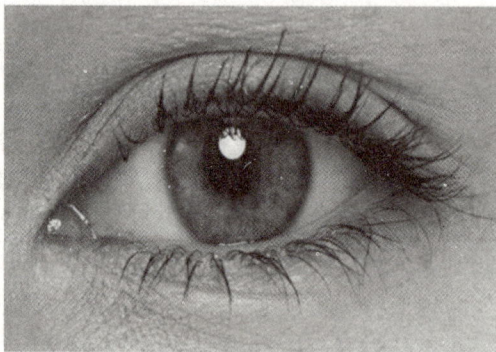

图 5-1-1　眼

一、眼球

眼球（eyeball）近似球形，位于眼眶内，后方由视神经连于间脑。眼球由眼球壁及其内容物组成（图 5-1-2）。

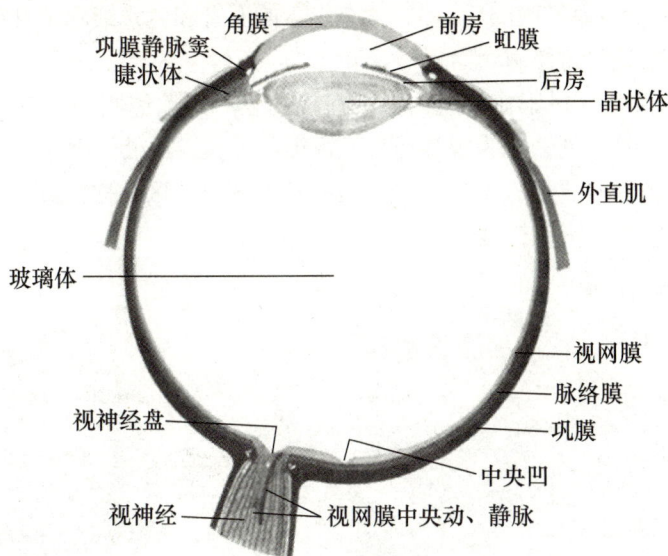

图 5-1-2 眼球水平切面

（一）眼球壁

眼球壁可分为 3 层，由外向内分为纤维膜、血管膜和视网膜。

1. 纤维膜或外膜（fibrous tunic） 位于最外层，由坚韧的纤维结缔组织构成，具有维持眼球外形和保护眼球内容物的作用。

（1）角膜：占纤维膜的前 1/6，无色透明，略向前凸，有屈光作用。角膜内无血管和淋巴管，但含有丰富的感觉神经末梢。

（2）巩膜：占纤维膜的后 5/6，质地厚而坚韧，呈乳白色，不透明，表面附有 3 对眼外肌。有维持眼球形态和保护眼球内容物的作用。巩膜与角膜交界处有一环形小管，称为巩膜静脉窦，房水由此汇入眼静脉。巩膜前部露于眼裂的部分，正常呈乳白色，黄色常是黄疸的重要体征，老年人的巩膜可因脂肪物质沉着略呈黄色，先天性薄巩膜呈蔚蓝色。

2. 血管膜或中膜 在外膜的内面，含有丰富的血管和色素细胞，呈棕黑色。血管膜由前向后分为虹膜、睫状体和脉络膜 3 部分。

（1）虹膜：位于中膜最前部，角膜的后方，呈圆盘状。中央的圆孔为瞳孔。虹膜游离缘较肥厚，称瞳孔缘。另一缘接睫状体。虹膜内平滑肌呈环形排列的为瞳孔括约肌，收缩时可缩小瞳孔，呈辐射状排列的为瞳孔开大肌，收缩时可开大瞳孔。瞳孔的开大或缩小可调节进入眼球内的光线。在活体上，透过角膜可看见虹膜及瞳孔。虹膜的颜色取决于色素的多少，有种族差异，有蓝、黑、棕灰等色，中国人多为棕色。

（2）睫状体：是中膜的肥厚部分，连于虹膜的外后方，前缘与虹膜根部相连，后缘与脉络膜相接。由睫状突发出细丝状的睫状小带与晶状体相连。睫状体内有平滑肌，称为睫状肌，该肌舒缩牵动睫状小带，可调节晶状体的曲度。睫状体还具有产生房水的作用（图 5-1-3）。

（3）脉络膜：占血管膜的后 2/3，含有丰富的血管和色素细胞，具有营养眼球内组织和吸收眼内分散光线的作用。

3. 视网膜或内膜 衬于血管膜内面。在视网膜后部偏鼻侧处，有一白色圆盘状隆起，为视神经纤维汇集处，称为视神经盘或视神经乳头，此处无感光功能，又称为生理性盲点。在视神经盘的颞侧约 3.5 mm 处，有一黄色圆形小区，称为黄斑，其中央的凹陷称为中央凹，是感光、辨色最敏锐的部位（图 5-1-4）。

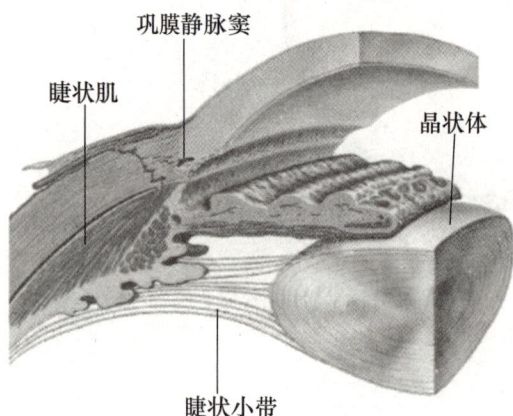

图 5-1-3　睫状体

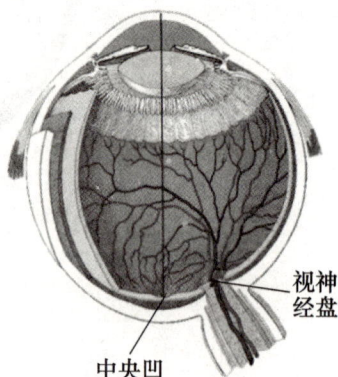

图 5-1-4　视网膜

视网膜的组织结构可分为 2 层。外层为色素上皮层，细胞内含有黑色素，可保护视细胞免受过强光线的刺激。内层为神经层，结构复杂，由外向内为视细胞（视杆细胞和视锥细胞）、双极细胞和节细胞（图 5-1-5）。

二、眼球内容物

眼球内容物包括房水、晶状体和玻璃体。这些结构和角膜一样都是透明无血管，具有屈光作用，它们和角膜合称为眼的屈光系统，使物象准确投射在视网膜上（图 5-1-6）。

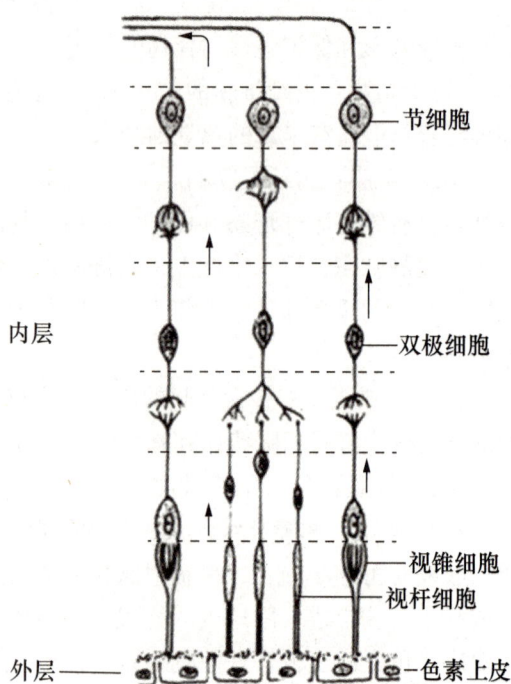

图 5-1-5　视网膜神经细胞示意图

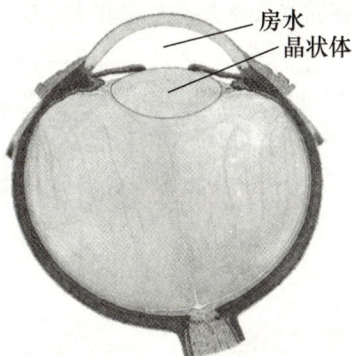

图 5-1-6　眼球内容物

（一）房水

眼房是角膜和晶状体、睫状体之间的间隙，被虹膜分隔为眼前房和眼后房。借瞳孔相通。虹膜与角膜之间的夹角称虹膜角膜角，也称前房角。房水为无色透明的液体，充填在眼房内。房水循环如下：房水由睫状体产生，自眼后房经瞳孔到达眼前房，然后经角膜与虹膜之间的虹膜角膜角隙（前房角）进入巩膜静脉窦，最后汇入眼静脉。房水有屈光、营养角膜和晶状体以及维持眼内压的作用。

（二）晶状体

晶状体位于虹膜与玻璃体之间，无色透明，富有弹性，不含血管和神经，呈双凸透镜状，有折光作用。晶状体的周缘借睫状小带与睫状体相连，晶状体的曲度可随睫状肌舒缩而变化，具有调节功能。晶状体若因疾病或创伤而变混浊时，称为白内障。

【知识链接】◆……

眼的常见疾病

1. 角膜移植手术是用透明并具有正常功能的角膜片置换混浊或有病变部分的角膜，以达到增视、治疗某些角膜病和改善外观的目的。是异体移植效果最好的一种手术。

2. 白内障是发生在眼球里面晶状体上的一种疾病，各种原因如老化、遗传、代谢异常、外伤等引起晶状体的混浊都可称为白内障。此时光线被混浊晶状体阻挡无法投射在视网膜上，不能看清物体，多见于 40 岁以上的中老年人。

3. 青光眼是一种发病迅速、危害性大、随时导致失明的常见疑难眼病。房水循环过程中任何部位受阻会导致病理性眼内压间断或持续性升高，表现出视力急剧下降、眼球胀痛、头痛、恶心、呕吐等症状，在急性发作期 24～48 小时即可完全失明。青光眼属双眼性病变，可双眼同时发病，或一眼起病继发双眼失明。

（三）玻璃体

玻璃体为无色透明的胶状物质，表面被覆着玻璃体膜，充填于晶状体与视网膜之间，约占眼球内腔的 4/5，具有屈光和支持视网膜的作用。

【案例分析】

1.角膜→前房水→瞳孔→后房水→晶状体→玻璃体→视网膜。
2.晶状体。

■ 任务二　前庭蜗器

案例导入 ◆

　　患者，女，2 岁。感冒 12 天，近 2 天右侧外耳瘙痒，听声音不清楚。触碰耳朵感疼痛，外耳流脓1天，遂由家人抱来，于门诊就诊。诊断：右耳中耳炎，右耳鼓膜穿孔。

　　思　考

　　1.婴幼儿的咽鼓管有什么特点？
　　2.鼓膜位于哪里？鼓膜穿孔有什么危害？

　　前庭蜗器（vestibulocochlear organ）又称耳（ear），包括外耳、中耳和内耳 3 部分（图 5-2-1），外耳和中耳是收集和传导声波的装置，内耳有接受声波和位置觉刺激的感受器。

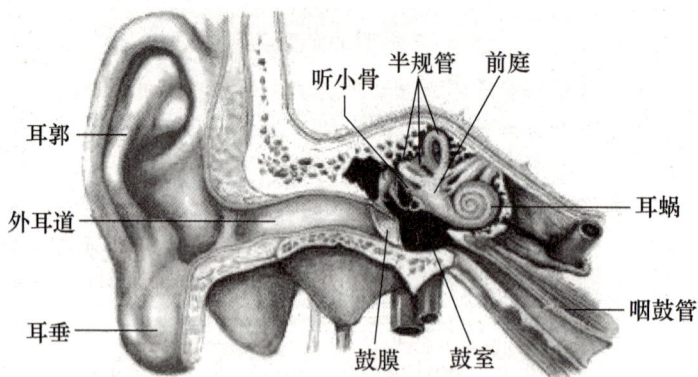

图 5-2-1　前庭蜗器结构模式图

一、外耳

外耳包括耳郭、外耳道和鼓膜 3 部分，具有收集和传导声波的功能。

（一）耳郭

耳郭大部分以弹性软骨为支架，表面被覆皮肤，皮下组织很少，但富含血管和神经。耳郭下部无软骨的部分，仅有结缔组织和脂肪，称耳垂，是临床常用的采血部位。耳郭外侧面的中部有深凹的外耳门，外耳门向内通外耳道。耳郭有收集声波的作用。

（二）外耳道

外耳道为外耳门至鼓膜之间的弯曲管道。成人长度为 2.5～3.5 cm。外侧 1/3 为软骨部，与耳郭的软骨相延续；内侧 2/3 为骨部，两部交界处较为狭窄。由于外耳道由外向内略呈"S"形弯曲，先斜向前上，再稍斜向前下。临床上成人检查外耳时，应向后上方牵拉耳郭，使外耳道变直，以便观察外耳道和鼓膜。婴幼儿外耳道发育不完全，短而平直，鼓膜近似水平位，故检查时应将耳郭向后下方牵拉。外耳道皮肤表面覆以皮肤，含有毛囊、皮脂腺和耵聍腺，可分泌耵聍，有保护鼓膜的作用。外耳道皮下组织少，皮肤与软骨膜、骨膜结合紧密相贴，故炎性肿胀时疼痛剧烈。外耳道具有传递声波的作用。

（三）鼓膜

鼓膜为椭圆形半透明薄膜，位于外耳道与中耳鼓室之间，与外耳道下壁呈倾斜位。鼓膜的中心向内陷，称为鼓膜脐。鼓膜的上方 1/4 薄而松弛，称为松弛部；下 3/4 坚实紧张，称为紧张部。紧张部的前下方有一三角形反光区，称为光锥（图 5-2-2）。由于鼓膜很薄，在中耳炎症或强大声波的作用下易发生穿孔。

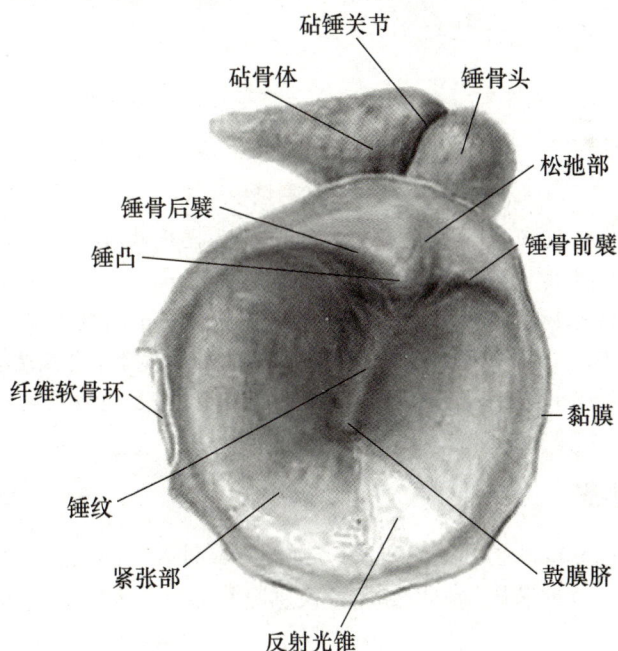

图 5-2-2　鼓膜

二、中耳

中耳（middle ear）包括鼓室、咽鼓管和乳突小房，是声波传导的重要部分。

（一）鼓室

鼓室位于鼓膜与内耳之间，是不规则的含空气的小腔，内衬黏膜。位于鼓膜与内耳外侧壁之间，向前经咽鼓管与咽腔相通，向后与乳头小房相通。鼓室内有 3 块听小骨，由外向内依次为锤骨、砧骨、镫骨，是全身最小的骨。锤骨与鼓膜相连，镫骨与内耳的前庭窗相接，三骨以关节连接构成听骨链（图 5-2-3）。听骨链对声波有传导和调节作用。

（二）咽鼓管

咽鼓管是连接鼻咽部与鼓室的管道（图 5-2-4）。咽鼓管鼻咽部的开口常处于闭合状态，在吞咽和打呵欠时才开放。咽鼓管的作用是使鼓室与外界大气压保持平衡，有利于鼓膜的振动。小儿咽鼓管较成人具有粗短、平直、管腔较大等特点。

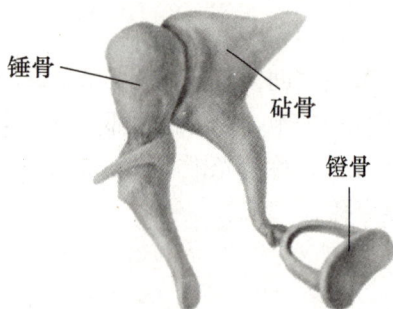

图 5-2-3　听小骨

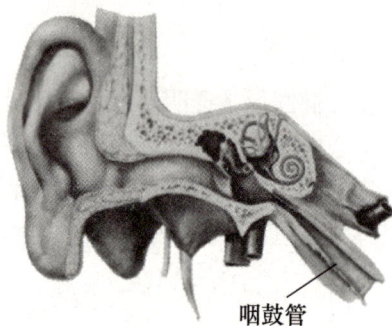

图 5-2-4　咽鼓管

【知识链接】◆┊

小儿急性中耳炎

小儿急性中耳炎是中耳黏膜的急性化脓性炎症，为 48 小时内突然发作的中耳炎症感染，绝大多数（80% 以上）与细菌（肺炎链球菌、流感嗜血杆菌、黏膜炎莫拉菌）感染有关，少数病毒（5%～10%）感染，好发于冬春季节，常继发于上呼吸道感染，具有年龄越小发病率越高的特点，其原因是小儿咽鼓管发育尚未成熟。

（三）乳突小房

乳突小房（mastoid cells）是鼓室向后方延伸于颞骨乳突部内的含气小腔。其上方借乳突窦与鼓室相通。这些腔内均衬以黏膜，该黏膜与鼓室、咽鼓管和咽黏膜相延续。

三、内耳

内耳（internal ear）又称迷路，位于颞骨岩部的骨质内，在鼓室和内耳道底之间，包括骨迷路和膜迷路。骨迷路是曲折的骨性管道，膜迷路套在骨迷路内，二者之间有一腔隙，其内充满外淋巴；膜迷路内充满内淋巴，内淋巴、外淋巴互不相通。

（一）骨迷路

骨迷路由后外向前内依次为骨半规管、前庭和耳蜗 3 部分（图 5-2-5）。

1. **骨半规管** 是 3 个相互垂直的"C"形小管，分别称为前骨半规管、后骨半规管和外骨半规管。每个半规管均有 2 个脚，都开口于前庭，其中一个较膨大，称骨壶腹。

2. **前庭** 为骨迷路中部的一不规则空腔，前庭后方与 3 个骨半规管相通，前方通耳蜗，外侧壁上有前庭窗和蜗窗。

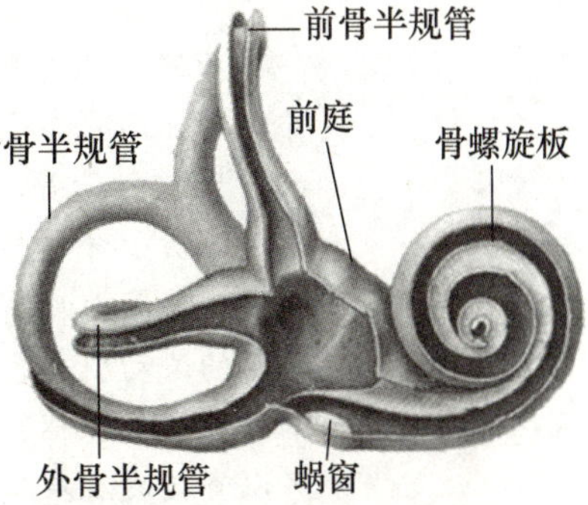

3. **耳蜗** 位于前庭的前方，形如蜗牛壳，由蜗轴和环绕蜗轴外周的蜗螺旋管构成。其尖朝向前外侧，称蜗顶，上有蜗孔，底朝向后内侧称蜗底。耳蜗的中轴称蜗轴，呈圆锥形，它向蜗螺旋管内伸出骨螺旋板（图 5-2-6）。

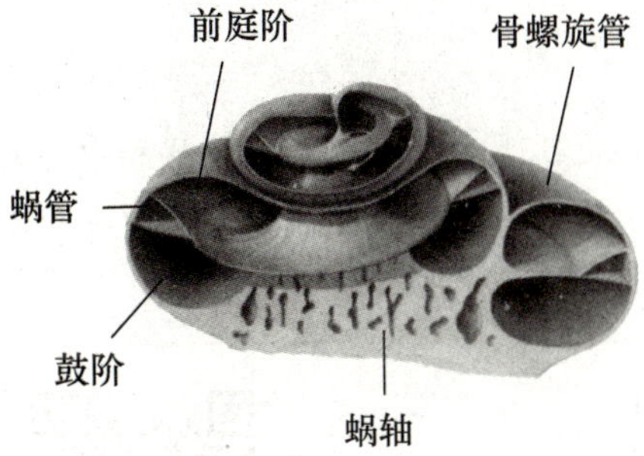

图 5-2-5 右侧骨迷路内面

图 5-2-6 耳蜗

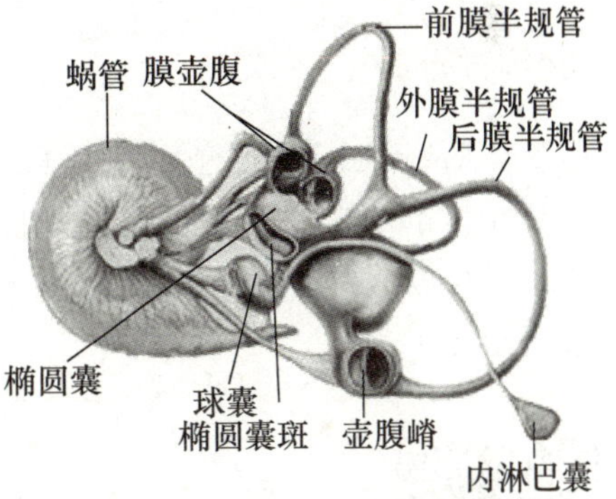

图 5-2-7 右侧膜迷路

（二）膜迷路

膜迷路是骨迷路内封闭的膜性管和囊，包括膜半规管、椭圆囊、球囊和蜗管。它们之间互相连通（图 5-2-7）。

1. **膜半规管** 在骨半规管内。每管在骨壶腹的膨大部称为膜壶腹，壁内有突起称壶腹嵴，也是位置觉感受器，能感受旋转变速运动的刺激。

2. **椭圆囊和球囊** 位于前庭内，为两个互相连通的膜性小囊。两囊的壁内分别有椭圆囊斑和球囊斑，均为位置觉感受器，能感受直线变速运动的刺激。

3. **蜗管** 位于蜗螺旋管内，是蜗螺旋管内的一条膜性管道，截面呈三角形，有上、下和外侧三壁，其下壁为基底膜，基底膜壁上有螺旋器，又称 Corti 器，为听觉感受器，能感受声波的刺激。

【知识链接】

声波的传导

声波传入内耳的听觉感受器有 2 条途径：一是空气传导；二是骨传导。正常情况下以空气传导为主。

1. 空气传导：耳郭将收集的声波经外耳道传至鼓膜，引起鼓膜振动，听小骨链随之运动，把声波转换成机械振动并加以放大，经镫骨底传至前庭窗，引起前庭阶的外淋巴波动。在正常情况下，外淋巴的波动引起内淋巴波动，继而刺激螺旋器并产生神经冲动，经蜗神经传入中枢，产生听觉。在鼓膜穿孔时，外耳道中的空气振动可以直接波及第二鼓膜，引起鼓阶内的外淋巴波动，使基底膜振动以兴奋螺旋器。通过这条途径，也能产生一定程度的听觉。

2. 骨传导：声波的冲击和鼓膜的振动可经颅骨和骨迷路传入，使耳蜗内的淋巴波动，刺激基底膜上螺旋器产生神经冲动，引起较弱的听觉。

【案例分析】

1. 婴幼儿的咽鼓管短、直、宽，呈水平位。

2. 鼓膜位于外耳道与中耳鼓室之间，是椭圆形的半透明薄膜，其为外耳和中耳的分界。鼓膜穿孔后，失去保护作用，外界的细菌、污水、异物可经过穿孔进入中耳引起感染化脓。

眼副器

眼球外肌

眼的血管

学习检测

1. 小儿为何易患中耳炎？
2. 简述房水产生的部位、循环途径和房水的作用。

皮肤

项目六
神经内分泌系统 ——————————————————

学习目标

1. 掌握神经系统的组成和位置、功能；内囊的位置以及临床意义；脊神经构成及功能；脑神经的名称、性质。

2. 熟悉脊髓传导束的位置和功能；脊髓节段与椎骨的对应关系；重要神经的主要分支和损伤后的主要表现；内脏运动神经与躯体神经的主要区别。

3. 了解脑干网状结构功能；脑神经损伤后的临床特点；交感神经和副交感神经的区别；内脏感觉神经、牵涉性痛的概念；背侧丘脑的位置。

神经系统（nervous system）由位于颅腔内的脑和椎管内的脊髓以及与它们相连的周围神经组成。神经系统的主要功能是接受体内、外各种刺激，引起各种反应，是人体内占主导地位的调节系统。在神经系统的统一协调下，体内各器官和系统成为一个完整的统一体。同时神经系统调整机体，对体内、外各种环境变化做出迅速而完善的适应性改变，维持正常生命活动。

神经系统分为中枢神经系统（central nervous system）和周围神经系统（peripheral nervous system）。中枢神经系统包括脑（brain）和脊髓（spinal cord）。周围神经系统包括脑神经（12 对）和脊神经（31 对）。周围神经又分为躯体神经和内脏神经，内脏神经又称自主神经。躯体神经和内脏神经均含感觉和运动 2 种纤维。内脏神经又分为交感神经（sympathetic nerve）和副交感神经（parasympathetic nerve）。

神经系统主要由神经元和神经胶质 2 种组织构成。神经元具有感受刺激和传导冲动的功能。神经胶质具有支持、营养和保护的作用（见本书项目一中的任务四）。

任务一　中枢神经系统

案例导入 ◆

患者，男，59 岁，农民。

主诉：右上肢麻木 3 年，双下肢麻木伴无力半年，加重 3 个月。

现病史：患者于 3 年前无明显诱因出现右上肢麻木伴无力，半年前双下肢麻木伴无力，近 3 个月来上述症状加重。大小便无明显异常。

专科检查：项部、双上肢及胸 6 皮节水平以下浅感觉减退，右侧感觉障碍较左侧明显，全身深感觉未见异常。右侧肢体肌力 Ⅳ 级，左侧肢体肌力 Ⅴ 级。右侧肱三头肌腱反射减弱，右侧膝腱反射活跃。双侧提睾反射正常，肛门反射消失。右侧 Babinski 征阳性。

影像检查：颈 6～7 椎体水平椎管内占位，病灶经过右侧椎间孔突向椎管外。

诊断：神经鞘瘤。

治疗：手术切除肿瘤。

思　考 ·····

1. 脊髓的正常解剖形态是什么？

2. 脊髓内部有哪些上、下行传导束，它们各自的功能是什么？

一、脊髓

脊髓（spinal cord）起源于胚胎时期神经管的尾端，约重 30g，占脑重的 2%，是中枢神经系统的低级部分，是躯干和四肢的低级反射中枢，与 31 对脊神经相连。脊髓和脑的各级中枢之间有广泛联系。

（一）脊髓的位置和外形

脊髓位于椎管内，上端在平枕骨大孔处与延髓相连，下端逐渐变细呈圆锥状，称为脊髓圆锥（conus medullaris）。成人脊髓圆锥平第 1 腰椎下缘，新生儿平第 3 腰椎。自脊髓圆锥向下延续为一根终丝，无神经组织。脊髓全长 40～45 cm（图 6-1-1）。

脊髓表面有 6 条纵贯全长的沟裂，分别为前正中裂（1 条）、后正中裂（1 条）、前外侧沟（左右各 1 条）、后外侧沟（左右各 1 条）。前外侧沟和后外侧沟分别有脊神经的前、后根附着。每条后根在与前根会合前有 1 个膨大的脊神经节。

脊髓呈前后略扁的圆柱形，全长粗细不等，与 31 对脊神经相连，与每对脊神经相连的一段脊髓称为一个脊髓节段（图 6-1-2）。颈髓 8 节、胸髓 12 节、腰髓 5 节、骶髓 5 节、尾髓 1 节。脊髓上方的膨大叫作颈膨大，下方的膨大叫作腰骶膨大。颈膨大自颈髓第 4 节至胸髓第 1 节（C4～T1），是臂丛发出处，支配上肢。腰骶膨大自腰髓第 2 节至骶髓第 3 节（L2～S3），是腰骶丛发出处，支配下肢。

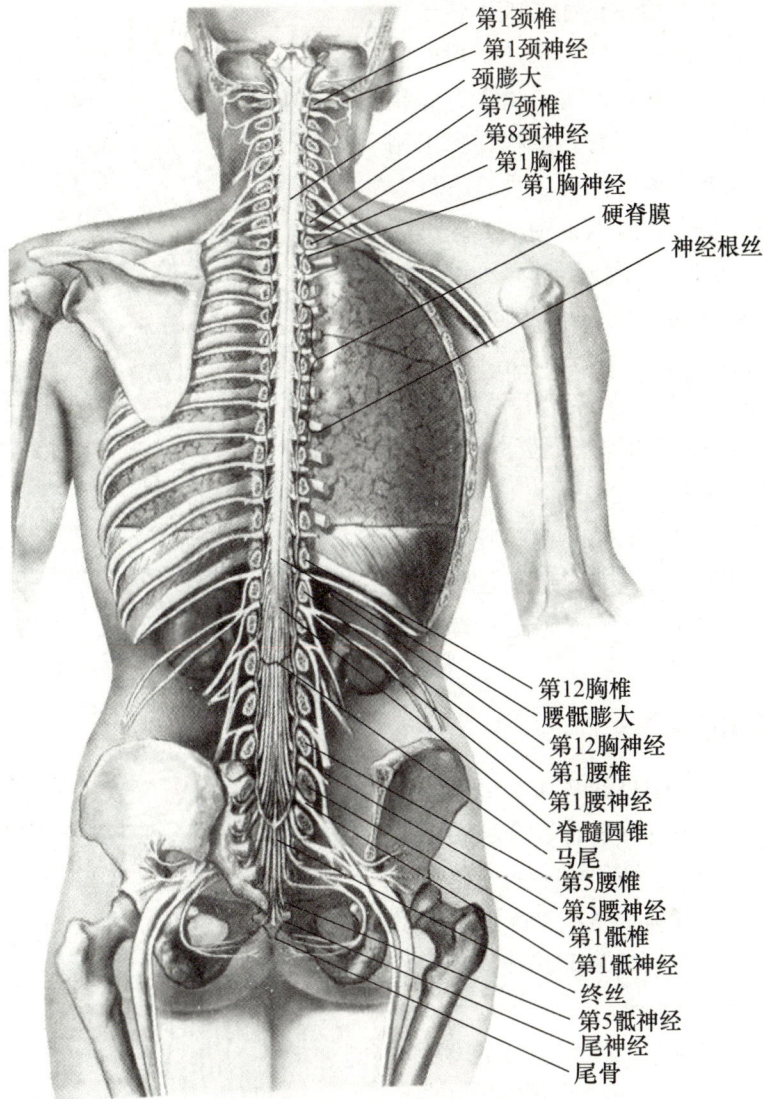

第1颈椎
第1颈神经
颈膨大
第7颈椎
第8颈神经
第1胸椎
第1胸神经
硬脊膜
神经根丝

第12胸椎
腰骶膨大
第12胸神经
第1腰椎
第1腰神经
脊髓圆锥
马尾
第5腰椎
第5腰神经
第1骶椎
第1骶神经
终丝
第5骶神经
尾神经
尾骨

图 6-1-1 脊髓的外形

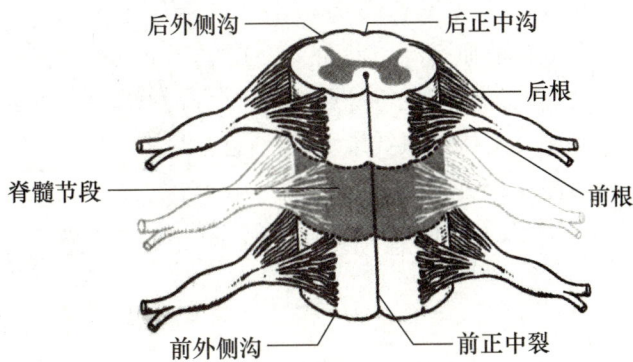

后外侧沟
后正中沟
后根
脊髓节段
前根
前外侧沟
前正中裂

图 6-1-2 脊髓节段及脊髓沟裂

胚胎 3 个月以后脊柱的生长速度快于脊髓，由于脊髓上端固定，使得脊髓节段的位置由上而下逐渐高于相应椎骨。由于脊髓相对升高，使得腰、骶、尾脊神经根在穿出相对应椎间孔之前要在椎管内几乎垂直下行。这些下行的神经根在圆锥以下围绕终丝形成马尾（cauda equina）。成人第 1 腰椎以下的椎管内已无脊髓只有马尾，临床常在第 3、4 腰椎间进行腰穿，以此避免损伤脊髓。椎骨与相应脊髓节段对应关系规律：上颈椎（C 1～C 4）＝相应脊髓节段；下颈椎（C5～C8）和上胸椎（T1～T4）＋1＝相应脊髓节段；中胸椎（T5～T8）＋2＝相应脊髓节段；下胸椎（T9～T12）＋3＝相应脊髓节段；第 1 腰椎（L1）＝骶髓、尾髓所有节段（图 6-1-3）。

（二）脊髓的内部结构

脊髓主要由位于中央的灰质和周围的白质构成，灰质的中央有纵贯脊髓全长的中央管，内含脑脊液，向上通第四脑室。

1. 脊髓灰质　脊髓灰质在横断面上略呈 "H" 形，由神经元胞体和突起组成。灰质两侧向前方伸出前角（anterior horn），向后方伸出后角（posterior horn），胸1～腰3节段还向外侧伸出侧角（lateral horn）（图 6-1-4）。中央管前、后的灰质称为灰质连合（gray commissure），将两侧灰质连接起来。

前角为运动性，支配骨骼肌运动。前角运动神经元分为 α 运动神经元（支配梭外肌纤维）和 γ 运动神经元（支配梭内肌纤维）（图 6-1-5）。α 运动神经元引起骨骼肌收缩，γ 运动神经元调节肌张力（图 6-1-6）。

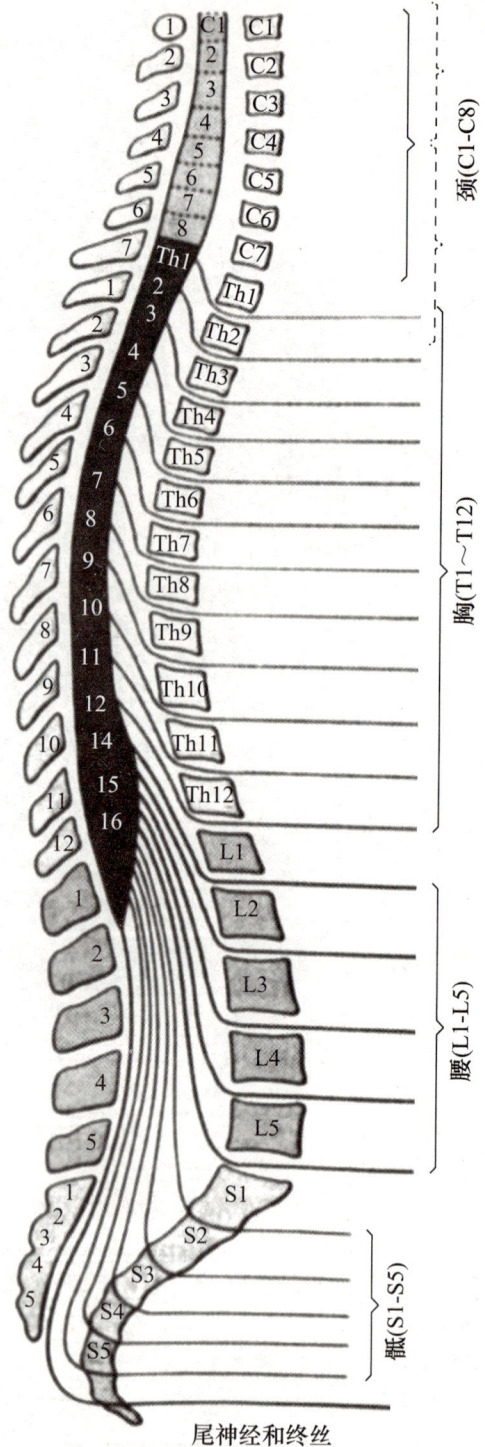

尾神经和终丝

图 6-1-3　椎体与脊髓节段的关系

T2

后角

侧角

前角

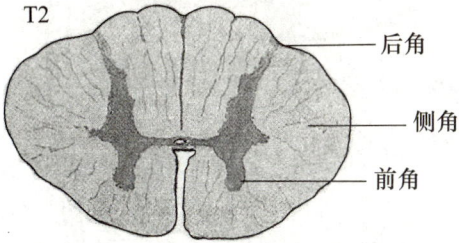

图 6-1-4　胸 2 节段脊髓横切面灰质

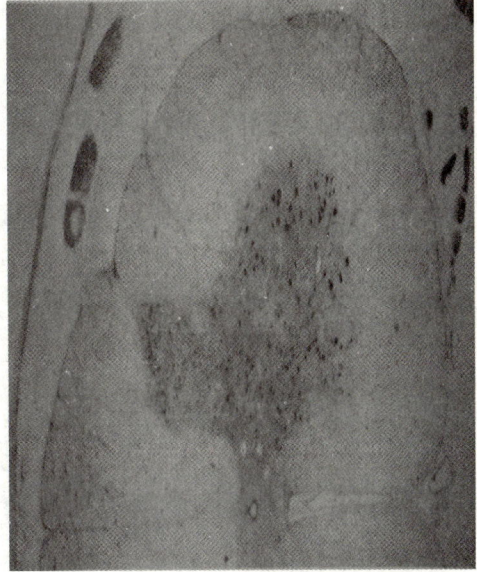

图 6-1-5　光镜下脊髓灰质内神经元

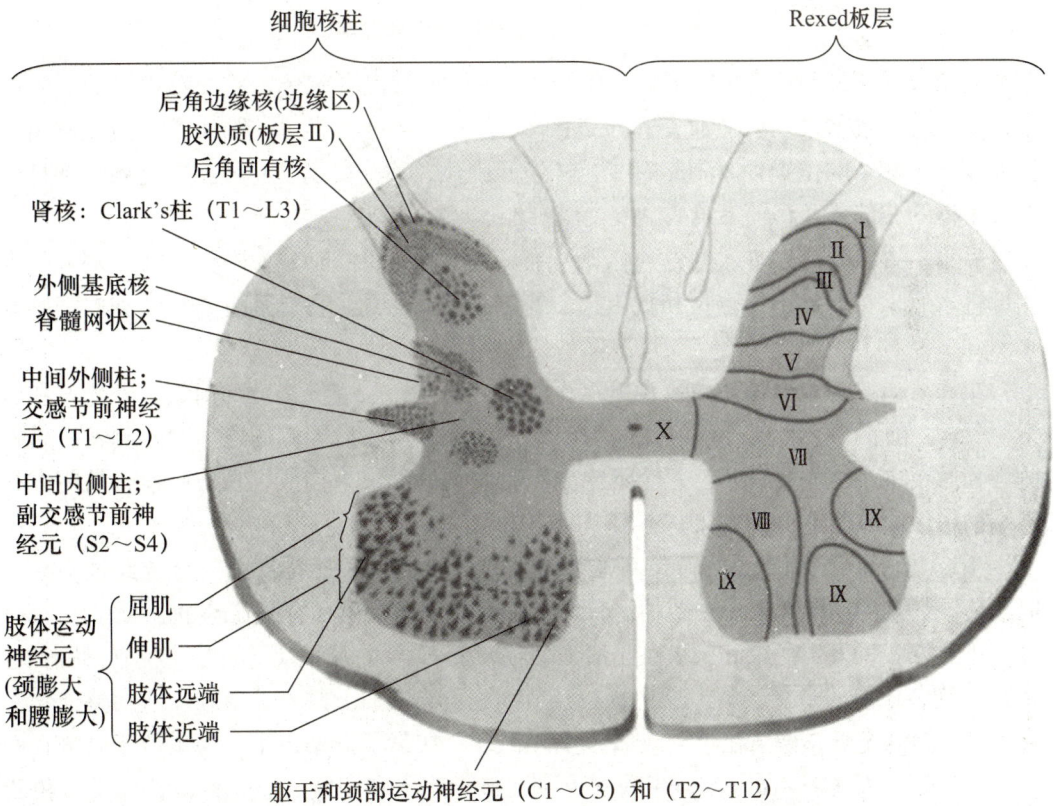

细胞核柱

Rexed板层

后角边缘核(边缘区)
胶状质(板层Ⅱ)
后角固有核

肾核：Clark's柱（T1～L3）

外侧基底核
脊髓网状区

中间外侧柱；
交感节前神经
元（T1～L2）

中间内侧柱；
副交感节前神
经元（S2～S4）

肢体运动
神经元
(颈膨大
和腰膨大)

屈肌
伸肌
肢体远端
肢体近端

Ⅰ
Ⅱ
Ⅲ
Ⅳ
Ⅴ
Ⅵ
Ⅹ
Ⅶ
Ⅷ
Ⅸ
Ⅸ
Ⅸ

躯干和颈部运动神经元（C1～C3）和（T2～T12）

图 6-1-6　脊髓前角运动神经元及后角神经元的分群

　　当前角运动神经元受到损伤后可造成其支配的骨骼肌迟缓性瘫痪、反射消失、肌萎缩等症状（图 6-1-7）。

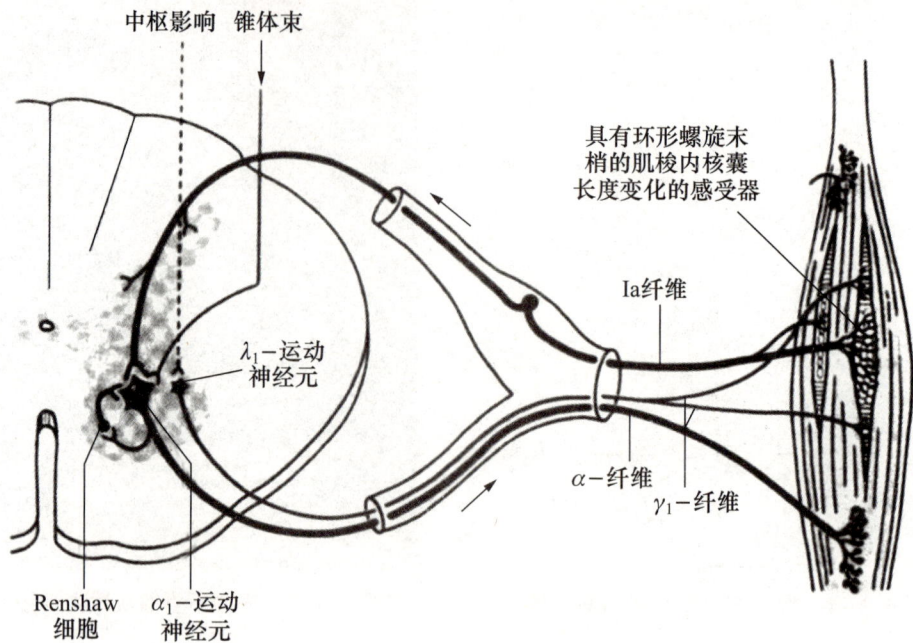

图 6-1-7　前角运动神经元的联系

　　侧角仅见于胸 1 至腰 3 节段，为交感神经节前神经元胞体，是交感神经的低级中枢，其轴突经过前根及白交通支进入交感干（图 6-1-8）。骶 2～骶 4 节中虽无侧角，但在相当于侧角的位置含有副交感节前神经元胞体，称为骶副交感核，它是副交感神经低级中枢的一部分，其轴突组成盆腔内脏神经。

　　后角主要接受后根传入的各种感觉纤维。后根进入脊髓时分为内、外侧 2 部分。内侧部进入后索，传导本体感觉和触压觉。外侧部进入后角，传导痛觉、温觉和内脏感觉（图 6-1-9）。

　　2. 脊髓白质　脊髓白质主要由纤维束组成。每侧白质借纵沟分为前索、外侧索和后索 3 个索。前正中裂和前外侧沟之间为前索。前外侧沟、后外侧沟之间为外侧索。后外侧沟和后正中沟之间为后索。每个索内由纵行排列的纤维束构成，在灰质连合的前方有纤维横越称白质前连合，连接左右两侧的白质。

　　（1）上行纤维束：上行纤维束主要把后根传入的各种感觉冲动直接或经过中继后向上传导到脑的不同部位。主要的上行纤维束有薄束、楔束和脊髓丘脑束。

　　①薄束和楔束：薄束和楔束位于后索，前者起自第 4 胸节以下的脊神经节，后者起自第 4 胸节以上的脊神经节。这些脊神经节细胞分布到肌、腱、关节和皮肤的感受器。薄束见于脊髓全长，楔束在第 4 胸节以上才出现。在第 4 胸节以上，薄束位于内侧，楔束位于外侧（图 6-1-10）。薄束和楔束主要传导躯干和四肢的意识性本体感觉（位置觉、振动觉、运动觉）和精细触觉（两点辨别觉）。

感觉
运动
交感神经节前纤维
交感神经节后纤维

皮肤的血管平滑肌、汗腺、立毛肌

环层小体
后根神经节
后根
脊髓后柱
后支
骨骼肌
前支
前根
游离末梢
灰交通支
交感干神经节
内脏神经
白交通支
交通干
骨骼肌
椎前节
交感神经节前纤维与另一交感神经节链形成突触
腹部内脏感觉神经元
平滑肌、心肌、分泌腺、代谢细胞、免疫细胞的神经效应器连接点

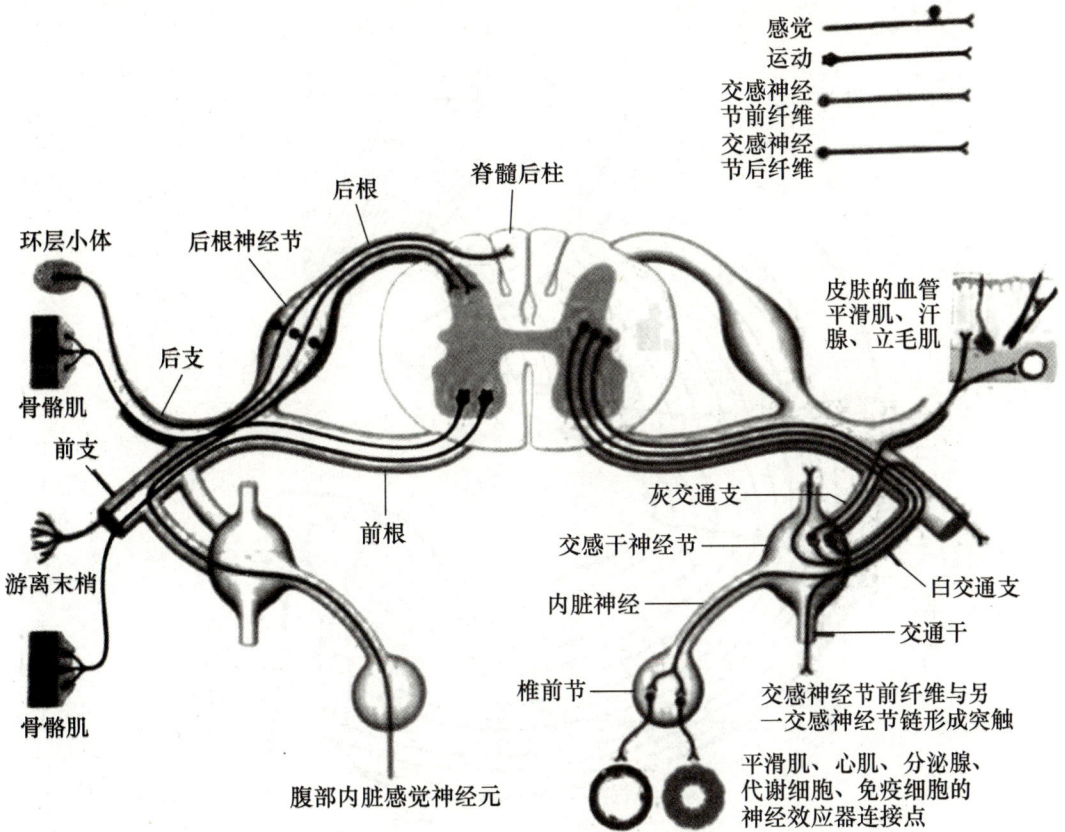

图 6-1-8 脊髓与周围神经

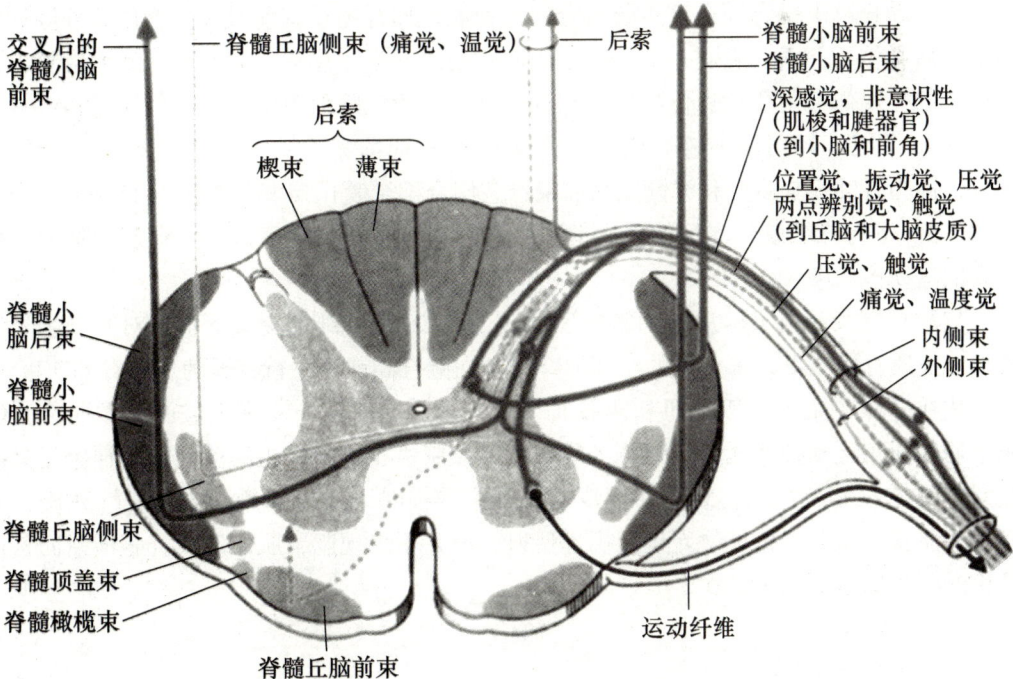

交叉后的脊髓小脑前束
脊髓丘脑侧束（痛觉、温觉）
后索
脊髓小脑前束
脊髓小脑后束
深感觉，非意识性（肌梭和腱器官）（到小脑和前角）
后索
楔束 薄束
位置觉、振动觉、压觉两点辨别觉、触觉（到丘脑和大脑皮质）
脊髓小脑后束
压觉、触觉
痛觉、温度觉
脊髓小脑前束
内侧束
外侧束
脊髓丘脑侧束
脊髓顶盖束
脊髓橄榄束
脊髓丘脑前束
运动纤维

图 6-1-9 各种感觉后根神经纤维在后根内的位置及在脊髓内的通路

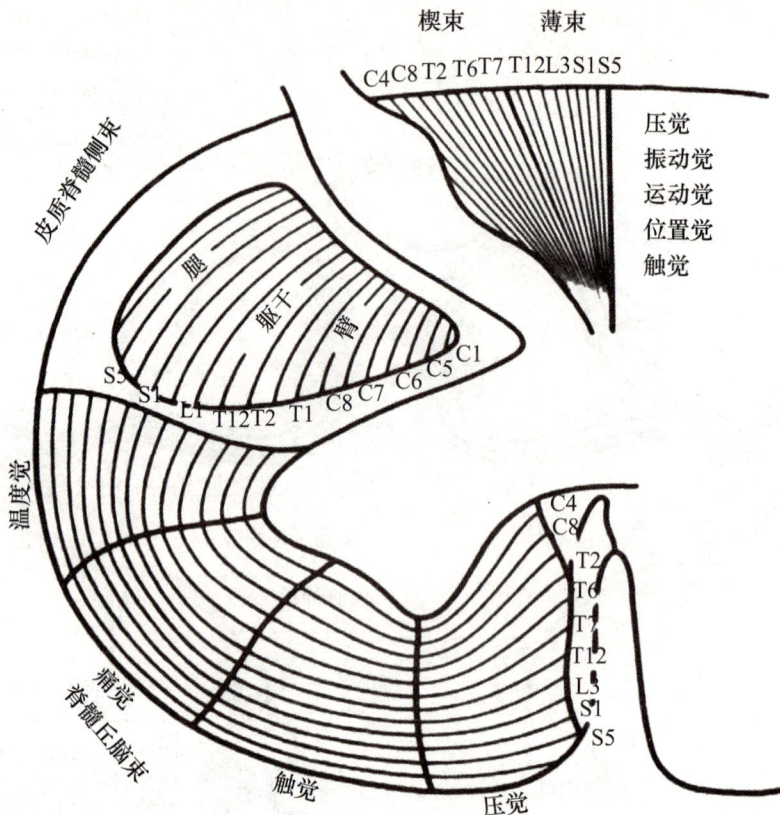

图 6-1-10　脊髓上、下行纤维的定位排列方式

②脊髓丘脑束：脊髓丘脑束分为脊髓丘脑侧束和脊髓丘脑前束，前者位于外侧索前半部，后者位于前索。它们是传导躯干和四肢的浅感觉（痛觉、温度觉、粗略触觉），其中脊髓丘脑侧束主要负责传导痛觉和温度觉，脊髓丘脑前束主要负责传导粗略触觉。脊髓发出纤维，经白质前连合斜越至对侧外侧索或前索上行（其中也有不交叉的纤维），即为脊髓丘脑侧束和脊髓丘脑前束，它们合称脊髓丘脑束（图 6-1-10）。

（2）下行纤维束：支配躯体运动和内脏运动。皮质脊髓束是人类脊髓中最大、最重要的运动传导束。

皮质脊髓束起自大脑皮质的躯体运动区，约 90% 的纤维交叉下行至对侧脊髓外侧索形成皮质脊髓侧束；未交叉的小部分纤维入同侧脊髓前索下行，成为皮质脊髓前束。

皮质脊髓侧束支配躯干肌和四肢肌，皮质脊髓前束参与支配上肢肌和颈肌，支配躯干肌的前角运动神经元接受双侧皮质脊髓束控制，支配四肢肌的前角运动神经元只接受对侧皮质脊髓束控制。脊髓一侧皮质脊髓束受损时，出现同侧肢体痉挛性瘫痪（硬瘫）、肌张力增高、腱反射亢进及病理反射，但并不出现躯干肌瘫痪。脊髓横断面各传导束的分布见图 6-1-11。

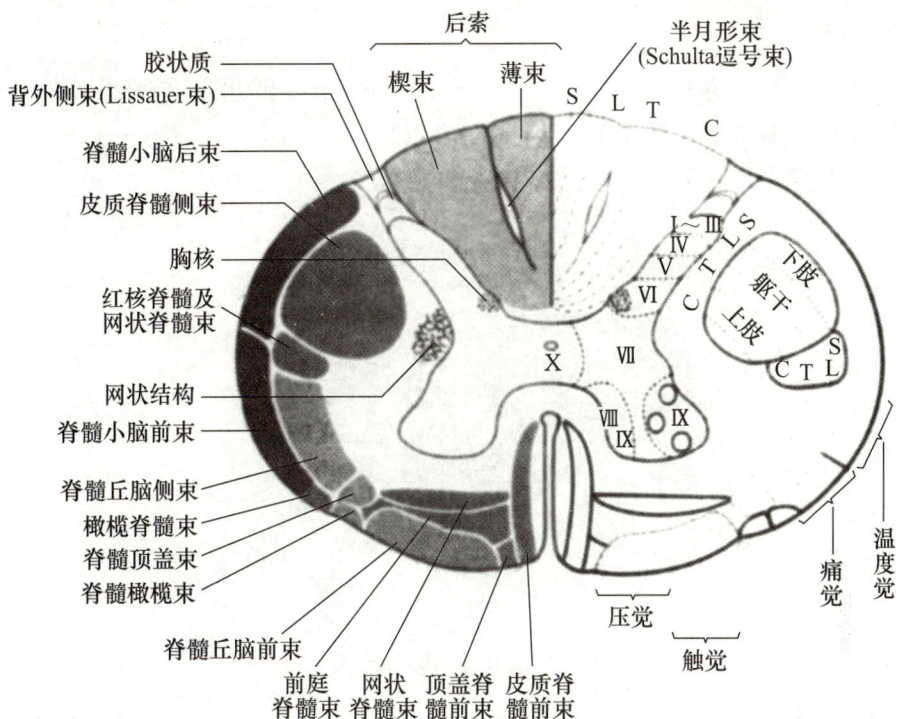

图 6-1-11　脊髓各传导束的分布及细胞分层

（三）脊髓的功能

1. 传导功能　由上、下行传导束实现。躯干及四肢的浅感觉、深感觉及大部分内脏感觉通过脊髓传导到脑；脑对肢体、躯干骨骼肌的运动及大部分内脏活动的调控也要通过脊髓完成。

2. 反射功能　通过脊髓完成的反射，称脊髓反射，包括内脏反射和躯体反射。内脏反射包括排尿反射、排便反射等。躯体反射包括节段内反射和节段间反射，也可依刺激部位分为浅反射和深反射。完成反射的结构为脊髓的固有装置，包括脊髓灰质、固有束和前、后根。脊髓的反射活动是在脑的控制下完成的。脊髓受到损伤后，脊髓的反射功能也出现障碍。

【知识链接】

脊髓的临床应用

临床中脊髓损害主要表现为运动障碍、感觉障碍、括约肌功能障碍及自主神经功能障碍等，前两者对脊髓病变水平的定位很有帮助。脊髓损害包括脊髓横贯性损害和不完全性损害。临床医生常根据感觉功能检查、运动功能检查、神经反射检查、自主神经功能检查进行病变的定位诊断。

二、脑

脑（brain）位于颅腔内，成人重1 300～1 400g，形态和功能均较脊髓复杂。人脑包括端脑、间脑、脑干和小脑4个部分（图6-1-12）。

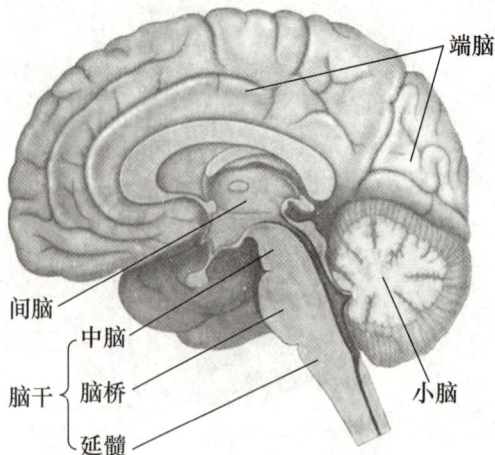

图 6-1-12　脑

（一）脑干

脑干位于颅后窝前部；上接间脑，下续脊髓，后方连于小脑。脑干自下而上由延髓、脑桥和中脑组成。

1.脑干的外形

（1）腹侧面：

延髓：上部膨大，下部较细，表面有与脊髓相续的同名沟、裂。延髓上部前正中裂两侧各有一纵行隆起，称锥体，由皮质脊髓束构成。在锥体下方，皮质脊髓束大部分纤维左右交叉形成锥体交叉。锥体背外侧的卵圆形隆起为橄榄，内含下橄榄核。锥体与橄榄间的前外侧沟内有舌下神经根附着。在橄榄的后方，自上而下依次有舌咽神经根、迷走神经根和副神经根附着（图6-1-13）。

脑桥位于脑干中部。脑桥腹侧面膨隆，称脑桥基底部；向两侧延伸的巨大纤维束，称小脑中脚，与小脑相连。在脑桥与小脑移行处有粗大的三叉神经根附着。基底部正中有一条纵行浅沟，称基底沟。在延髓脑桥沟中，自内侧向外侧依次有展神经根、面神经根和前庭蜗神经根附着。

中脑腹侧面有一对柱状结构，称大脑脚。两脚间的凹窝，称脚间窝，动眼神经根由此出脑。

（2）背侧面：延髓下部后正中沟两侧，各有 2 个纵行隆起，即内侧的薄束结节和外侧的楔束结节，两者的深面分别有薄束核与楔束核。延髓上半部和脑桥背侧面共同形成的菱形窝，构成第四脑室底。菱形窝中部有横行的髓纹，为脑桥和延髓在背面的分界（图6-1-14）。

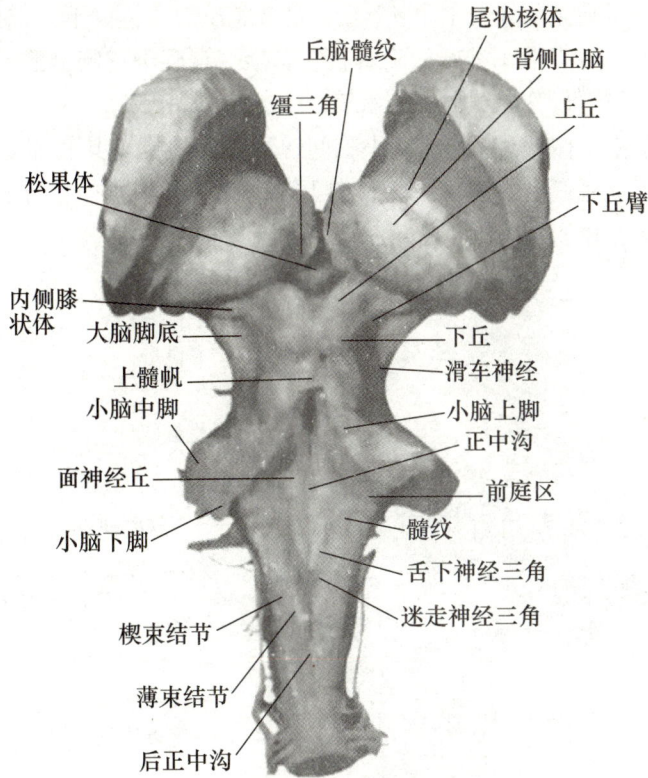

丘脑髓纹
尾状核体
背侧丘脑
缰三角
上丘
松果体
下丘臂
内侧膝状体
大脑脚底
下丘
上髓帆
滑车神经
小脑中脚
小脑上脚
正中沟
面神经丘
前庭区
小脑下脚
髓纹
舌下神经三角
迷走神经三角
楔束结节
薄束结节
后正中沟

图 6-1-13　脑干（背侧面）

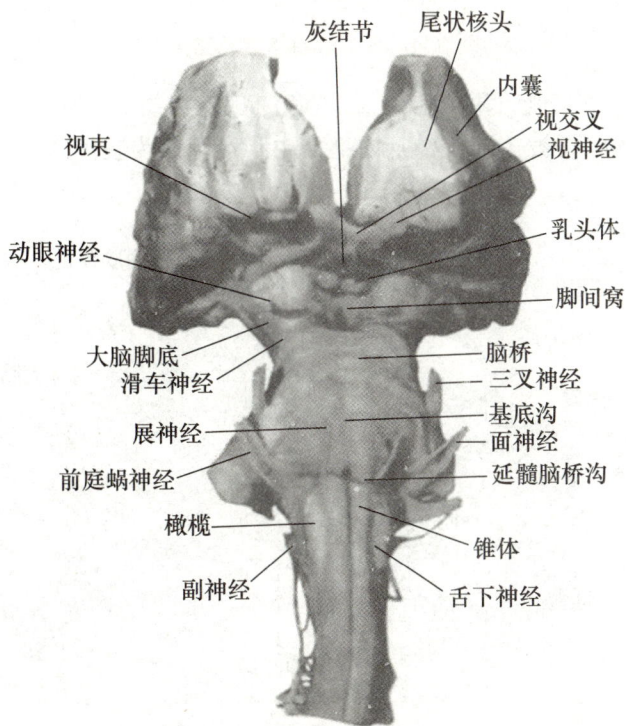

灰结节
尾状核头
内囊
视交叉
视神经
视束
动眼神经
乳头体
脚间窝
大脑脚底
滑车神经
脑桥
三叉神经
展神经
基底沟
前庭蜗神经
面神经
延髓脑桥沟
橄榄
锥体
副神经
舌下神经

图 6-1-14　脑干（腹侧面）

　　中脑背面有 2 对隆起，上方1对为上丘，是视觉反射中枢，下方1对为下丘，是听觉反射中枢。下丘的下方有滑车神经根附着，它是唯一自脑干背侧出脑的脑神经。在中脑有一贯穿中脑全长的纵行管道，称中脑水管。

　　（3）第四脑室位于脑桥、延髓和小脑间，形如四棱锥。其底即菱形窝，顶朝向小脑。第四脑室向下通延髓和脊髓中央管，向上与中脑水管相通，并与正中孔和第四脑室外侧孔与蛛网膜下隙相通（图 6-1-15）。

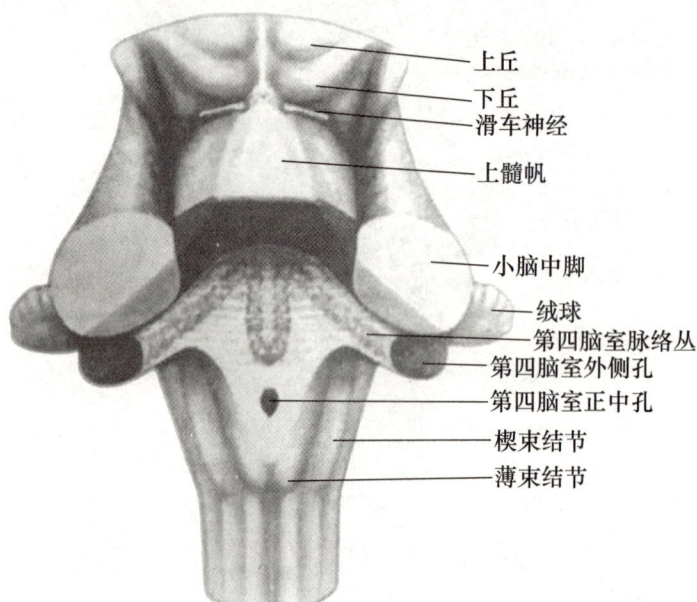

图 6-1-15　第四脑室脉络组织

上丘
下丘
滑车神经
上髓帆
小脑中脚
绒球
第四脑室脉络丛
第四脑室外侧孔
第四脑室正中孔
楔束结节
薄束结节

　　2. 脑干内部结构　脑干由灰质、白质和网状结构组成。脑桥内部分为腹侧的脑桥基底部和背部的脑桥被盖部。中脑内部借中脑水管分为腹侧的大脑脚和背侧的顶盖（图 6-1-16）。

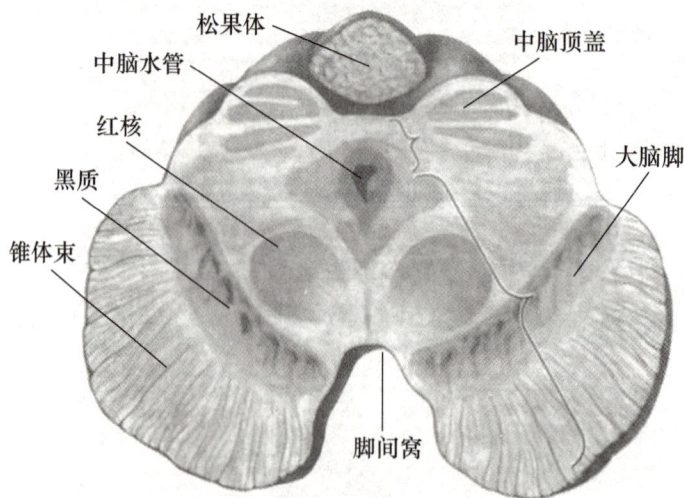

松果体
中脑水管
红核
黑质
锥体束
中脑顶盖
大脑脚
脚间窝

图 6-1-16　平中脑上丘横切面

（1）灰质：脑干灰质分散成团块，即神经核，包括与脑神经有关的脑神经核与脑神经无关的非脑神经核。

①脑神经核：分躯体运动核、内脏运动核、躯体感觉核和内脏感觉核。脑神经核名称和位置与其相连的脑神经的名称和连脑部位大致对应，是脑神经纤维起始或终止部。如面神经核发出纤维加入面神经，主要支配面肌；三叉神经脊束核接受三叉神经的传入神经，传导头面部的温度觉、痛觉。

②非脑神经核：参与构成各种神经传导通路或反射通路。薄束核和楔束核分别位于延髓薄束结节和楔束结节的深面，是薄束和楔束的终止核，传导躯干、四肢的本体感觉和精细触觉。红核位于中脑上丘平面的被盖部，呈圆柱状。黑质是位于中脑被盖与大脑脚底的板状灰质，含黑色素和多巴胺等递质。临床上因黑质病变，多巴胺减少，可引起震颤麻痹。

（2）白质：

①上行（感觉）传导束：主要有内侧丘系、脊髓丘系、三叉丘系和外侧丘系。

A. 内侧丘系：由薄束核与楔束核发出的纤维呈弓状行至中央管腹侧，并与对侧纤维交叉，形成内侧丘系交叉。交叉后的纤维在中线两侧折而上行，形成内侧丘系，传导对侧躯干四肢的本体感觉和精细触觉。

B. 脊髓丘系：又称脊髓丘脑束，脊髓丘脑束进入脑干后，上行于内侧丘系的背外侧，终于丘脑的腹后外侧核，传导对侧躯干及四肢的温度觉、痛觉、粗触觉。

C. 三叉丘系：由三叉神经脑桥核和三叉神经脊束核发出的交叉至对侧，组成三叉丘系，行于内侧丘系的背外侧，终于背侧丘脑的腹后内侧核，传导对侧头面部的触觉、痛觉和温度觉。

②下行（运动）传导束：主要是锥体束。

锥体束（pyramidal tract）从大脑皮质躯体运动区发出，控制骨骼肌随意运动。锥体束分为 2 部分：A. 皮质核束，在下行过程中陆续止于各脑神经运动核。B. 皮质脊髓束，在延髓形成锥体，其中大部分纤维在锥体下端互相交叉，形成锥体交叉，交叉后纤维在脊髓外侧索内下行，称皮质脊髓侧束；小部分纤维不交叉，在同侧脊髓前索内下行，称皮质脊髓前束。

③网状结构：在脑干内，除脑神经核、非脑神经核和上行纤维束、下行纤维束外，还有一些交织的纤维，其间散布着大小不等的神经核团，这些区域称脑干网状结构。网状结构是中枢神经系统的整合中心，在维持大脑皮质清醒和警觉，调节躯体运动和内脏活动及睡眠的发生和抑制等方面有重要作用。

3. 脑干的功能　脑干具有传导功能，能承上启下地传导各种上、下行神经冲动。这些传导可以是穿过脑干或先在脑干内中继后再向上或向下传导。例如，脊髓丘系和皮质脊髓束纵贯脑干上行和下行，而薄束、楔束在脑干中继后发出纤维构成内侧丘系再上行。脑干内也有一些重要的生命中枢，如延髓网状结构的某些核团与心血管、呼吸运动有关，严重损伤后可危及生命。脑干还有一些重要的反射中枢，如中脑的瞳孔对光反射中枢、脑桥的角膜反射中枢等。

（二）小脑

1. 小脑（cerebellum）的外形　小脑两侧膨大的部分，称小脑半球；中间狭窄的部分，称小脑蚓。小脑上面平坦，半球上面前 1/3 与后 2/3 交界处有一深沟，称原裂。在小脑半球下面，靠近小脑蚓两侧有 1 对隆起，称小脑扁桃体。小脑扁桃体紧邻延髓和枕骨大孔的两侧，当颅内压增高时，可被挤入枕骨大孔，形成枕骨大孔疝或者小脑扁桃体疝，压迫延髓内的呼吸中枢与心血管中枢危及生命。

2. 小脑的分叶和分区　根据小脑的发生、功能和纤维联系，可把小脑分为 3 叶。绒球小结叶位于小脑下面的最前部，包括半球上的绒球和小脑蚓前端的小结，两者之间以绒球脚相连。前叶为小脑上面原裂以前的部分。后叶为原裂以后的部分，占小脑的大部分（图 6-1-17）。

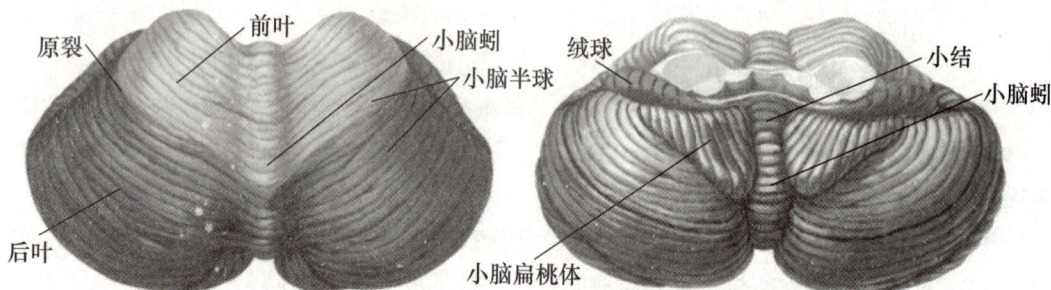

图 6-1-17　小脑的形态结构

绒球小结叶在进化上出现最早，又称原小脑。前叶和后叶合称小脑体，由内侧向外侧可分为 3 个纵区，即蚓部、中间部和外侧部。蚓部和中间部在种系发生上晚于绒球小结叶，称旧小脑。外侧部在进化过程中出现最晚，称新小脑。

3. 第四脑室　位于延髓、脑桥和小脑之间。底为菱形窝，顶朝向小脑，向下通过脊髓中央管，上借中脑水管与第三脑室相通，借一个正中孔和两个外侧孔与蛛网膜下隙相通。

> **［知识链接］◆**
>
> **小脑损伤临床表现**
>
> 　　小脑蚓损伤时，患者表现为患侧肢体共济失调，站立不稳、行走时两腿间距过大、步态蹒跚；若小脑半球损伤，患者表现为患侧肢体共济失调，运动时关节和肌肉间不协调，不能用手准确指鼻（指鼻试验阳性），不能快速交替运动，肢体呈不随意、有节奏的摆动，接近标准时摆动加剧（意向性震颤），同时患者出现肌张力低下、眼球震颤。

（三）间脑

间脑位于中脑和端脑之间，除腹侧面的一部分露于表面外，其他部分都被大脑半球所掩盖，两侧间脑之间的窄腔称第三脑室。间脑包括背侧丘脑、后丘脑、上丘脑、底丘脑和下丘脑。下面主要介绍背侧丘脑和下丘脑（图6-1-18）。

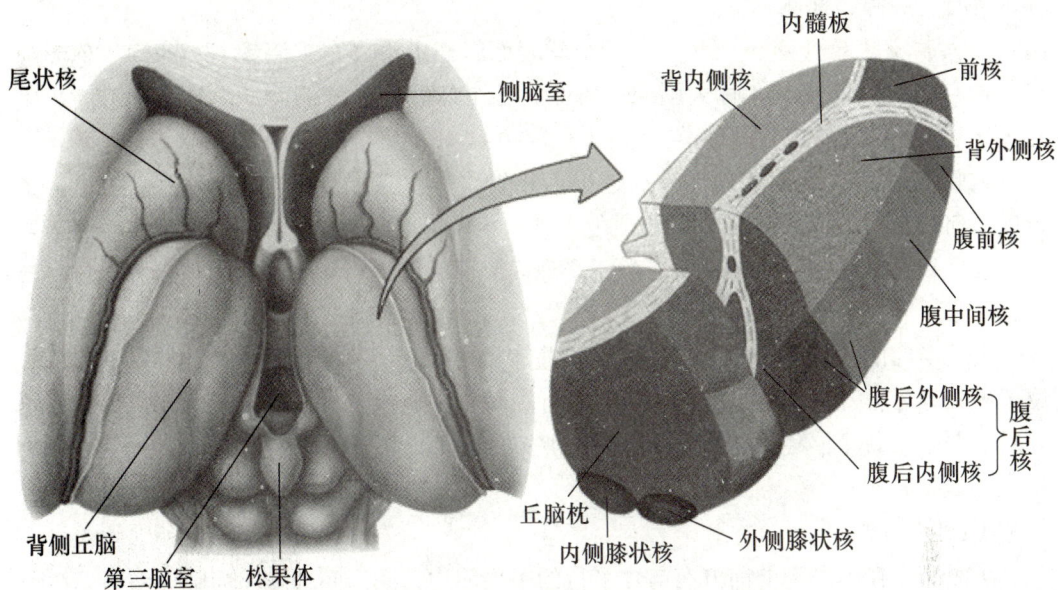

图 6-1-18 间脑（上面观）和背侧丘脑主要核团示意图

1. **背侧丘脑** 又称丘脑，为 2 个卵圆形的灰质团块，左右各一。每个卵圆形的灰质团块又被"Y"形的白质内髓板分为丘脑前核、丘脑内侧核和丘脑外侧核。背侧丘脑后下方有 1 对隆起，分别称为内侧膝状体和外侧膝状体，与听觉冲动、视觉冲动传导有关（图6-1-18）。

2. **下丘脑** 位于背侧丘脑的前下方，主要由视交叉、灰结节和乳头体构成，灰结节向下移行为漏斗，其末端连有垂体。下丘脑是自主性神经的皮质下中枢，与某些激素的分泌、情绪反应、某些代谢（如水、盐、糖类、脂肪等代谢）的调节和体温、心血管运动、呼吸运动的调节以及食欲、睡眠、觉醒、生物钟（或昼夜节律）等的调节均有关系。

3. **第三脑室** 是背侧丘脑和下丘脑之间的狭窄腔隙。前借室间孔与端脑内的侧脑室相连，后借中脑水管与第四脑室相通。

【知识链接】

垂体瘤

垂体瘤是一组从垂体前叶和后叶及颅咽管上皮残余细胞发生的肿瘤。临床上有明显症状者约占颅内肿瘤的 10%。男性略多于女性，垂体瘤通常发生于青壮年时期，常常会影响患者的生长发育、生育功能、学习和工作能力。临床表现为激素分泌异常症群、肿瘤压迫垂体周围组织的症群、垂体卒中和其他垂体前叶功能减退表现。

（四）端脑

端脑（telencephalon）是脑的最发达部位，被大脑纵裂分为左、右两侧大脑半球，借胼胝体相连。大脑半球与小脑之间有大脑横裂。大脑半球表面有一层灰质，称大脑皮质，深部白质为大脑髓质。位于髓质内的灰质核团，称基底核。左大脑半球、右大脑半球内各有一腔隙，称侧脑室。

1. 大脑半球的外形和分叶 大脑半球表面凹凸不平，布满深浅不一的沟，称大脑沟。沟与沟之间的隆起，称大脑回。每侧大脑半球分为上外侧面、内侧面和下面，以3条沟为界分为5个叶（图6-1-19、图6-1-20）。

大脑半球上3条恒定的沟分别是：①外侧沟，大部在大脑半球上外侧面，是一条自前下向后上行的深裂；②中央沟，在半球上外侧面，自半球上缘中点稍后方向前下斜行，几乎到达外侧沟；③顶枕沟，位于半球内侧面后部，自胼胝体后端稍后方，斜向后上，并略延伸至半球的上外侧面。

大脑半球的5个叶分别是：①额叶，位于中央沟前方、外侧沟上方部分；②顶叶，位于中央沟后方、外侧沟上方部分；③颞叶，位于外侧沟下方部分；④枕叶，位于顶枕沟后下方；⑤岛叶，藏在外侧沟的深部，被额、顶、颞叶所覆盖。

2. 大脑半球的主要沟回

（1）上外侧面：

①额叶：在中央沟的前方有与之平行的中央前沟，两沟间的脑回为中央前回。在中央前沟的前方有2条近水平方向的沟，分别为额上沟和额下沟。额上沟以上部分为额上回，额上沟、额下沟间为额中回，额下沟以下为额下回。

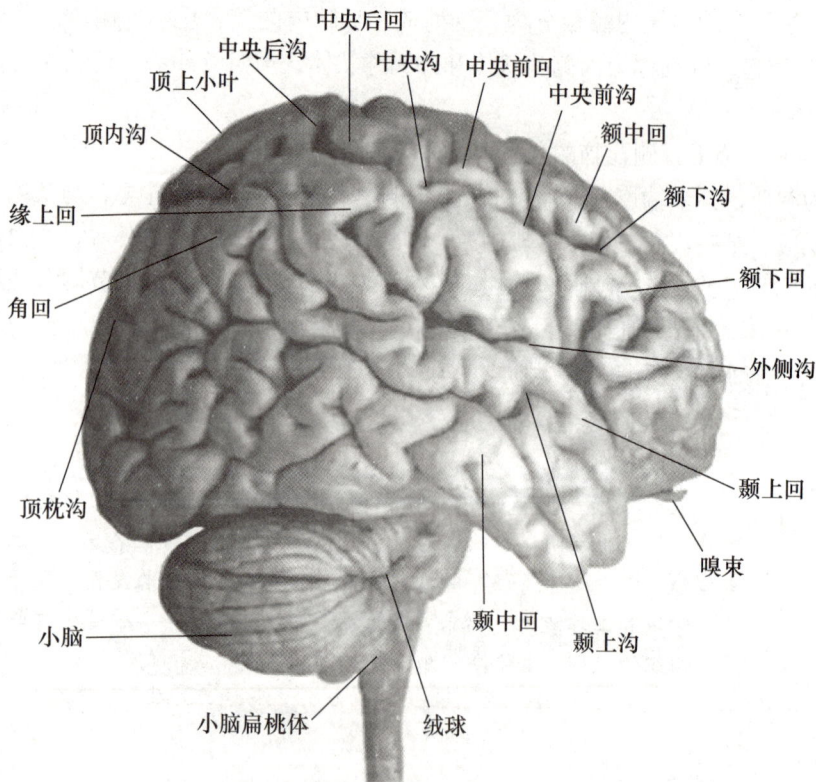

图6-1-19 大脑半球（外侧面）

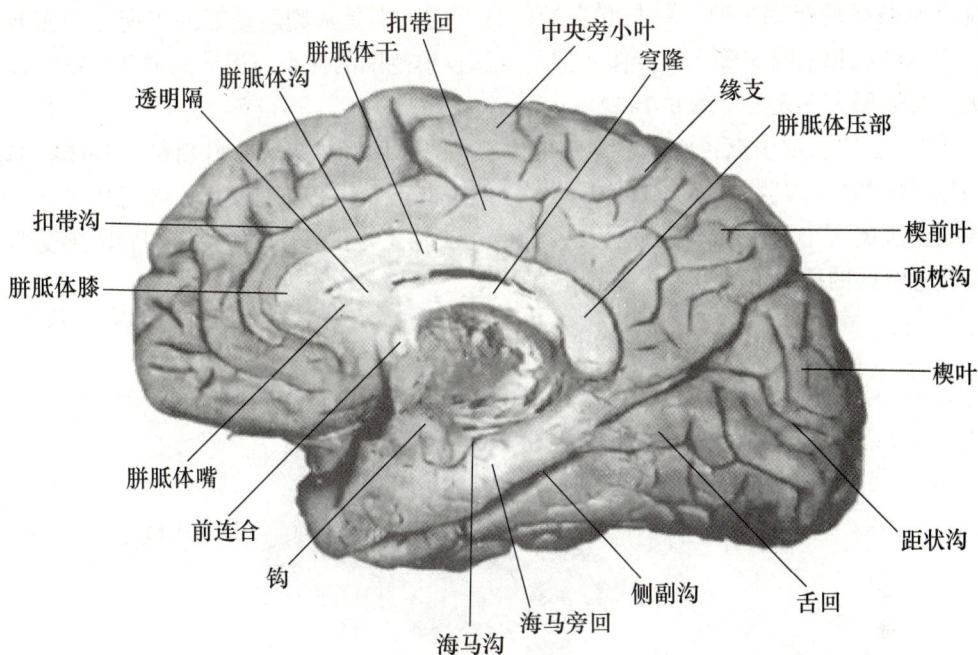

图 6-1-20　大脑半球

②顶叶：在中央沟的后方有与之平行的中央后沟，两沟间的脑回为中央后回，后方有水平方向的顶内沟，将中央后沟后方的顶叶分为顶上小叶和顶下小叶。

③颞叶：在外侧沟下方有与之平行的颞上沟和颞下沟，颞上沟上方为颞上回。在颞上回后部、外侧沟下壁处，有数条斜行短回，称颞横回。上、下沟间为中回，颞下沟以下为颞下回。

（2）内侧面：大脑半球内侧面中部有前后方向略呈弓形的纤维束断面，称胼胝体，围绕在胼胝体背面的环行沟，称胼胝体沟。其上方的脑回，称扣带回。扣带回中部背侧，有中央前回、中央后回在半球内侧面的延续部，合称中央旁小叶。自胼胝体后端下方开始，有一弓形伸向枕叶的深沟，称距状沟。

（3）底面：额叶下方有 1 对椭圆形的嗅球。其后端缩窄，向后延为嗅束。嗅球和嗅束与嗅觉冲动传导有关。在距状沟前下方，自枕叶向前伸向颞叶的沟，称侧副沟。侧副沟内侧的脑回，称海马旁回。海马旁回前端弯成钩形，称钩。

3. 大脑皮质功能定位　人类在长期进化过程和自身实践活动中，通过感觉器官接受不同的刺激，在大脑皮质的一定部位形成反应。于是大脑皮质的某些部位，逐渐形成接受某刺激，并完成某一反射活动的较集中区域，这些区域的大脑皮质，便相对地形成特定功能，称大脑皮质的功能定位。具有临床实践意义的功能区如下（图 6-1-21）。

（1）躯体运动中枢：躯体运动中枢位于中央前回和中央旁小叶的前部。该区对全身骨骼肌运动的管理有一定的局部定位关系，其特点为：①上下颠倒，即头在下，足在上，但头部正立；中央前回最上部和中央旁小叶前部与下肢运动有关，中部与躯干、上肢的运动有关，下部与面、舌、咽、喉的运动有关；②左、右交叉支配，即一侧运动区支配对侧肢体的运动，但一些与联合运动有关的肌则受两侧运动区的支配，如面上部肌、眼球外肌和咀嚼肌等；③身体各部代表区投射范围的大小与运动的灵巧、精细程度有关，与体形大小无关（图6-1-22）。

（2）躯体感觉中枢：躯体感觉中枢位于中央后回和中央旁小叶后部，身体各部投影与运动区相似，其特点为：①上下颠倒，但头部正立；②左右交叉；③身体各部代表区投射范围的大小取决于该部感觉敏感程度，与体形大小无关，如手指和唇的感受器最密，在感觉区的投射范围最大（图6-1-23）。

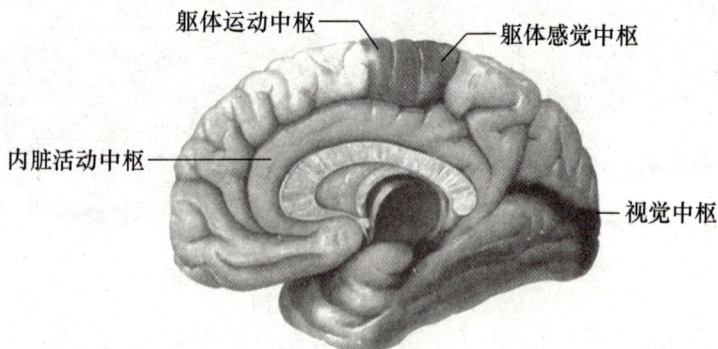

图6-1-21　大脑皮质功能定位

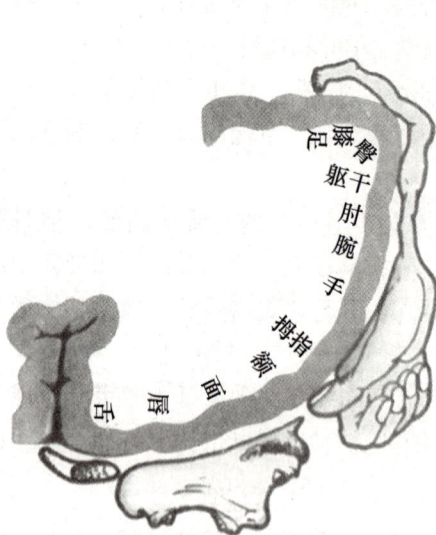

图6-1-22　躯体运动功能定位

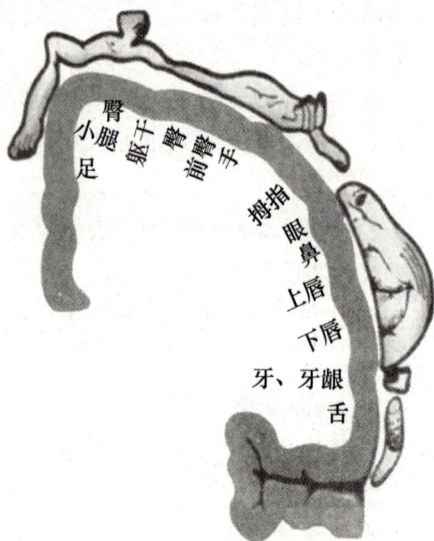

图6-1-23　躯体感觉功能定位

（3）听觉中枢：听觉中枢位于颞横回。该区域接受内侧膝状体的投射纤维。每侧听区接受来自双耳的听觉冲动，因此，一侧听区受损，可使听力下降，但是不会完全耳聋。

（4）视觉中枢：视觉中枢位于距状沟上、下方的枕叶皮质。该区域接受外侧膝状体的投射纤维。一侧视区受损，会出现双眼对侧视野的同向性偏盲。

（5）语言中枢：人类大脑皮质上具有相应的语言中枢，如书写、说话、听话和阅读等中枢。①书写中枢：位于额中回后部。若此中枢受损，手虽然仍具有运动功能，但不能完成写字、绘图等精细动作，称失写症。②运动性语言中枢：又称说话中枢，位于额下回后部。若此区受损，患者虽能发音，但不能说出有意义的语言，称运动性失语症。③听觉性语言中枢：又称听话中枢，位于上回后部。若此中枢受损，患者虽能听到别人讲话，但不能理解讲话人的意思，自己讲的话也同样不能理解，称感觉性失语症。④视觉性语言中枢：又称阅读中枢，位于角回。若此中枢受损，患者视觉虽无障碍，但不能理解文字符号的意义，称失读症。

> **【知识链接】◆**
>
> ### 左、右大脑半球功能
>
> 在长期的进化和发育过程中，大脑皮质的结构和功能得到了高度分化。两侧大脑半球在解剖结构和功能上都有不对称性。左侧大脑半球与语言、意识、数学、逻辑分析等密切相关；右侧大脑半球主要接受非语言信息、音乐、图形与时空概念。左、右大脑半球各有优势，二者相互协调和配合，共同完成各种高级神经活动。

4. 端脑内部结构

（1）基底核：为大脑半球髓质内的灰质团块，因位置靠近脑底面得名，包括尾状核、豆状核、屏状核和杏仁体（图 6-1-24）。

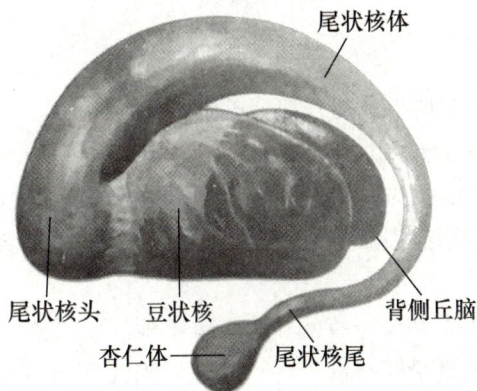

图 6-1-24 基底核

①尾状核：弯曲如弓，由头、体、尾 3 部分构成。

②豆状核：位于背侧丘脑外侧，被白质板分为内侧部、中间部和外侧部。内侧部和中间部合称苍白球，外侧部最大，称壳。

豆状核和尾状核合称纹状体。在种系发生上，苍白球是较古老的结构，称旧纹状体。尾状核及壳属于较新的结构，合称新纹状体。纹状体是锥体外系的组成部分，在调节躯体运动中起到重要作用。

③杏仁体：连于尾状核末端，与内脏活动有关。

④屏状核：位于岛叶皮质与豆状核之间，功能不清。

基底核主要参与随意运动的稳定和肌张力的调控等。临床上，基底核损害所引起功能障碍分为 2 类：一类是运动过少、面肌张力亢进的综合症群，如帕金森病；另一类是肌张力减退的综合症群，如舞蹈病。

（2）大脑髓质：位于皮质的深面，由大量纤维束构成，可为分以下 3 种（图 6-1-25）。

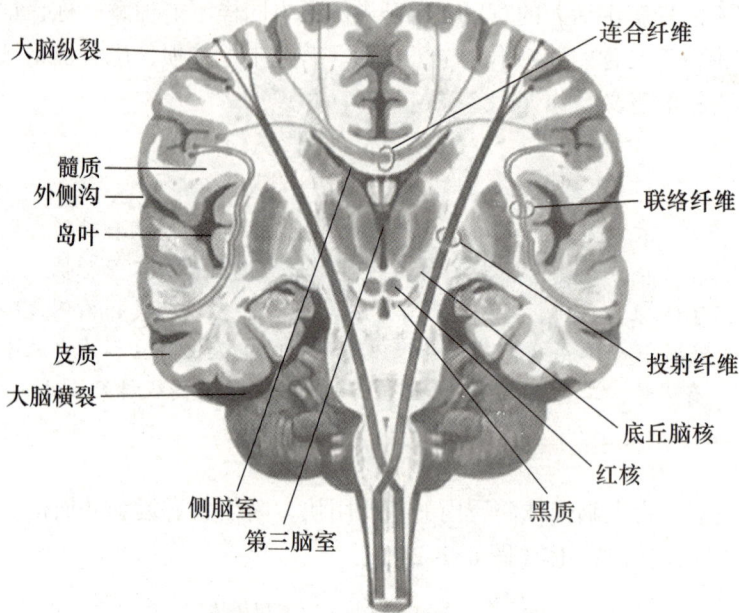

图 6-1-25　大脑冠状切面

①联络纤维：是联络同侧半球内各部分皮质的纤维。

②连合纤维：是连接左、右大脑半球的纤维，如胼胝体。

③胼胝体：位于大脑纵裂的底部，由连合左、右半球新皮质的纤维构成。

（3）投射纤维：是连接大脑皮质和皮质下结构的上、下行纤维，这些纤维大部分通过内囊。

内囊（internal capsule）是位于背侧丘脑、尾状核与豆状核之间的白质板。

大脑水平切面上，内囊呈开口向外的"＞＜"形（图 6-1-26），位于豆状核与尾状核之间的部分，称内囊前肢；位于豆状核和背侧丘脑之间称内囊后肢，有皮质脊髓束、丘脑中央辐射、视辐射和听辐射等纤维通过；内肢的相接部分称内囊膝，有皮质核束通过。一侧内囊损伤时，可出现对侧半身觉障碍、对侧半身躯体运动障碍和双眼对侧半视野同向性偏盲，即所谓的"三偏综合征"。

（4）侧脑室：位于大脑半球内，为左、右对称的腔隙，分为 4 部分。中央部位于顶叶内；前角是伸向额叶内的部分；后角是伸入枕叶内的部分；下角是伸入颞叶内的部分。侧脑室脉络丛位于中央部和下角内，是产生脑脊液的主要部分，侧脑室的脑脊液经室间孔流入第三脑室（图 6-1-27）。

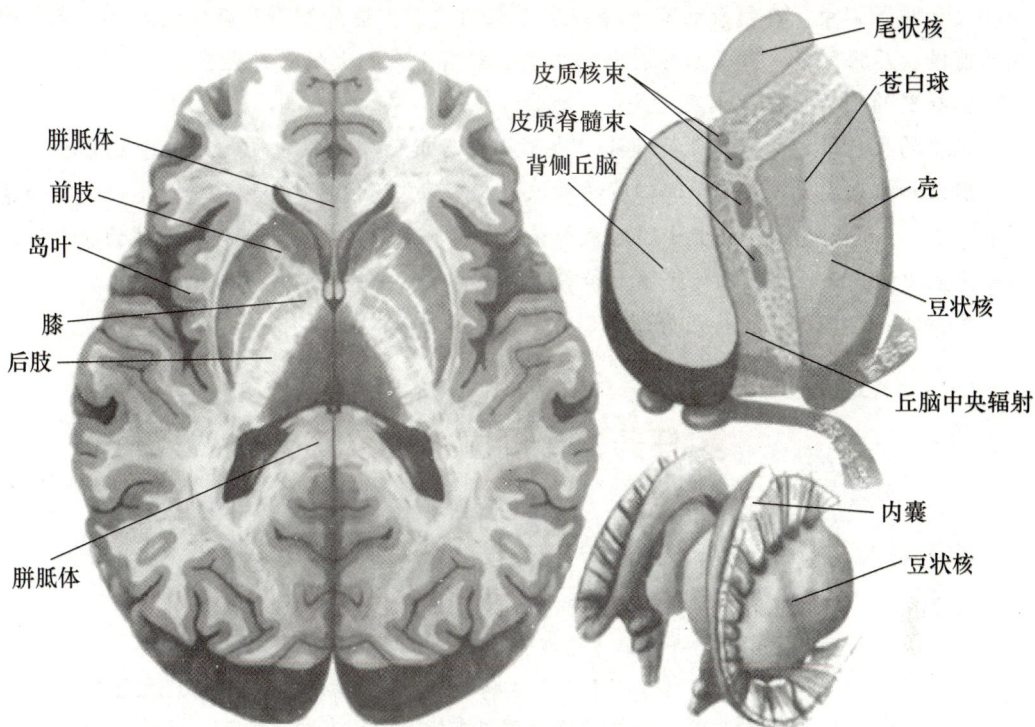

尾状核
皮质核束
皮质脊髓束
背侧丘脑
胼胝体
前肢
岛叶
膝
后肢
胼胝体
苍白球
壳
豆状核
丘脑中央辐射
内囊
豆状核

图 6-1-26　右侧内囊

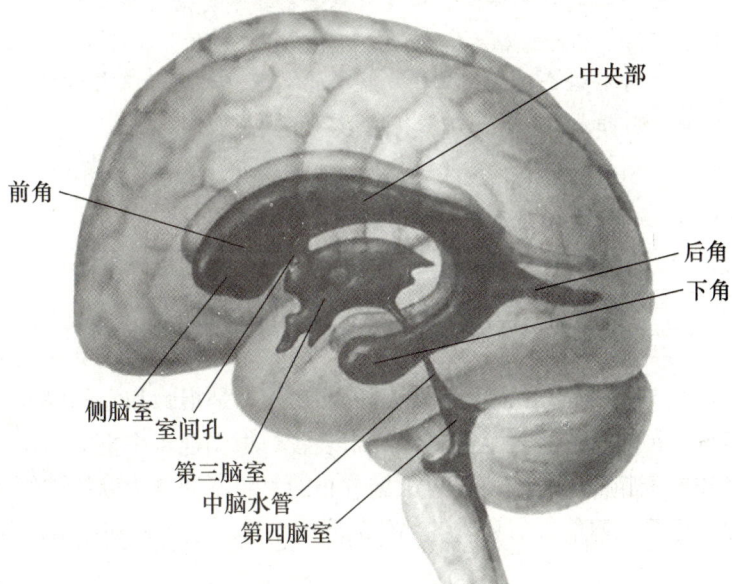

中央部
前角
后角
下角
侧脑室
室间孔
第三脑室
中脑水管
第四脑室

图 6-1-27　脑室投影示意图

【案例分析】

1. 脊髓形态：脊髓呈前后略扁的圆柱形，全长粗细不等，与 31 对脊神经相连，有颈膨大和腰骶膨大。脊髓表面有 6 条纵贯全长的沟裂，前外侧沟和后外侧沟分别有脊神经的前根、后根附着。每条后根在与前根会合前有 1 个膨大的脊神经节。

2. 脊髓的上下行传导束及功能：

主要的上行纤维束：薄束和楔束、脊髓小脑后束、脊髓小脑前束、脊髓丘脑束。

薄束和楔束主要传导躯干和四肢的意识性本体感觉（位置觉、振动觉、运动觉）和精细触觉（两点辨别觉）。脊髓小脑后束和脊髓小脑前束均传导躯干下部和下肢的非意识性本体感觉冲动。脊髓丘脑束传导躯干和四肢的浅感觉（痛觉、温度觉、粗略触觉）。

主要的下行纤维束：皮质脊髓束、皮质脊髓束支配对侧肢体骨骼肌活动。

■ 任务二　周围神经系统

案例导入 ◆

患者，女，50 岁，职员。

主诉：右手指麻木 2 年，症状加重 3 个月。

现病史：患者有右手麻木病史 2 年，起初，症状只出现在晨起时，在就诊前 3 个月，夜间可因手指麻醒。在白天驾车，长时间持电话时手指麻木加重。抱怨右手所有的手指已经受累，有时在腕和前臂的感觉异常并伴有疼痛。患者拇指不灵活，与其他手指对捏力量下降。门诊行相关检查后，拟"腕管综合征"收住入院。

专科检查：桡侧三指皮肤感觉减退，大鱼际肌肉萎缩，拇指内收、对指无力，正中神经 Tinel 征阳性。

思　考

1. 正中神经是由哪个脊髓节段分支而来？
2. 正中神经损伤的主要特征是什么？
3. 作为康复工作人员，对患者有哪些康复建议？

周围神经系统（peripheral nervous system，PNS）是指脑和脊髓以外的所有神经结构，包括神经节、神经干、神经丛及神经终末装置。根据连于中枢的部位不同分为连于脊髓的脊神经和连于脑的脑神经；还可根据分布的对象不同分为躯体神经系统和内脏神经系统。周围神经系统担负着与身体各部分的联络工作，起传入和传出信息的作用。

一、脊神经

脊神经（spinal nerve）连接于脊髓，分布在躯干、腹侧面和四肢的肌肉中，主管颈部以下的感觉和运动。脊神经由脊髓发出，主要支配身体和四肢的感觉、运动和反射。

脊神经共 31 对。每对脊神经连于一个脊髓节段，每对脊神经借前根连于脊髓前外侧沟；借后根连于脊髓后外侧沟。前根属运动性的，后根属感觉性的，两者在椎间孔处合成 1 条脊神经。因此，脊神经既含感觉神经纤维，又含运动神经纤维，为混合性的。脊神经后根在椎间孔附近有椭圆形的膨大，称脊神经节（spinal ganglion）（图 6-2-1）。

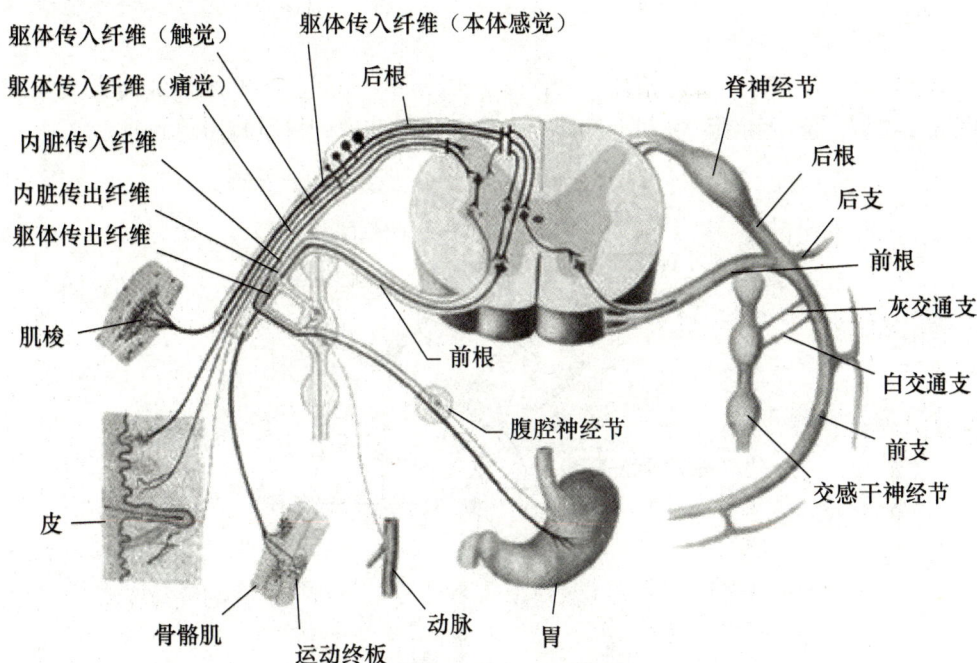

躯体传入纤维（触觉）
躯体传入纤维（痛觉）
躯体传入纤维（本体感觉）
后根
内脏传入纤维
内脏传出纤维
躯体传出纤维
肌梭
前根
皮
骨骼肌
运动终板
动脉
胃
腹腔神经节
脊神经节
后根
后支
前根
灰交通支
白交通支
前支
交感干神经节

图 6-2-1　脊神经的组成和分布

31 对脊神经分为 5 部分，包括 8 对颈神经、12 对胸神经、5 对腰神经、5 对骶神经和 1 对尾神经。

脊神经为混合性神经，感觉纤维传导来自躯体和内脏的感觉冲动，运动纤维分别控制骨骼肌和平滑肌、心肌、腺体。在混合性的脊神经中含有 4 种纤维成分：

（1）躯体感觉纤维：分布于皮肤、骨骼肌、肌腱和关节。将皮肤的浅感觉（痛觉、温觉等）和肌、腱、关节的深感觉（运动觉、位置觉等）冲动传入中枢。

（2）内脏感觉纤维：分布于内脏、心血管和腺体，将这些结构的感觉冲动传入中枢。

（3）躯体运动纤维：分布于骨骼肌，支配其随意运动。

（4）内脏运动纤维：分布于内脏、心血管和腺体，支配心肌、平滑肌的运动，控制腺体的分泌（图 6-2-1）。

脊神经干很短，出椎间孔后立即分为 4 支：前支、后支、脊膜支和交通支。

（1）前支：粗大，为混合性，分布于躯干前外侧，即四肢的肌肉和皮肤等。人类胸神经前支仍然保持进化早期原有的节段性走行和分布，其余各部脊神经前支分别交织成丛，形成了 4 个脊神经丛，即颈丛、臂丛、腰丛和骶丛。由各丛再发出分支分布。

（2）后支：较细，为混合性，经相邻椎骨横突之间或骶后孔向后走行，又分成肌支，分布于项、背、腰、骶部深层肌；皮支分布于枕、项、背、腰、骶、臀部的皮肤。

（3）交通支：为连于脊神经与交感干之间的细支。其中发自脊神经连于交感干的为白交通支，多由有髓纤维构成。而发自交感干连于脊神经的称为灰交通支，多由无髓纤维构成。

（一）颈丛

1. 颈丛的组成和位置　颈丛（cervical plexus）由第 1～4 颈神经前支交织构成（图 6-2-2），位于胸锁乳突肌上部深面，中斜角肌和肩胛提肌起始端的前方。

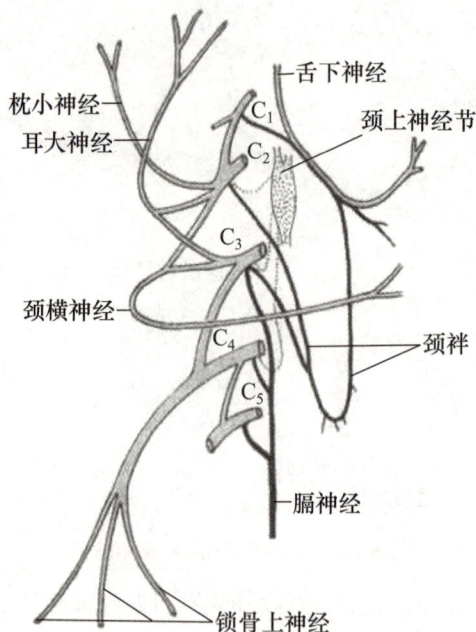

枕小神经—
耳大神经—
颈横神经—
—舌下神经
颈上神经节
C₁
C₂
C₃
C₄
C₅
颈袢
—膈神经
锁骨上神经

图 6-2-2　颈丛的组成及颈袢

2. 颈丛的分支　颈丛分成行向表浅的皮支和至深层肌肉的肌支 2 部分（图 6-2-3、图 6-2-4）。

（1）皮支：较集中于胸锁乳突肌后缘中点附近浅出，再辐射状分布，其浅出位置，是颈部浅层结构浸润麻醉的一个阻滞点。主要分支有：

①枕小神经（C2）：沿胸锁乳突肌后缘上行，分布于枕部及耳郭背面上部的皮肤（图 6-2-3）。

②耳大神经（C2～C3）：沿胸锁乳突肌表面向耳垂方向上行，分布于耳郭及附近皮肤。

③颈横神经（C2～C3）：也称颈皮神经，发出后横过胸锁乳突肌表面向前行，分布至颈部皮肤。常与面神经之间有交通支。

④锁骨上神经（C3～C4）：有 2～4 支，辐射状行向下、外侧，分布于颈侧区、胸壁上部和肩部的皮肤。

（2）肌支：主要支配颈部深层肌、肩胛提肌、舌骨下肌群和膈。重要的肌支为膈神经。

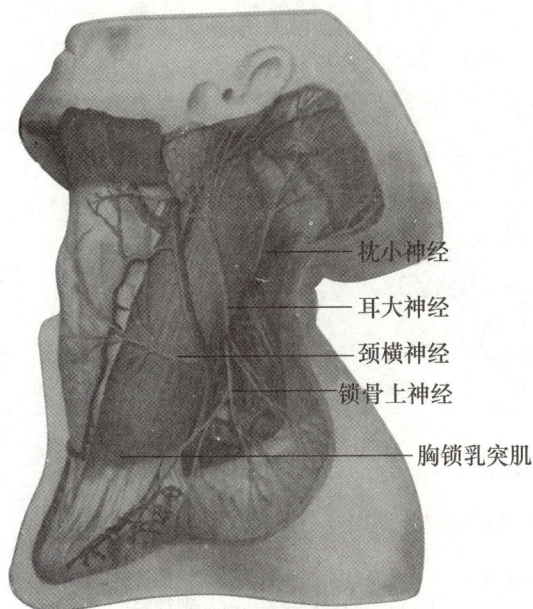

图 6-2-3　颈丛皮支分布

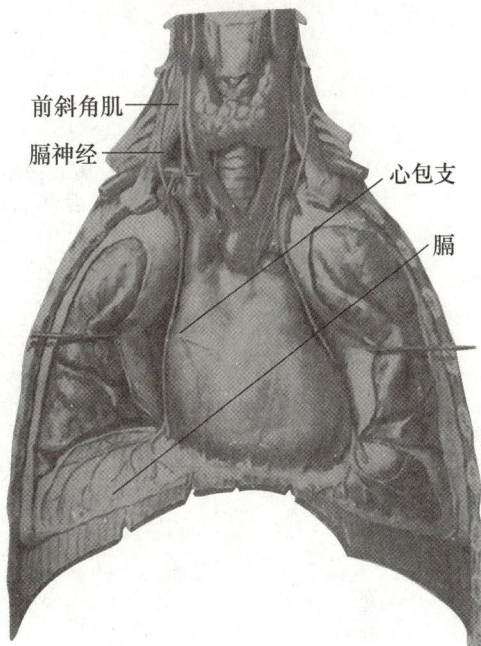

图 6-2-4　膈神经

膈神经（C3～C5）是颈丛中最重要的分支。经前斜角肌前面降至该肌内侧，在锁骨下动脉、锁骨下静脉之间经胸廓上口进入胸腔，在纵隔胸膜与心包之间下行，于膈中心腱附近穿入膈肌。膈神经中的运动纤维支配膈肌，感觉纤维分布于胸膜、心包及膈下面的部分腹膜。膈神经损伤的主要表现是同侧半膈肌瘫痪，腹式呼吸减弱或消失，严重者可有窒息感。膈神经受刺激时可产生呃逆。

（二）臂丛

1. 臂丛的组成和位置　臂丛（brachial plexus）由第 5～8 颈神经前支和第1胸神经前支大部分纤维组成，经斜角肌间隙穿出，位于锁骨下动脉的后上方，继而经锁骨后方进入腋窝。臂丛的 5 个来源反复分支、组合后，最后形成 3 个束（图 6-2-5）。

2. 臂丛的分支　臂丛依据其发出的局部位置分为锁骨上部分支和锁骨下部分支（图 6-2-6）。

（1）锁骨上部分支：多为短肌支，分布于颈深肌、背浅肌（斜方肌除外）、部分胸上肢肌及上肢带肌。主要分支有：

①胸长神经（C5～C7）：起自相应神经根，经臂丛后方进入腋窝，分布于前锯肌和乳房。损伤此神经可引起前锯肌瘫痪，上肢做前推动作时，患侧肩胛骨内侧缘和下角离开胸廓而翘起形成"翼状肩胛"；上臂外展至水平位时不能再向上举。

②肩胛背神经（C4～C5）：起自相应神经根，分布于菱形肌和肩胛提肌。

③肩胛上神经（C5～C6）：起自臂丛的上部，分布于冈上肌、冈下肌和肩关节。肩胛上切迹处神经最易受损伤，表现为冈上肌、冈下肌无力，肩关节疼痛等症状。

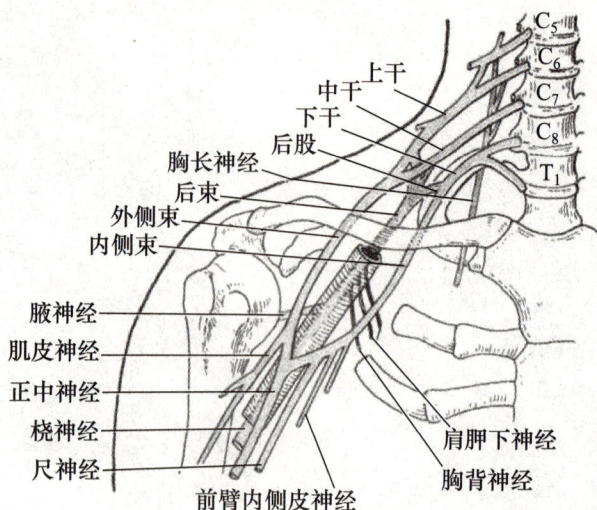

图 6-2-5　臂丛组成模式图

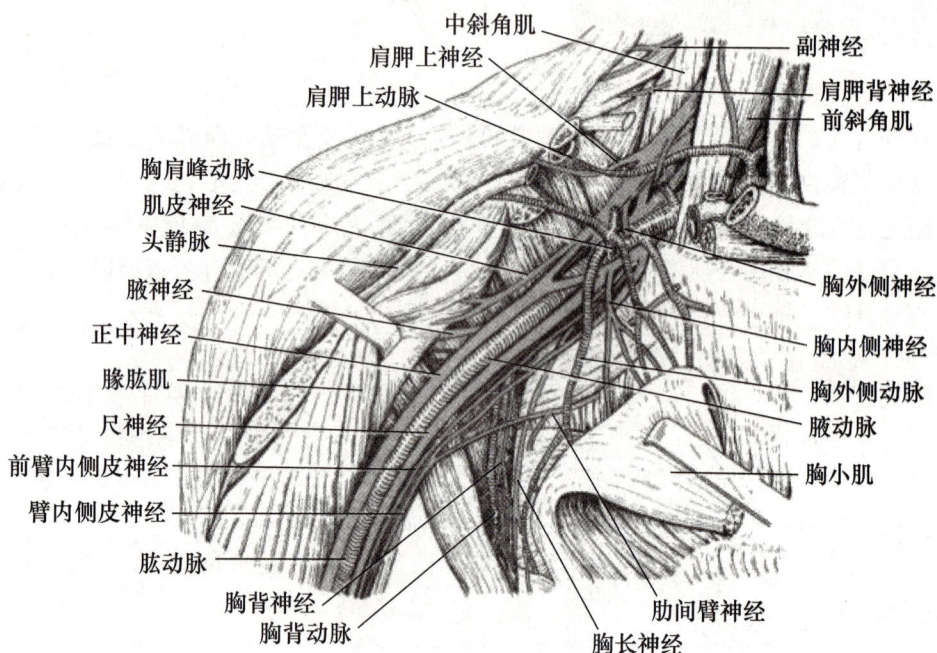

图 6-2-6　臂丛及其分支

（2）锁骨下部分支：分别发自 3 个束，主要有以下几个分支。

①腋神经（C5～C6）：发自臂丛后束，与旋肱后血管伴行向后外，穿过腋窝后壁的四边孔，绕肱骨外科颈至三角肌深面，发出的肌支分布于三角肌和小圆肌；而其皮支称为臂外侧上皮神经，自三角肌后缘穿出，分布于肩部、臂外侧区上部的皮肤。

肱骨外科颈骨折、肩关节脱位或被腋杖压迫，都可造成腋神经损伤而导致三角肌瘫痪，表现为臂不能外展，肩部和臂外上部皮肤感觉障碍。由于三角肌萎缩，肩部可失去圆隆的外形。

②肌皮神经（C5～C7）：自臂丛外侧束发出后，向外侧斜穿喙肱肌，经肱二头肌与肱肌间下行，肱骨骨折和肩关节损伤时可伴发肌皮神经损伤，此时表现为屈肘无力和前臂外侧部皮肤感觉减弱。

③正中神经（C6～T1）：分别发自臂丛内侧束、臂丛外侧束的内、外侧两根，沿肱二头肌内侧沟下行，并由外侧向内侧跨过肱动脉，与该血管一起行至肘窝。继而向下穿旋前圆肌及指浅屈肌腱弓，在前臂正中下行，于指浅屈肌、指深屈肌间达腕部。在桡侧腕屈肌腱和掌长肌腱之间的深部进入腕管，在掌腱膜深面到达手掌（图6-2-7、图6-2-8）。

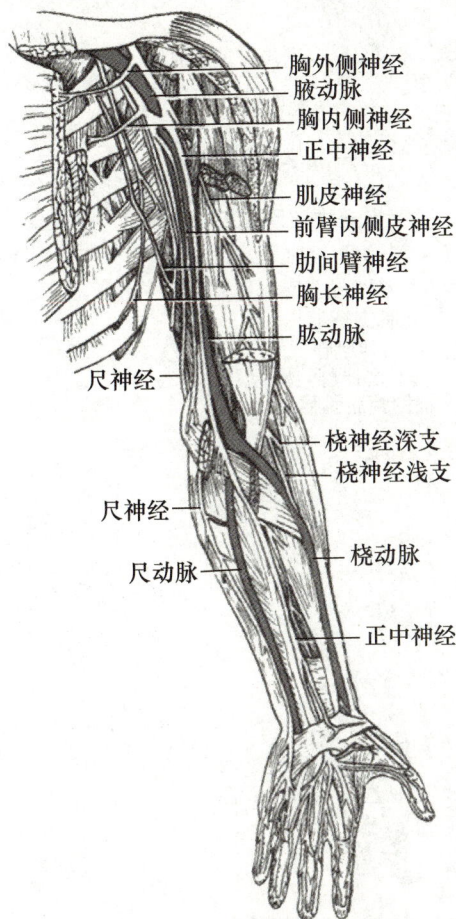

图 6-2-7　上肢的神经左侧（前面）

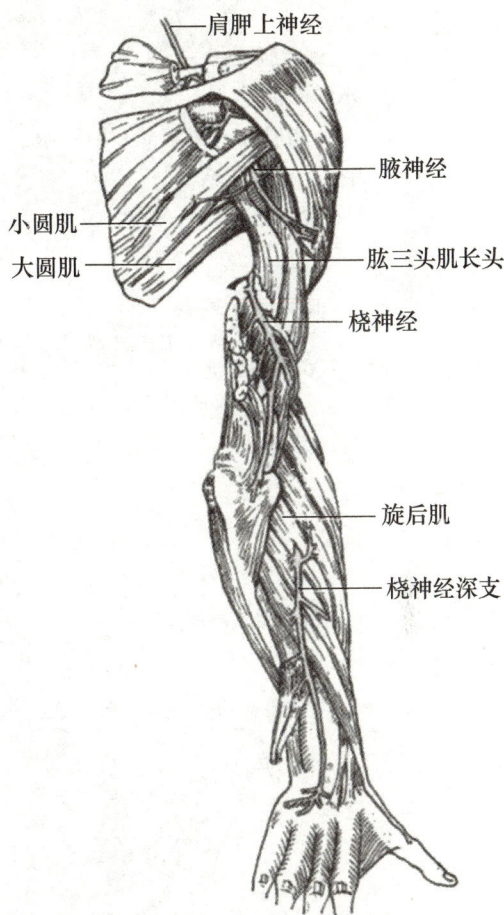

图 6-2-8　上肢的神经右侧（后面）

正中神经在臂部一般无分支。分布于除肱桡肌、尺侧腕屈肌和指深屈肌尺侧半以外的所有前臂前群肌以及附近关节等。手区正中神经分布于第1、2蚓状肌及鱼际肌（拇收肌除外），掌心、桡侧3个半指掌面及其中节和远节指背面的皮肤（图6-2-9、图6-2-10）。

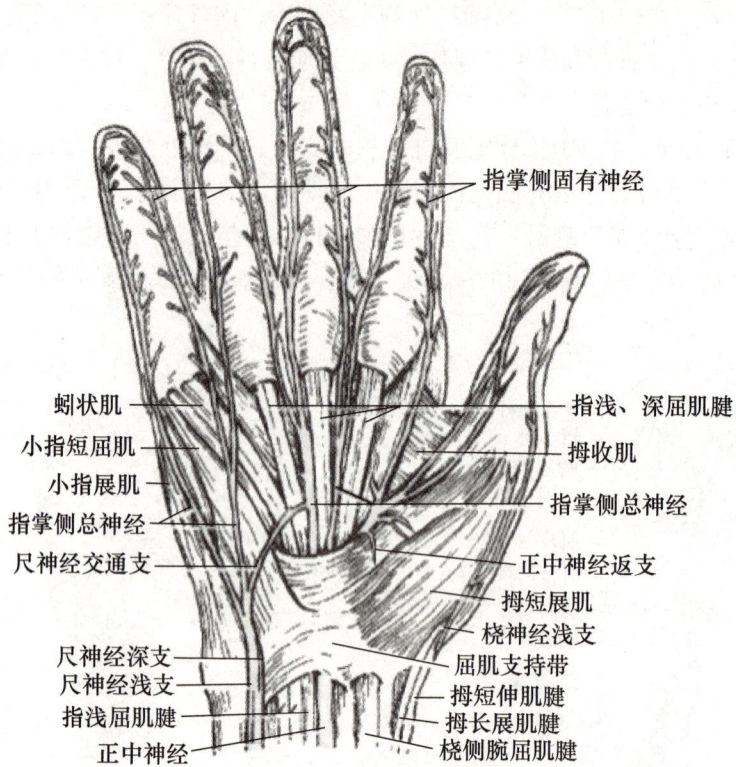

指掌侧固有神经

蚓状肌
小指短屈肌
小指展肌
指掌侧总神经
尺神经交通支

指浅、深屈肌腱
拇收肌
指掌侧总神经
正中神经返支
拇短展肌
桡神经浅支
屈肌支持带
拇短伸肌腱
拇长展肌腱
桡侧腕屈肌腱

尺神经深支
尺神经浅支
指浅屈肌腱
正中神经

图 6-2-9　手的神经（掌面）

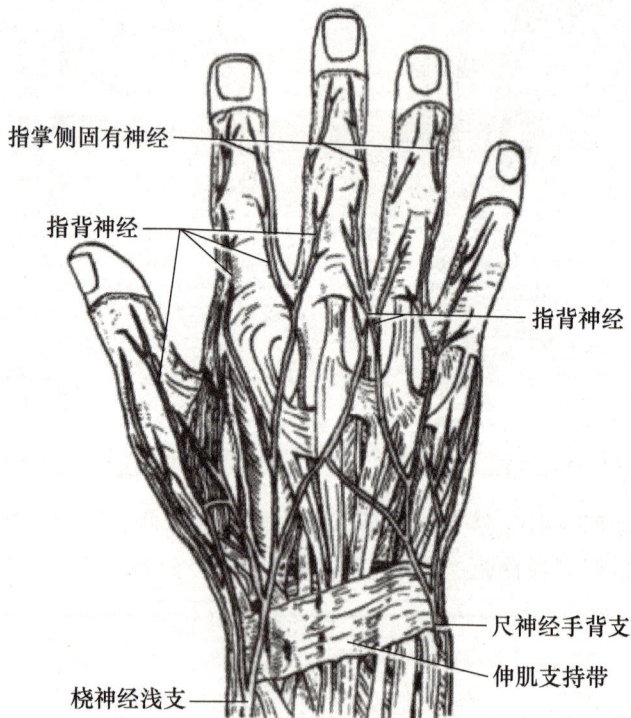

指掌侧固有神经

指背神经

指背神经

尺神经手背支
伸肌支持带

桡神经浅支

图 6-2-10　手的神经（背面）

正中神经在臂部损伤时可累及全部分支，表现为前臂不能旋前，屈腕无力，拇指、示指不能屈曲，拇指不能对掌，鱼际肌萎缩，手掌平坦，称为"猿手"，同时桡侧3个半手指掌面皮肤和桡侧半手掌出现感觉障碍（图6-2-11）。

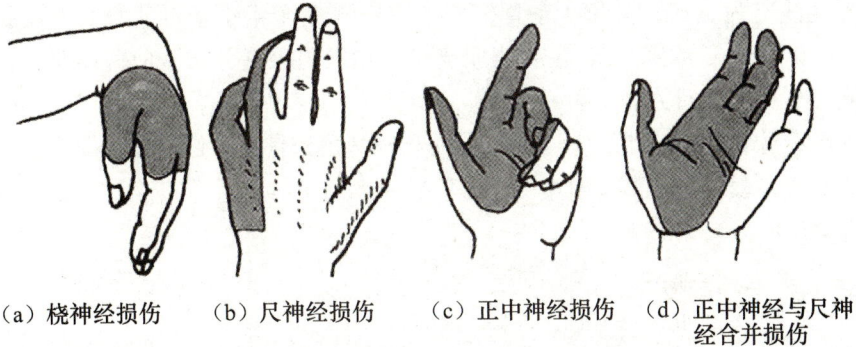

（a）桡神经损伤　　（b）尺神经损伤　　（c）正中神经损伤　　（d）正中神经与尺神经合并损伤

图6-2-11　桡、尺、正中神经损伤时的手形及感觉丧失

④尺神经（C8，T1）：发自臂丛内侧束，在腋动脉、腋静脉之间出腋窝后，沿肱动脉内侧、肱二头肌内侧沟下行，穿内侧肌间隔至肱骨内上髁后方的尺神经沟，继而向下穿过尺侧腕屈肌起端又转至前臂前内侧，在尺侧腕屈肌和指深屈肌间、尺动脉内侧下行，进入手掌。

尺神经在臂部未发出分支，浅支分布于小鱼际、小指和环指尺侧半掌面皮肤。深支分布于小鱼际肌、拇收肌、骨间掌侧肌、骨间背侧肌及第3、4蚓状肌（图6-2-9～图6-2-11）。

尺神经在臂部损伤时，主要表现为屈腕能力减弱，环指和小指远节指关节不能屈曲，小鱼际肌及骨间肌明显萎缩，拇指不能内收，各指不能互相靠拢。同时各掌指关节过伸，出现"爪形手"（图6-2-12）。小指及环指尺侧半皮肤感觉消失。夹纸试验及Froment征阳性，是检查尺神经损伤的方法。

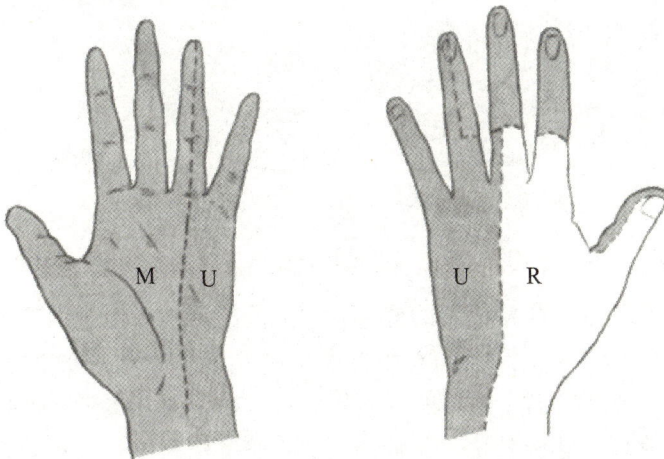

图6-2-12　手部皮肤的神经分布

⑤桡神经（C5～T1）：是臂丛后束发出的最粗大神经。在腋窝内位于腋动脉后方，并伴肱深动脉向下外行。经肱三头肌与肱骨后面的桡神经沟之间，旋向下外行，在肱骨外上髁上方穿过外侧肌间隔至肱桡肌与肱肌之间，在肱骨外上髁前方分为浅、深两终支。桡神经浅支为皮支，分布于手背桡侧半和桡侧 2 个半手指近节背面的皮肤及关节（图 6-2-10）。桡神经深支，主要为肌支，沿途发出分支分布于前臂伸肌、桡尺远侧关节、腕关节和掌骨间关节（图 6-2-7）。

桡神经在肱骨中段或中、下 1/3 交界处和桡骨颈处骨折时最易发生损伤，导致前臂伸肌群的瘫痪，表现为抬前臂时呈"垂腕"状（图 6-2-11），同时第 1、2 掌骨间背面皮肤感觉障碍明显。

（三）胸神经前支

胸神经前支共 12 对，第 1～11 对各自位于相应肋间隙中，称肋间神经（intercostal nerves），第 12 对胸神经前支位于第 12 肋下方，故名肋下神经（subcostal nerve）。肋间神经在肋间内肌和肋间最内肌之间，肋间后血管的下方，沿肋沟前行至腋前线附近离开肋骨下缘，完全行于肋间肌之间。皮支分布于胸侧壁和肩胛区皮肤胸前壁皮肤，胸膜壁层（图 6-2-13）。

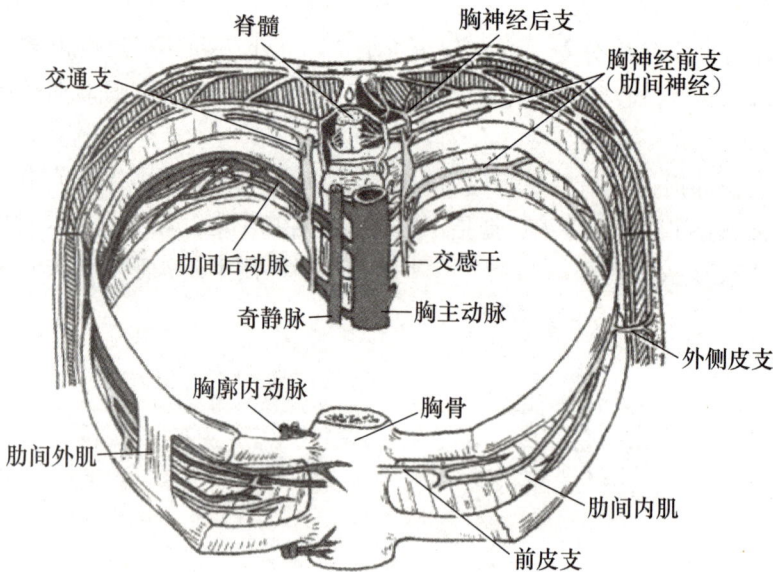

图 6-2-13 肋间神经走行及其分支

胸神经前支在胸壁、腹壁皮肤的分布有明显的节段性，由上向下按神经序数依次排列。如 T2 分布于胸骨角平面，T4 相当于乳头平面，T6 相当于剑突平面，T8 相当于两侧肋弓中点连线的平面，T10 相当于脐平面，T12 则分布于耻骨联合与脐连线中点平面。临床上常以上述胸骨角、肋骨、剑突、脐等作为检查感觉障碍的节段性标志（图 6-2-14）。

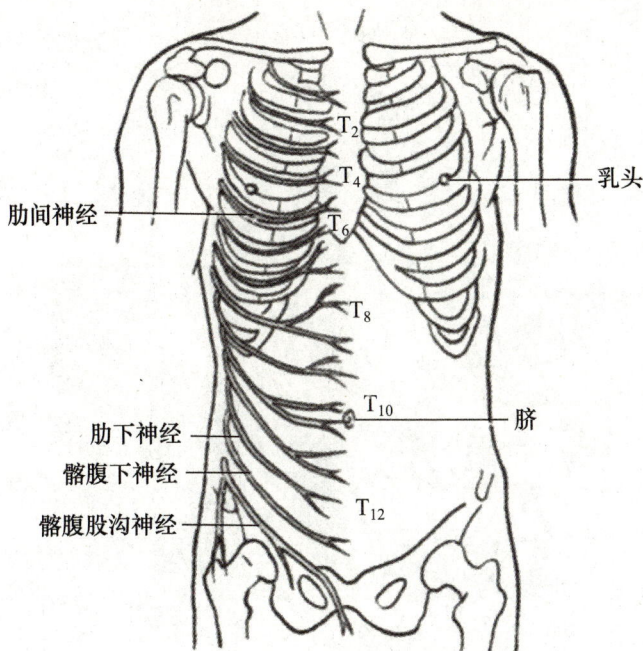

图 6-2-14 躯干皮神经的节段性分布

（四）腰丛

1. 腰丛的组成和位置 腰丛（lumbar plexus）是由第 12 胸神经前支一部分、第 1~3 腰神经前支和第 4 腰神经前支的一部分组成（图 6-2-15）。腰丛位于腰大肌深面腰椎横突前方，除发出支配髂腰肌和腰方肌的肌支外，还发出许多分支分布于腹股沟区、大腿前部和内侧部（图 6-2-16）。

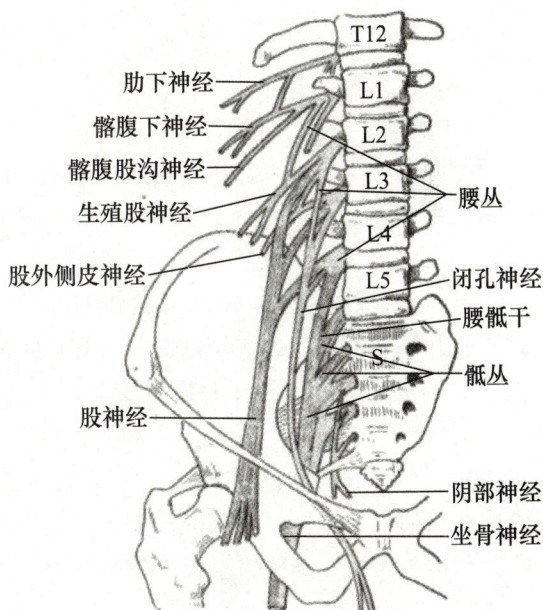

图 6-2-15 腰、骶丛组成模式图

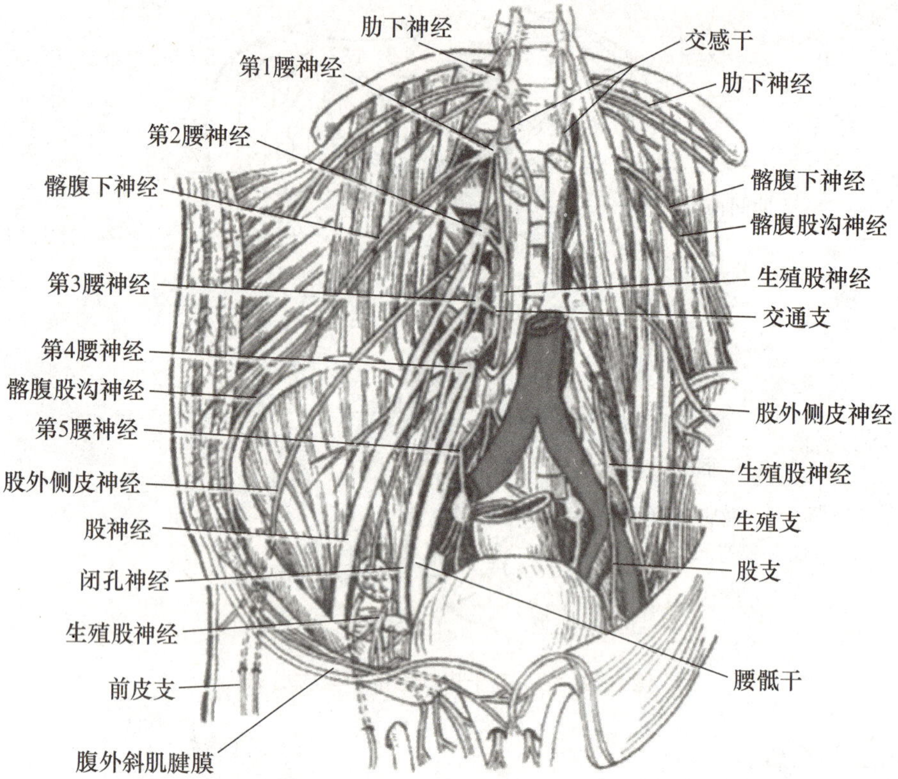

肋下神经　交感干
第1腰神经　肋下神经
第2腰神经　髂腹下神经
髂腹下神经　髂腹股沟神经
第3腰神经　生殖股神经
第4腰神经　交通支
髂腹股沟神经
第5腰神经
股外侧皮神经　股外侧皮神经
股神经　生殖股神经
闭孔神经　生殖支
生殖股神经　股支
前皮支　腰骶干
腹外斜肌腱膜

图 6-2-16　腰、骶丛及其分支

2. 腰丛的分支

（1）髂腹下神经（T12，L1）：自腰大肌外侧缘穿出后，经肾后面和腰方肌前面向外下行，经髂嵴上方进入腹横肌与腹内斜肌之间，继续向前行于腹内斜肌与腹外斜肌之间，最后约在腹股沟管浅环上方 3 cm 处穿腹外斜肌腱膜达皮下。沿途发支分布于腹壁诸肌，并发出皮支分布于臀外侧区、腹股沟区及下腹部的皮肤（图 6-2-16）。

（2）髂腹股沟神经（L1）：比较细小，自髂腹下神经下方出腰大肌外缘，斜行跨过腰方肌和髂肌上部，在髂嵴前端附近穿过腹横肌，在该肌与腹内斜肌之间前行，继而穿经腹股沟管，伴精索或子宫圆韧带下行，自腹股沟管浅环穿出。其肌支分布于腹壁肌；皮支分布于腹股沟部、阴囊或大阴唇皮肤（图 6-2-16）。

（3）股外侧皮神经（L2～L3）：自腰大肌外侧缘穿出后，向前外侧走行，越过髂肌表面达髂前上棘内侧，经腹股沟韧带深面达股部，在髂前上棘下方 5～6cm 处穿出深筋膜分布于大腿前外侧部的皮肤（图 6-2-16）。

（4）股神经（L2～L4）：是腰丛最大分支，自腰大肌外缘穿出，继而在腰大肌与髂肌之间下行，在腹股沟韧带中点稍外侧经韧带深面、股动脉外侧进入股三角区，随即分为数支。

肌支：分布于髂肌、耻骨肌、股四头肌和缝匠肌。皮支，有数条前皮支分布于大腿及膝关节前面的皮肤。最长的皮支为隐神经分布于髌下、小腿内侧面及足内侧缘皮肤。

另外，股神经也发分支分布于膝关节和股动脉及其分支（图 6-2-17）。

股神经损伤后表现为屈髋无力，坐位时不能伸膝，行走困难，膝跳反射消失，大腿前面和小腿内侧面皮肤感觉障碍。

（5）闭孔神经（L2～L4）：从腰丛发出后自腰大肌内侧缘穿出，贴盆腔侧壁前行，与闭孔血管伴行穿闭膜管至股部，分为前支和后支，闭孔神经发出肌支支配闭孔外肌、长收肌、短收肌、大收肌和股薄肌，偶见发支至耻骨肌。皮支分布于大腿内侧面皮肤（图 6-2-17）。

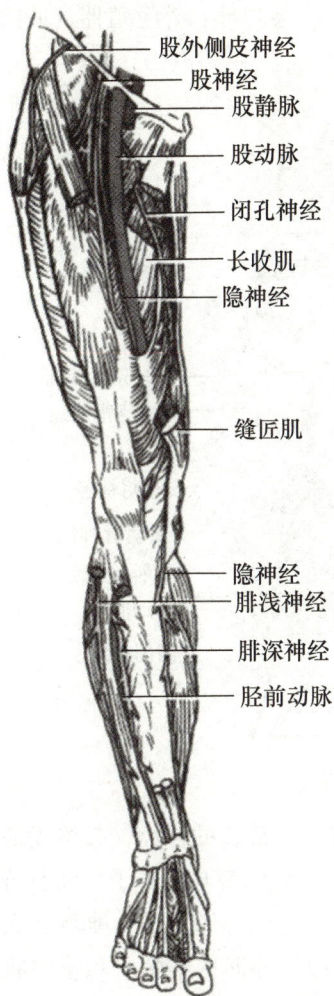

图 6-2-17　下肢的神经（前面）

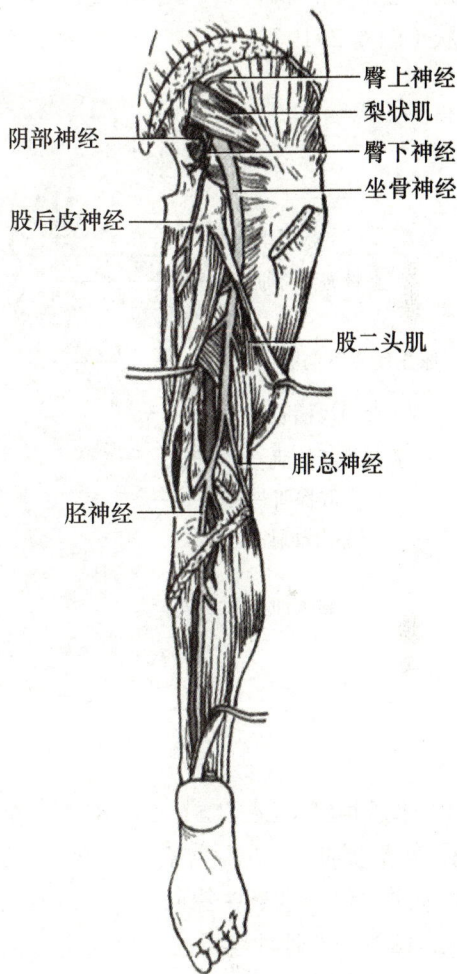

图 6-2-18　下肢的神经（后面）

（五）骶丛

1. 骶丛的组成和位置　骶丛（sacral plexus）由第 4 腰神经前支余部和第 5 腰神经前支合成的腰骶干及全部骶神经和尾神经前支组成，是全身最大的脊神经丛。骶丛位于盆腔内，骶骨和梨状肌的前面，髂血管后方，左侧骶丛前方有乙状结肠，右侧者前方有回肠袢（图 6-2-15）。

2. **骶丛的分支** 骶丛发出分支分布于盆壁、臀部、会阴、股后部、小腿和足部的肌肉及皮肤。骶丛直接发出短支分布于梨状肌、闭孔内肌、股方肌等，其他分支如下：

（1）**臀上神经**（L4，L5，S1）：由骶丛发出，伴臀上血管经梨状肌上孔出盆腔，分布于臀中肌、臀小肌和阔筋膜张肌。

（2）**臀下神经**（L5，S1，S2）：伴臀下血管经梨状肌下孔出盆腔，行于臀大肌深面，分布于臀大肌。

（3）**阴部神经**（S2～S4）：发出后伴阴部内血管出梨状肌下孔，绕过坐骨棘经坐骨小孔进入坐骨肛门窝，贴于此窝外侧壁表面前行分布于会阴部、外生殖器、肛门的肌肉和皮肤（图6-2-19）。

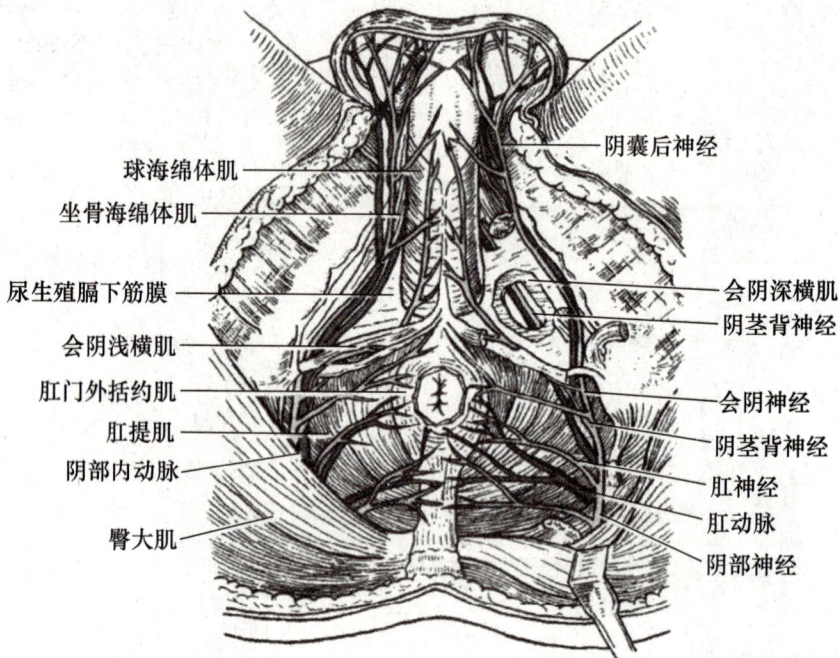

图6-2-19 阴部神经（男性）

（4）**坐骨神经**（L4，L5，S1～S3）：是全身最粗大、最长的神经，起始段最宽可达2 cm，经梨状肌下孔出盆腔后，位于臀大肌深面，在坐骨结节与大转子之间下行至股后区，继而在股二头肌长头深面下行，一般在腘窝上方分为胫神经和腓总神经2大终支（图6-2-18）。坐骨神经干在股后区发出肌支分布于股二头肌、半腱肌和半膜肌，同时发出分支分布于髋关节。

①**胫神经**（L4，L5，S1～S3）：为坐骨神经本干的直接延续，于股后区下部下行入腘窝，与其深面的腘血管伴随下行，继而在比目鱼肌深面伴胫后血管下行，经内踝后方屈肌支持带深面的踝管处分成两终支进入足底区。胫神经分布范围包括小腿后群和足底肌、小腿后面和足底的皮肤（图6-2-20）。

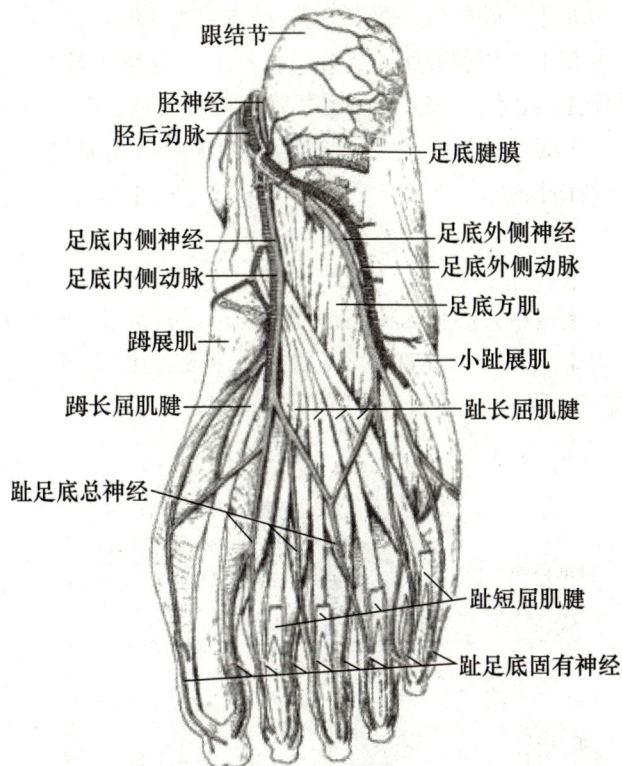

图 6-2-20　胫神经足底分布

胫神经损伤后由于小腿后群肌收缩无力，足不能跖屈，不能以足尖站立，内翻力减弱，结果导致小腿前外侧群肌的过度拉伸，出现足背屈、外翻畸形，称为"钩状足"畸形（图 6-2-21）。同时出现足底皮肤感觉障碍。

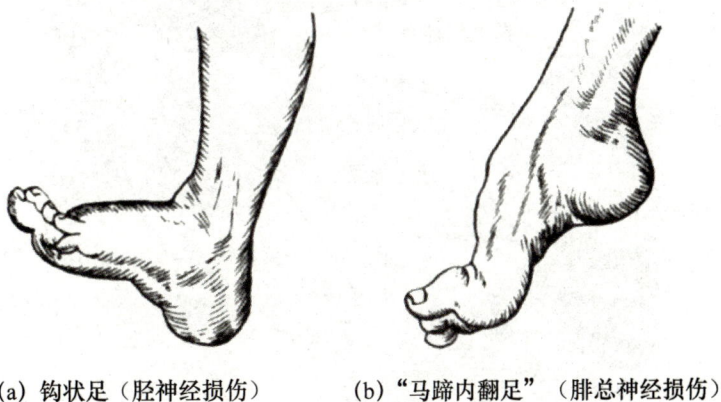

(a) 钩状足（胫神经损伤）　　　(b) "马蹄内翻足"（腓总神经损伤）

图 6-2-21　神经损伤后的畸形

②腓总神经（L4，L5，S1，S2）：由坐骨神经分出后，沿腘窝上外侧界的股二头肌腱内侧向外下走行，继而绕过腓骨颈向前，分为腓浅神经和腓深神经。腓总神经分布范围包括小腿前侧群肌、小腿外侧群肌、足背肌和小腿外侧、足背、趾背的皮肤，膝关节前外侧部及胫腓关节。

A. 腓浅神经：分布于小腿外侧、足背和第 2~5 趾背的皮肤。

B. 腓深神经：分布于小腿前群肌、足背肌和第 1、2 趾相对缘的皮肤。

腓总神经绕行腓骨颈处位置表浅，易受损伤。受损伤后，足不能背屈，趾不能伸，足下垂且内翻，呈"马蹄"内翻足畸形（图 6-2-21）。行走时呈"跨阈步态"。小腿前外侧及足背感觉障碍明显。

二、脑神经

脑神经（cranial nerves）是与脑相连接的周围神经，共 12 对。从上至下按排列顺序用罗马数字表示为 Ⅰ 嗅神经、Ⅱ 视神经、Ⅲ 动眼神经、Ⅳ 滑车神经、Ⅴ 三叉神经、Ⅵ 展神经、Ⅶ 面神经、Ⅷ 前庭蜗神经、Ⅸ 舌咽神经、Ⅹ 迷走神经、Ⅺ 副神经、Ⅻ 舌下神经（图 6-2-22）。

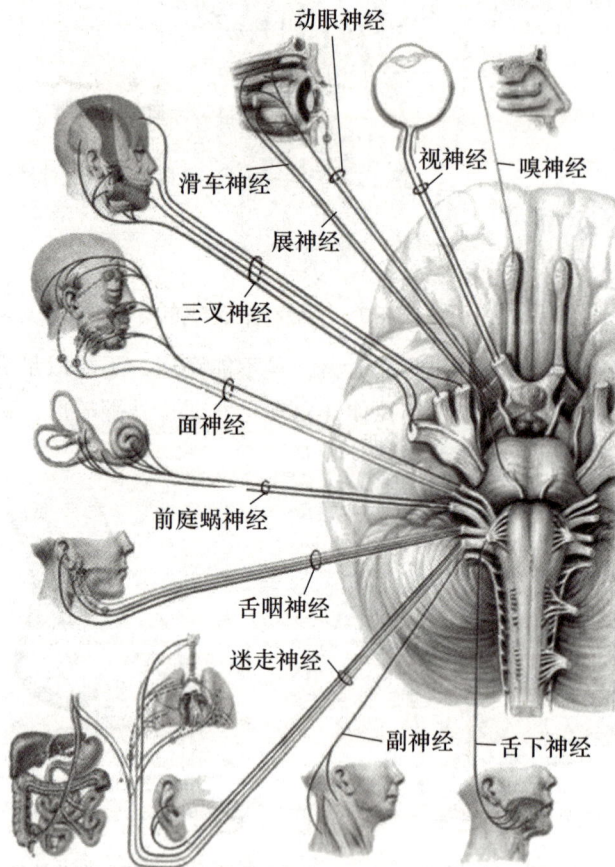

图 6-2-22　脑神经概况

（一）嗅神经

嗅神经（olfactory nerve）是感觉性神经，由特殊内脏感觉纤维构成。它将嗅觉冲动传入大脑（图 6-2-22）。若颅前窝颅底骨折累及筛板时，可撕脱脑膜和嗅丝，引起嗅觉障碍甚至丧失。

（二）视神经

视神经（optic never）是感觉性神经，由特殊躯体感觉纤维构成。左、右侧视神经形成视交叉，后者延续为视束向后外终止于间脑。在视交叉处，来自双侧眼球颞侧半视网膜节细胞的神经纤维不交叉，进入同侧视束；来自双侧眼球鼻侧半的纤维交叉到对侧，进入对侧视束，视神经横切图如图6-2-23所示。

视神经外面包有3层被膜，分别与相应的3层脑膜相延续。因此蛛网膜下隙也随之延伸到视神经周围。故颅内压增高时，可导致视神经盘水肿。

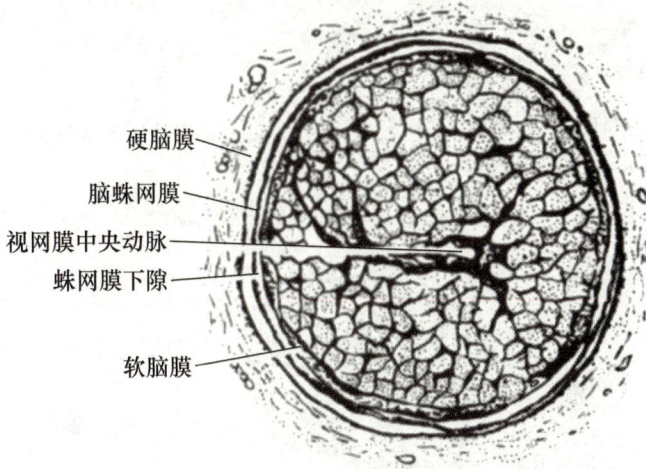

硬脑膜
脑蛛网膜
视网膜中央动脉
蛛网膜下隙
软脑膜

图6-2-23　视神经横切面

（三）动眼神经

动眼神经是运动性神经，由一般躯体运动纤维和一般内脏运动纤维构成。前者起自中脑动眼神经核，后者起自中脑动眼神经副核，二者合并成动眼神经后，经眶上裂入眶后分为上、下两支（图6-2-24）。上支细小，支配上睑提肌和上直肌；下支粗大，支配内直肌、下直肌和下斜肌。动眼神经中的内脏运动纤维（副交感）分布于睫状肌和瞳孔括约肌，参与调节反射和瞳孔对光反射（图6-2-24）。

若动眼神经损伤，上睑提肌、内直肌、上直肌、下直肌和下斜肌瘫痪，可出现上睑下垂，瞳孔斜向外下方以及瞳孔扩大、对光反射消失等症状。

（四）滑车神经

滑车神经是运动性神经，由躯体运动纤维构成。起于中脑滑车神经核，从中脑背侧下丘下方出脑，支配上斜肌。滑车神经是唯一一对从脑干背面出脑的神经（图6-2-25）。

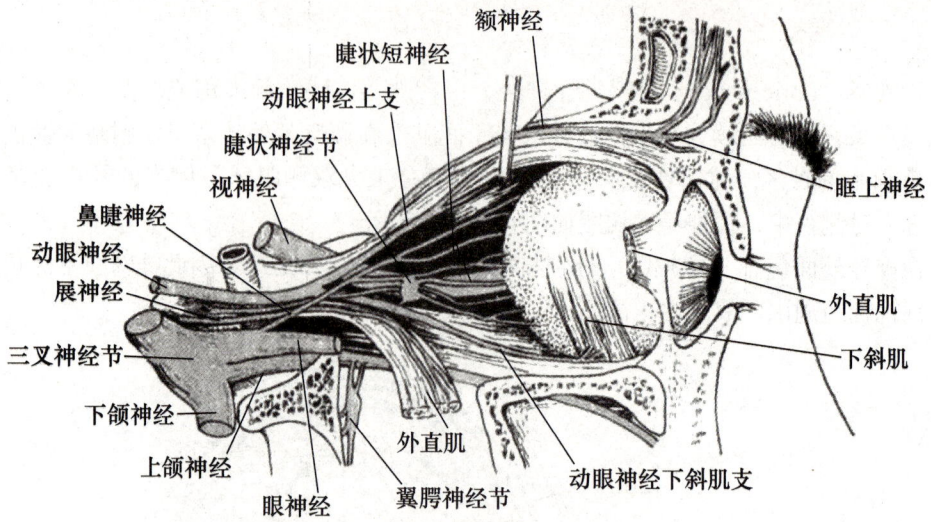

额神经
睫状短神经
动眼神经上支
睫状神经节
视神经
鼻睫神经
动眼神经
展神经
三叉神经节
下颌神经
上颌神经
眼神经
翼腭神经节
外直肌
眶上神经
外直肌
下斜肌
动眼神经下斜肌支

图 6-2-24　眶内的神经右侧（外面）

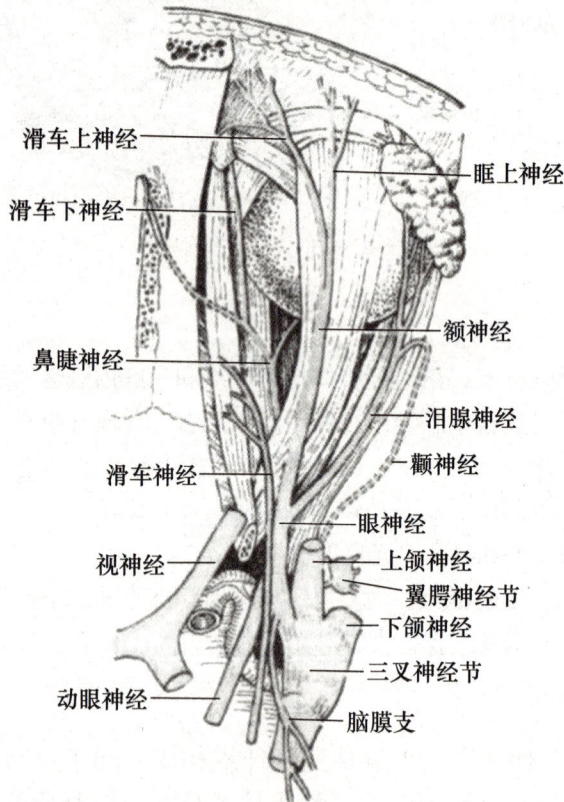

滑车上神经
滑车下神经
鼻睫神经
滑车神经
视神经
动眼神经
眶上神经
额神经
泪腺神经
颧神经
眼神经
上颌神经
翼腭神经节
下颌神经
三叉神经节
脑膜支

图 6-2-25　眶内的神经右侧（上面）

（五）三叉神经

三叉神经（trigeminal nerve）是脑神经中最粗大的混合性神经，由一般躯体感觉纤维和特殊内脏运动纤维构成。支配脸部、口腔、鼻腔的感觉和咀嚼肌的运动，并将头部的感觉信息传送至大脑。三叉神经由眼支、上颌支和下颌支汇合而成，分别支配眼裂以上、眼裂和口裂之间、口裂以下的感觉和咀嚼肌收缩（图6-2-26）。

1. 眼神经 感觉性神经，由躯体感觉纤维构成，为3支中最细小的一支。自三叉神经节发出后，穿经海绵窦外侧壁后，经眶上裂入眶，分布于硬脑膜、眶壁、眼球、泪腺、结膜、部分鼻黏膜、上睑、鼻背部及额顶部皮肤。

2. 上颌神经 感觉性神经，由躯体感觉纤维构成。经圆孔出颅至翼腭窝，再经眶下裂入眶区，经眶下沟、管，出眶下孔，称眶下神经，分布于上颌牙齿、口腔和鼻腔黏膜、睑裂与口裂之间的皮肤及部分硬脑膜。

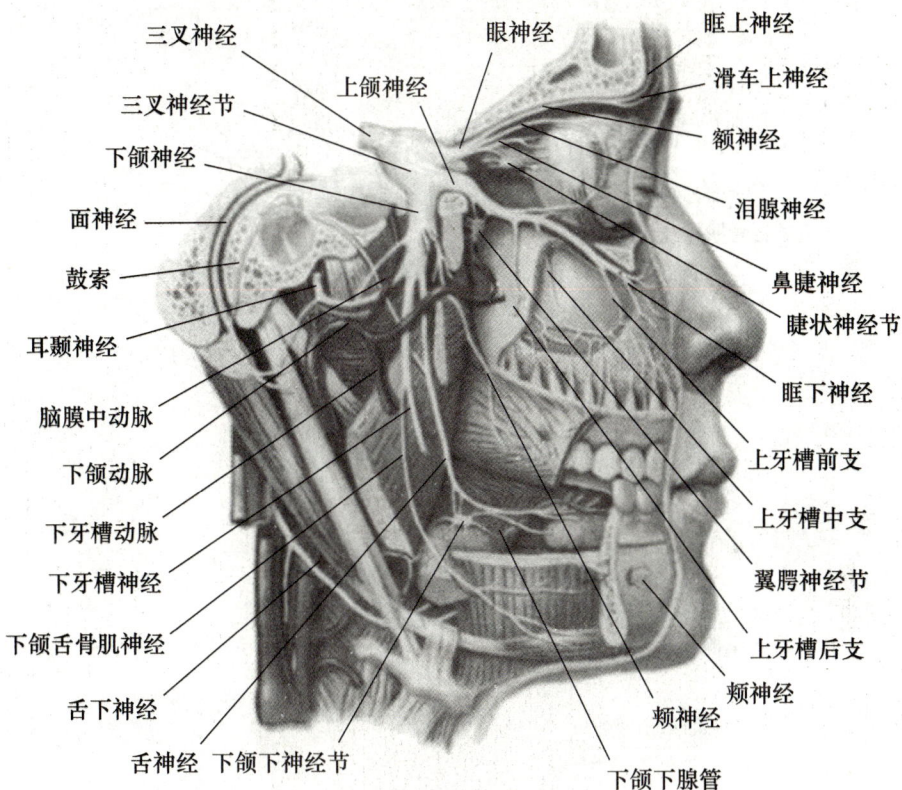

图 6-2-26 三叉神经

3. 下颌神经 混合性神经，由一般躯体感觉纤维和特殊内脏运动纤维构成，为三叉神经中最粗大的一支。自卵圆孔出颅至颞下窝后，在翼外肌深面分为前、后两干。前干较细小，主要支配咀嚼肌等；后干粗大，其感觉只分布于下颌牙及牙龈、舌前2/3及口腔底部黏膜、耳颞区及口裂以下的皮肤。其分支如下：

（1）耳颞神经：分布于颞部、下颌关节、外耳道的皮肤（图6-2-26），并在腮腺内发出一小支分布于腮腺，此支含有副交感纤维，控制腮腺分泌。

（2）颊神经：起自下颌神经前干，沿颊肌外面前行贯穿此肌，分布于颊部的皮肤和颊黏膜。

（3）舌神经：起自下颌神经后干，在下颌支内面下行，在舌骨舌肌外侧越过下颌下腺上方达口腔底部。支配口腔底和舌前 2/3 黏膜的躯体感觉。鼓索内的副交感纤维随舌神经到下颌下神经节，交换神经元后发出的节后纤维分布于下颌下腺及舌下腺（图 6-2-26、图 6-2-27），支配腺体的分泌。

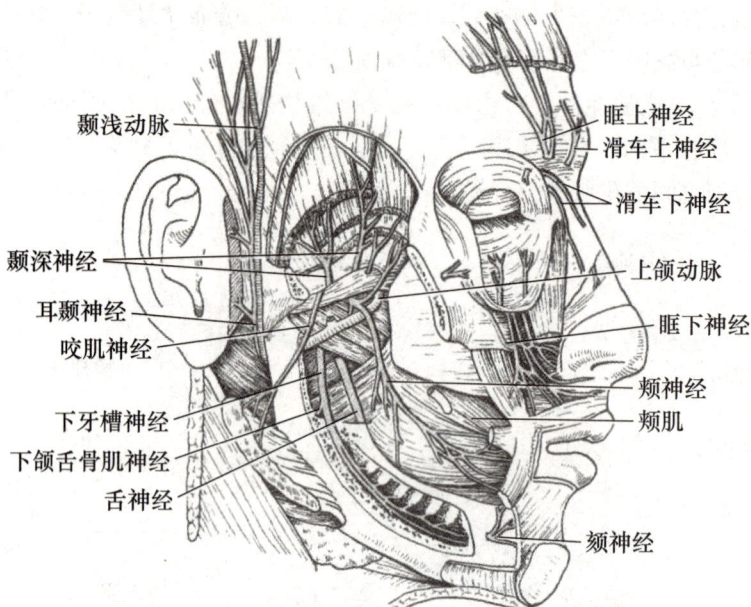

图 6-2-27　下颌神经

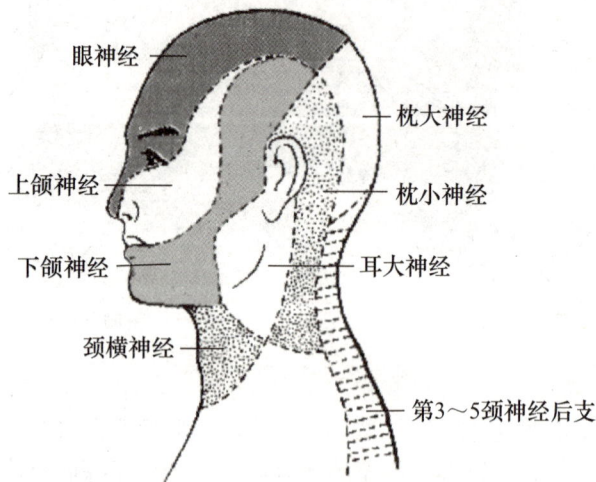

图 6-2-28　头面部皮神经分布示意图

（4）下牙槽神经：混合性神经，下颌神经分支中较为粗大的一支。在颏孔中传出成为颏神经，颏神经汇集了下巴与下唇的感觉神经；下牙槽神经中的运动纤维，在其入下颌孔前分出，形成下颌舌骨肌神经，支配下颌舌骨肌和前二腹肌的运动（图 6-2-26、图 6-2-27）。

（六）展神经

展神经是运动性神经，由一般躯体运动纤维构成，支配外直肌。若展神经受损，可导致外直肌瘫痪，产生内斜视（图 6-2-29）。

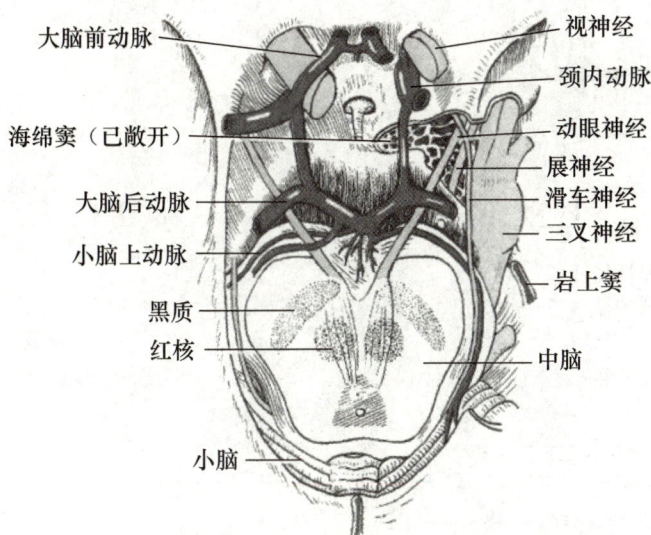

图 6-2-29　眼外肌的神经与海绵窦的关系

（七）面神经

面神经（facial nerve）是混合性脑神经，面神经干在面神经管内的转折处，直径变粗大，形成膝神经节（图 6-2-30、图 6-2-31）。其分支如下：

1.面神经管内的分支

（1）鼓索：混合性神经，由一般内脏运动纤维和特殊内脏感觉纤维构成。在面神经管发出，经鼓室，向前下并入舌神经，并随其分布。鼓索含 2 种纤维：味觉纤维随舌神经分布于舌前 2/3 的味蕾，传导味觉冲动；副交感神经纤维进入舌神经下方的下颌下神经节，换神经元后，节后纤维分布于下颌下腺和舌下腺，支配腺体分泌（图 6-2-26、图 6-2-31）。

（2）岩大神经：含一般内脏运动纤维，含有副交感的分泌纤维，于面神经管起始部自面神经分出，经颞骨岩部前面的岩大神经裂孔穿出前行，穿破裂孔至颅底，与来自颈内动脉丛的岩深神经合成翼管神经，穿翼管前行至翼腭窝，进入翼腭神经节，副交感纤维在此节换神经元，节后纤维随神经节的一些分支及三叉神经的分支到达泪腺、腭及鼻黏膜的腺体，支配其分泌（图 6-2-31）。

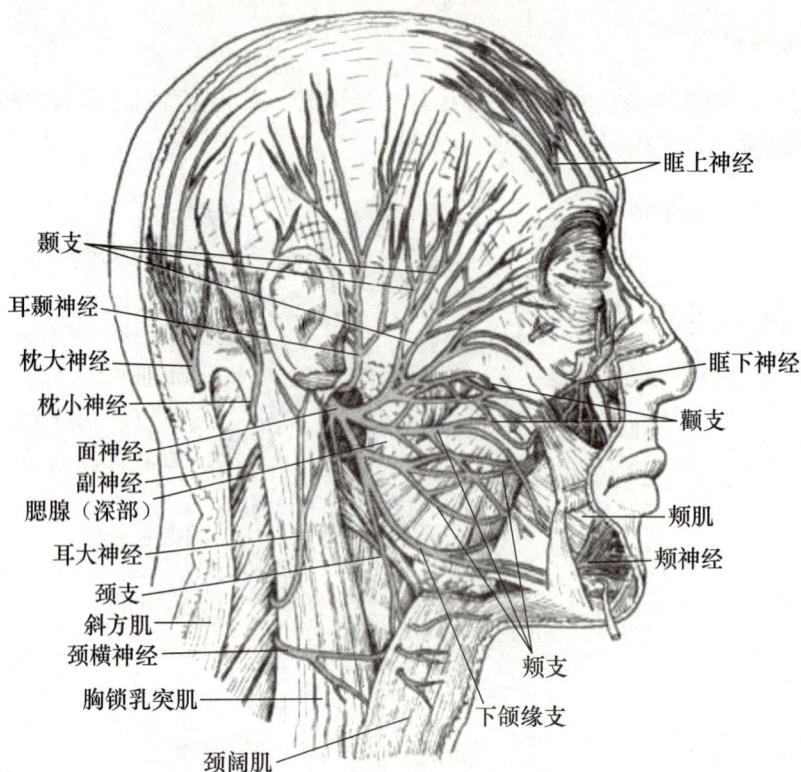

图 6-2-30　面神经在面部的分支

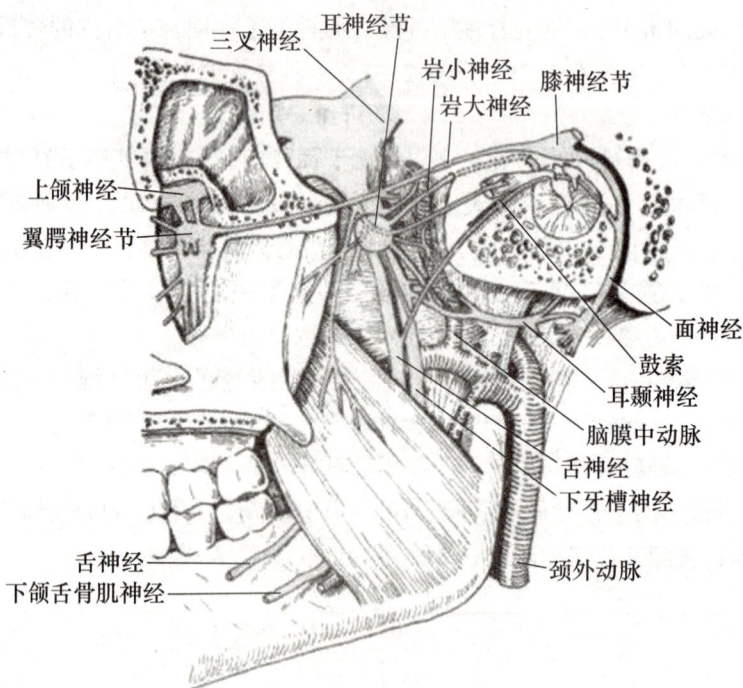

图 6-2-31　鼓索、翼腭神经节与耳神经节

2. 面神经的颅外分支　面神经出茎乳孔后即发出数小支，支配枕额肌枕腹、耳周围

肌、二腹肌后腹和茎突舌骨肌。其分支如下：

（1）颞支：起自腮腺上缘，常为3支，支配枕额肌额腹和眼轮匝肌等。

（2）颧支：起自腮腺前缘，为3～4支，支配眼轮匝肌及颧肌。

（3）颊支：为3～4支，在腮腺导管上、下方走行，分布至颊肌、口轮匝肌及其他口周围肌。

（4）下颌缘支：起自腮腺前缘下方，沿下颌缘向前，分布于下唇诸肌。

（5）颈支：在下颌角附近下行于颈阔肌深面，支配该肌。

面神经管外损伤主要表现为损伤侧表情肌瘫痪，如笑时口角偏向健侧、不能鼓腮；说话时唾液从口角流出；伤侧额纹消失、鼻唇沟变平坦；眼轮匝肌瘫痪会使闭眼困难、角膜反射消失等。面神经管内损伤同时伤及面神经管段的分支，因此除上述面肌瘫痪症状外，还可出现听觉过敏、舌前2/3味觉障碍、泪腺和唾液腺的分泌障碍等症状。

（八）前庭蜗神经

前庭蜗神经是感觉性神经，由特殊躯体感觉纤维构成，包括前庭神经和蜗神经2部分。

1. 前庭神经传导平衡觉　其双极感觉神经元胞体在内耳道底聚集成前庭神经节（vestibular ganglion），其周围突穿内耳道底分布于内耳球囊斑、椭圆囊斑和壶腹嵴中的毛细胞，中枢突组成前庭神经，经内耳门入颅，在脑桥小脑三角处，经延髓脑桥沟外侧部入脑，终于前庭神经核群和小脑等部。

2. 蜗神经传导听觉　其双极感觉神经元胞体在耳蜗的蜗轴内聚集成蜗神经节（cochlear ganglion），也叫螺旋神经节。其周围突分布于内耳螺旋器上的毛细胞，中枢突组成蜗神经，经内耳门入颅，于脑桥小脑三角处，经延髓脑桥沟外侧部入脑，终于附近的蜗腹侧核、蜗背侧核。

（九）舌咽神经

舌咽神经是混合性脑神经，舌咽神经的根丝在延髓橄榄后沟上部连于脑，与迷走神经和副神经共同穿颈静脉孔前部出颅，在孔内神经干上有膨大的上神经节，出孔时又形成稍大的下神经节。舌咽神经出颅后先在颈内动脉、颈内静脉间下降，继而弓形向前，经舌骨舌肌内侧达舌根。其主要分支如下：

1. 舌支　由一般内脏感觉纤维和特殊内脏感觉纤维构成。为舌咽神经终支，经舌骨舌肌深面分布于舌后1/3黏膜和味蕾，传导对应区域一般内脏感觉和味觉（图6-2-32）。

2. 咽支　分布于咽壁，分布于咽肌及咽黏膜，接受咽黏膜的感觉传入，与咽反射直接有关。

3. 鼓室神经　发自舌咽神经下神经节，分布于鼓室、乳突小房和咽鼓管黏膜，传导这些部位的感觉（图6-2-33）。

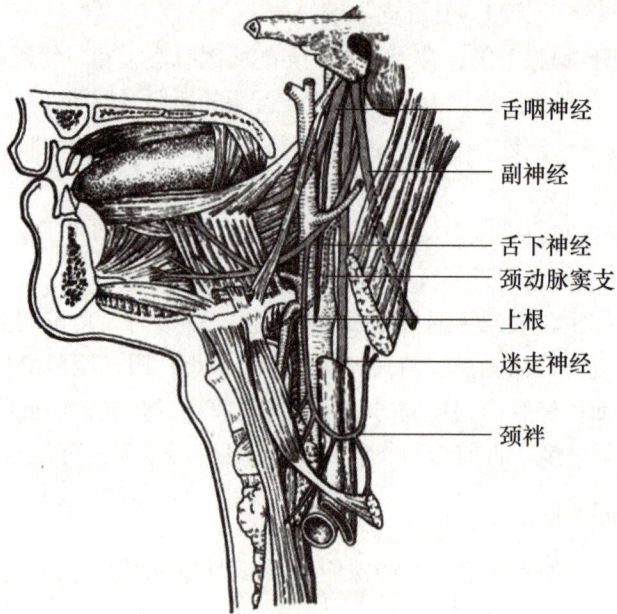

图 6-2-32　舌咽神经与舌下神经

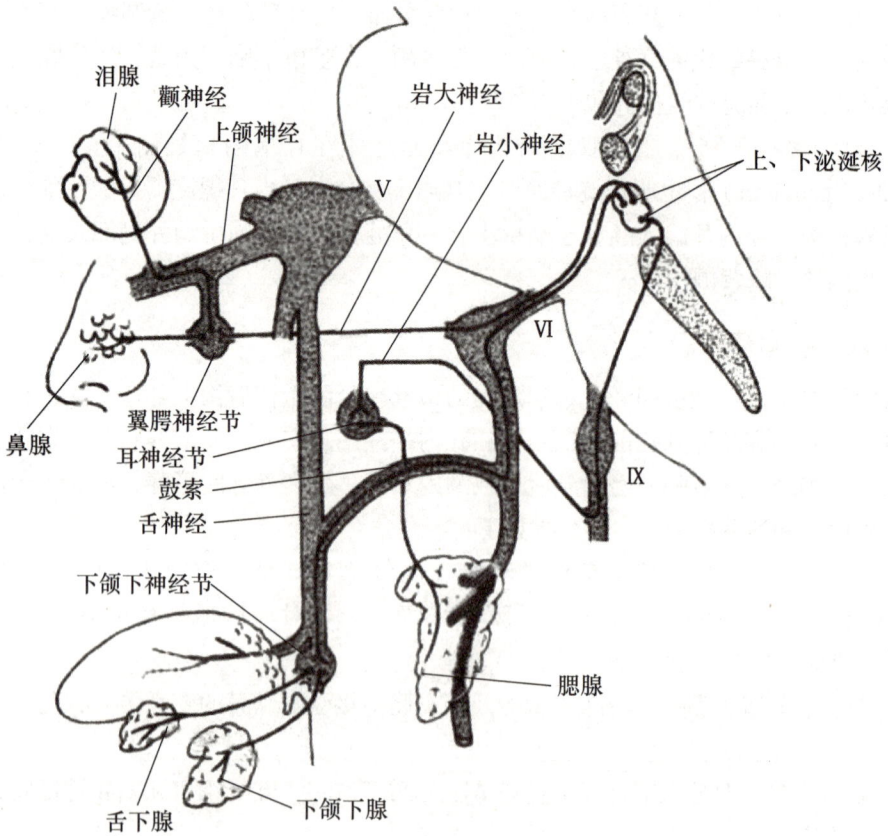

图 6-2-33　头部腺体的副交感纤维来源模式图

一侧舌咽神经损伤表现为同侧舌后 1/3 味觉消失，舌根及咽峡区痛觉消失（因为还有其他感觉，所以咽反射和吞咽反射障碍多不出现），同侧咽肌无力。

（十）迷走神经

迷走神经（vagus nerve）是混合性脑神经，是行程最长、分布最广的脑神经。其含有4种纤维成分：①一般内脏运动纤维，属于副交感节前纤维，随迷走神经分支分布于颈、胸、腹部多个器官，控制这些器官的平滑肌、心肌和腺体的活动；②特殊内脏运动纤维，随迷走神经分支支配咽喉部肌；③一般内脏感觉纤维，分支分布于颈、胸、腹部的多个器官，传导一般内脏感觉冲动；④一般躯体感觉纤维，分支分布于硬脑膜、耳郭及外耳道皮肤，传导一般感觉。

迷走神经出延髓后在舌咽神经偏后方经颈静脉孔出颅，在颈部下行于颈动脉鞘内，在颈内静脉与颈内动脉或颈总动脉之间的后方下行。左迷走神经在左颈总动脉与左锁骨下动脉之间下行，越过主动脉弓的前方，经左肺根的后方下行至食管前面向下，与交感神经的分支吻合交织构成左肺丛和食管前丛，行于食管下段又逐渐集中延续为迷走神经前干（图 6-2-35）。右迷走神经越过右锁骨下动脉、右锁骨下静脉之间，沿气管右侧下行，经右肺根后方达食管后面，与交感神经的分支吻合交织构成右肺丛和食管后丛，继续下行又集中构成迷走神经后干。迷走神经前干、后干伴食管一起穿膈肌食管裂孔进入腹腔，分布于胃前壁、胃后壁，其终支参加主要由内脏运动神经构成的腹腔丛（图 6-2-34）。其分支如下：

1. **喉上神经**　在颈内动脉内侧行向下行，外支支配环甲肌；内支为感觉支，伴喉上动脉穿甲状舌骨膜入喉腔，分布于会厌、舌根及声门裂以上的喉黏膜等处，传导分布区的一般内脏感觉冲动。

2. **颈心支**　在喉和气管两侧下行入胸腔，与颈交感节发出的心支构成心丛，调节心脏活动。心上支有一分支称主动脉神经或减压神经，分布于主动脉弓壁内，感受血压变化和化学刺激。

3. **喉返神经**　左喉返神经起始点稍低，在左迷走神经跨过主动脉弓前方处发出，勾绕主动脉弓下后方上行，返回颈部。右喉返神经在右迷走神经经右锁骨下动脉前方处发出，向下后方勾绕此动脉上行，返回颈部。颈部左喉返神经、右喉返神经均走行于气管与食管之间的沟内，至甲状腺侧叶深面、环甲关节后方进入喉内，终支称喉下神经（inferior laryngeal nerve），分数支分布于喉，其运动纤维支配除环甲肌以外的所有喉肌，感觉纤维分布于声门裂以下的喉黏膜。喉返神经在行程中还发出心支、气管支和食管支，分别参与心丛、肺丛和食管丛的构成。

4. **胃前支**　在贲门附近发自迷走神经前干，胃前支沿胃小弯分布于胃前壁，其终支以"鸦爪"形分支分布于幽门部前壁（图 6-2-36）。

5. **肝支**　也由迷走神经前干在贲门附近分出，向右行于小网膜内，参与构成肝丛，从肝丛发出分支分布于肝脏、胆囊等处（图 6-2-35）。

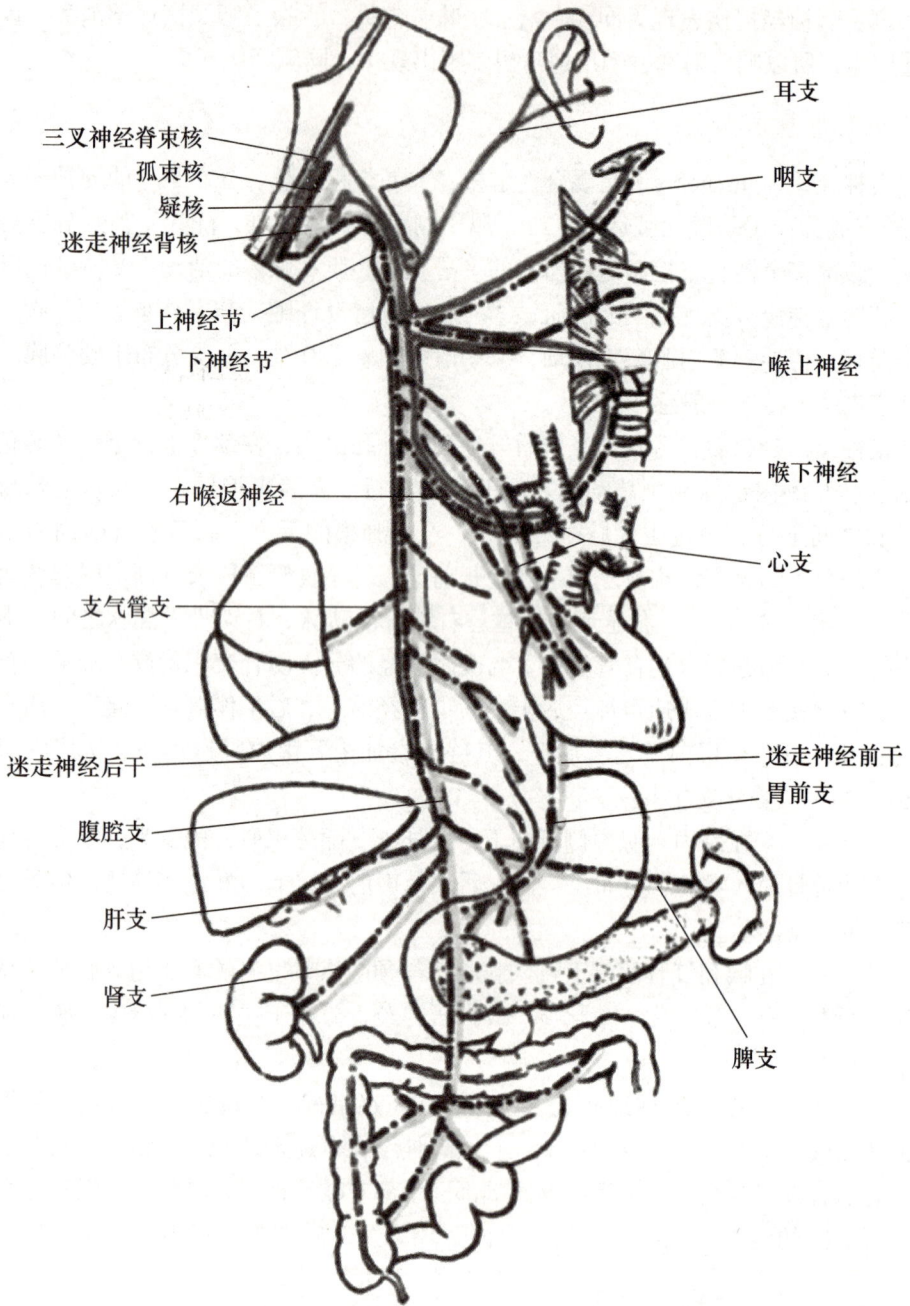

耳支

咽支

三叉神经脊束核

孤束核

疑核

迷走神经背核

上神经节

下神经节

喉上神经

喉下神经

右喉返神经

心支

支气管支

迷走神经后干

迷走神经前干

胃前支

腹腔支

肝支

肾支

脾支

图 6-2-34　迷走神经的纤维成分及分布示意图

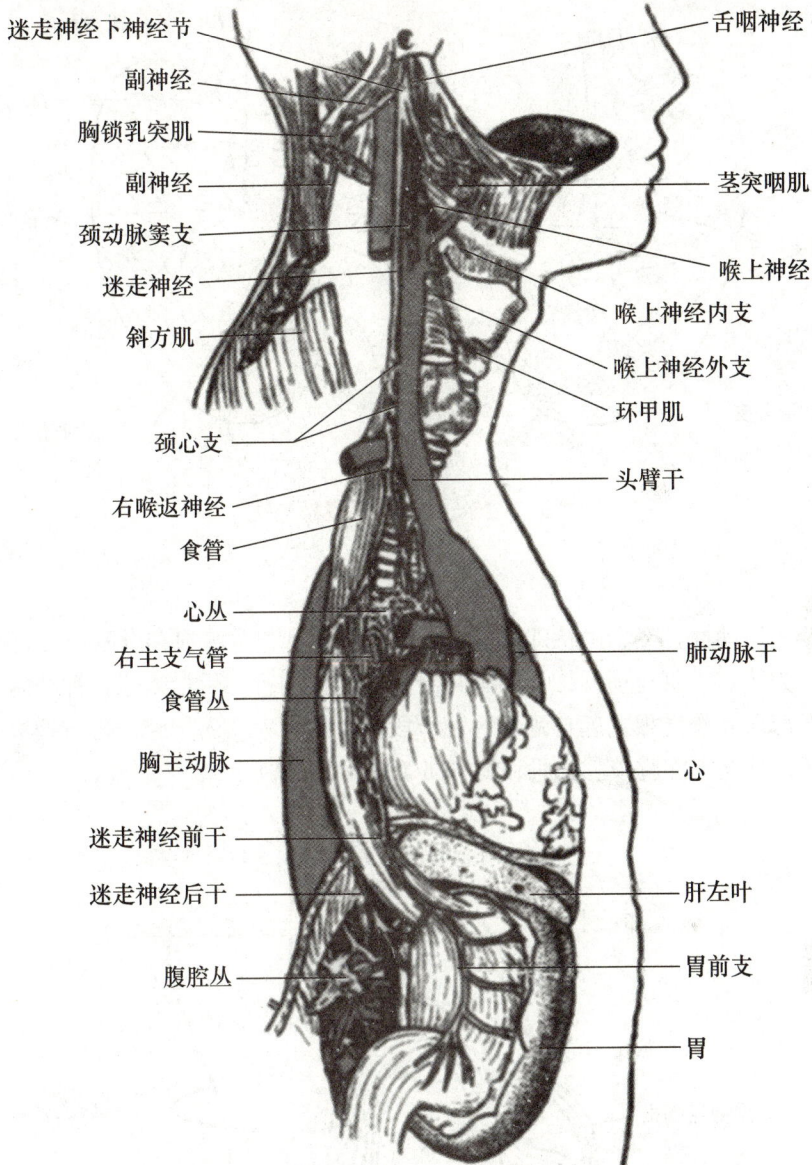

图 6-2-35　舌咽神经、迷走神经和副神经

6. **胃后支**　由迷走神经后干在贲门附近发出，沿胃小弯后面行向幽门，沿途分支分布于胃后壁，终支与胃前支相似，也以"鸦爪"形分支分布于幽门部后壁。

7. **腹腔支**　为迷走神经后干的终支，向右行至腹腔干附近，与交感神经一起构成腹腔丛，伴腹腔干、肠系膜上动脉及肾动脉等血管分支分布于肝脏、胆囊、胰腺、脾脏、肾脏及结肠左曲以上的腹部消化管（图 6-2-34、图 6-2-36）。

总之，迷走神经主干损伤后，内脏活动障碍表现为心动过速、心悸、恶心、呕吐、呼吸深慢和窒息等症状。由于咽喉感觉障碍和肌肉瘫痪，可出现声音嘶哑、发音和吞咽困难，腭垂偏向一侧等症状。

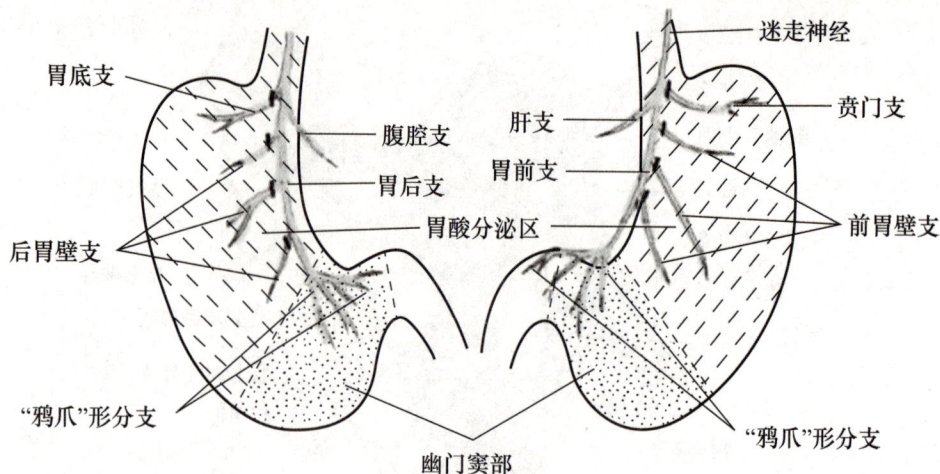

图 6-2-36　迷走神经胃部分支

（十一）副神经

副神经是运动性神经，由特殊内脏运动纤维构成，包含脑根和脊髓根 2 部分。脑根起于延髓，为特殊内脏运动纤维，与副神经的脊髓根同行，后加入迷走神经内，随其分支支配咽喉部肌。脊髓根，起自颈部脊髓节段，经枕骨大孔入颅腔，再与脑根一起经颈静脉孔出颅，分支支配胸锁乳突肌和斜方肌（图 6-2-37）。

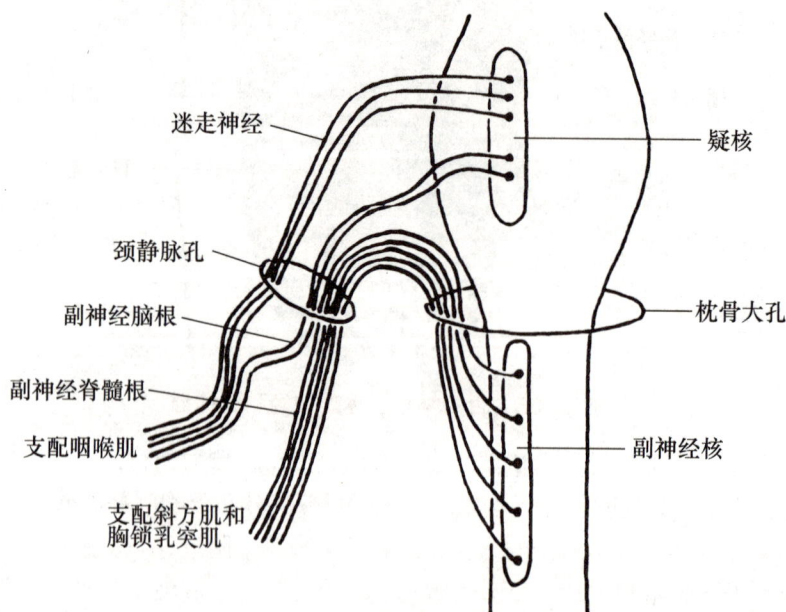

图 6-2-37　副神经的中枢核团及其纤维走向

（十二）舌下神经

舌下神经是运动性神经，由一般躯体运动纤维构成。该神经自延髓的舌下神经核发出，以若干根丝自延髓前外侧沟出脑，向外侧经舌下神经管出颅，继而在颈内动脉、颈内静脉之间弓形向前下走行，达舌骨舌肌浅面，在舌神经和下颌下腺管下方穿颏舌肌入舌内，支配全部舌内肌和大部分舌外肌（图6-2-32）。

三、内脏神经系统

内脏神经系统（visceral nervous system）是神经系统的一个组成部分，按照分布部位的不同，可分为中枢部和周围部。周围部主要分布于内脏、心血管、平滑肌和腺体，故名内脏神经。内脏神经和躯体神经一样，按照纤维的性质，可分为感觉和运动2种纤维成分。内脏运动神经调节内脏、心血管的运动和腺体的分泌，通常不受人的意志控制，是不随意的，故有人又称之为自主神经系统（autonomic nervous system）；又因它主要是控制和调节动物、植物共有的物质代谢活动，并不支配动物所特有的骨骼肌的运动，所以也称之为植物神经系统（因植物并没有神经，故这一名词在教科书中目前已多不采用）。

内脏感觉神经如同躯体感觉神经，其初级感觉神经元也位于脑神经节和脊神经节内，周围支则分布于内脏和心血管等处的内感受器，把感受到的刺激传递到各级中枢，也可到达大脑皮质。内脏感觉神经传来的信息经中枢整合后，通过内脏运动神经调节这些器官的活动，从而在维持机体内环境、外环境的动态平衡和机体正常生活活动中发挥重要作用。

（一）内脏运动神经

内脏运动神经（visceral motor nerve）与躯体运动神经在结构和功能上有较大差别，现就其形态结构上的差异简述如下：

（1）支配的器官和功能不同：躯体运动神经支配骨骼肌，一般都受意志的控制；内脏运动神经则支配平滑肌、心肌和腺体，一定程度上不受意志的控制。

（2）神经元数目不同：躯体运动神经自低级中枢至骨骼肌只有1个神经元。而内脏运动神经自低级中枢发出后在周围部的内脏运动神经节交换神经元，由节内神经元再发出纤维到达效应器。因此，内脏运动神经从低级中枢到达所支配的器官须经过2个神经元（肾上腺髓质例外，只需1个神经元）。第1个神经元称节前神经元，第2个神经元称节后神经元。节后神经元的数目较多，1个节前神经元可以和多个节后神经元构成突触（图6-2-38、图6-2-39）。

（3）纤维成分不同：躯体运动神经只有1种纤维成分，而内脏运动神经则有交感和副交感2种纤维成分，多数内脏器官同时接受交感和副交感神经的双重支配。

（4）纤维粗细不同：躯体运动神经纤维一般是比较粗的有髓纤维，而内脏运动神经纤维则是薄髓（节前纤维）和无髓（节后纤维）的细纤维。

（5）节后纤维分布形式不同：躯体运动神经以神经干的形式分布，而内脏运动神经节后纤维常攀附脏器或血管形成神经丛，由丛再分支至效应器（图6-2-39）。

根据形态、机能和药理学的特点，内脏运动神经分为交感神经和副交感神经2部分，它们都有各自的中枢部和周围部，分别介绍如下。

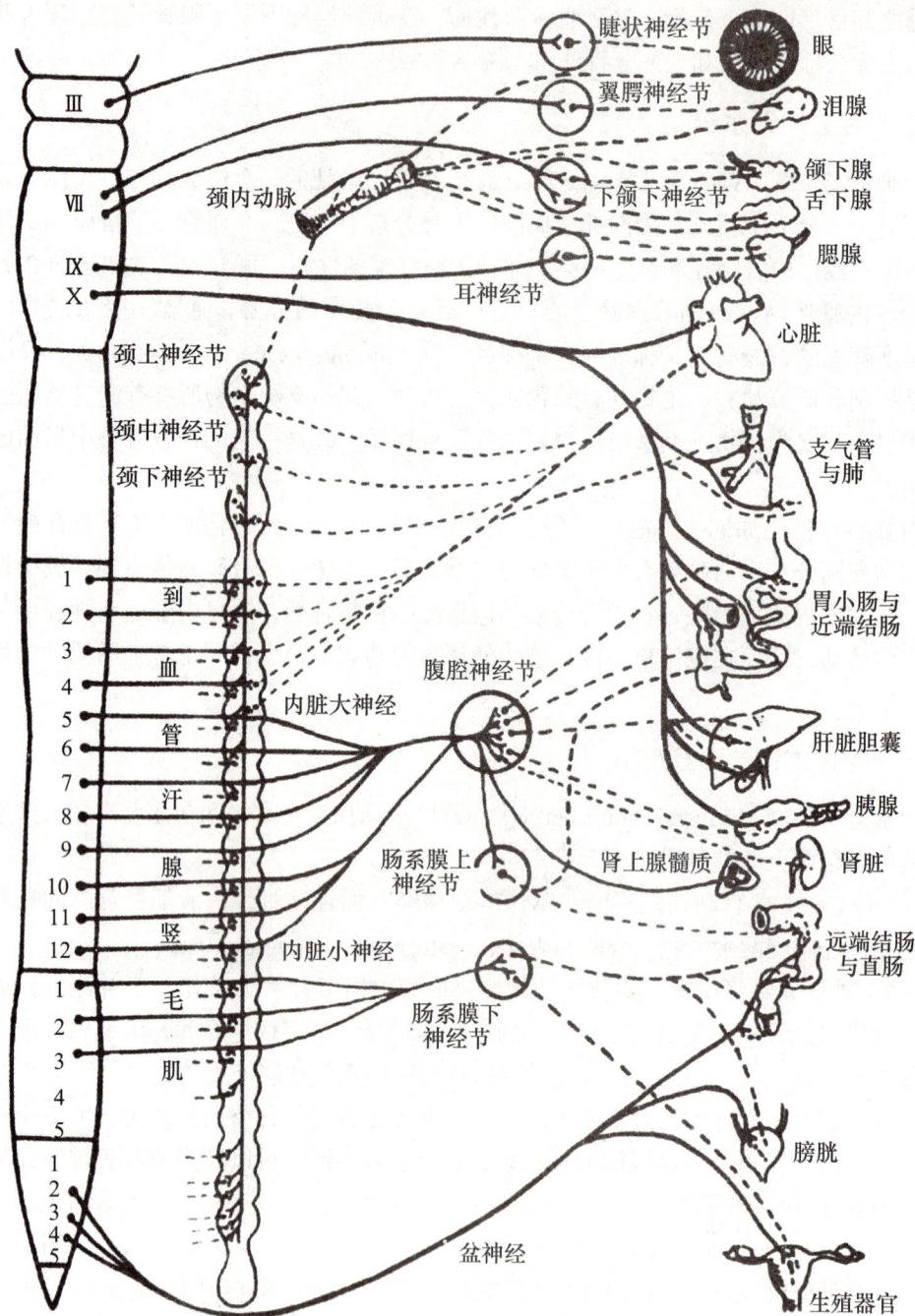

图 6-2-38　内脏运动神经概况示意图

1. 交感神经

（1）交感神经的组成（图 6-2-38～图 6-2-40）：分为中枢部和周围部。交感神经的周围部包括交感干、交感神经节，以及由节发出的分支和交感神经丛等，根据交感神经节所在位置不同，又可分为椎旁节和椎前节（图 6-2-41）。

交通支：每个交感干神经节与相应的脊神经之间都有交通支相连，分白交通支和灰交通支 2 种（图 6-2-39、图 6-2-40）。

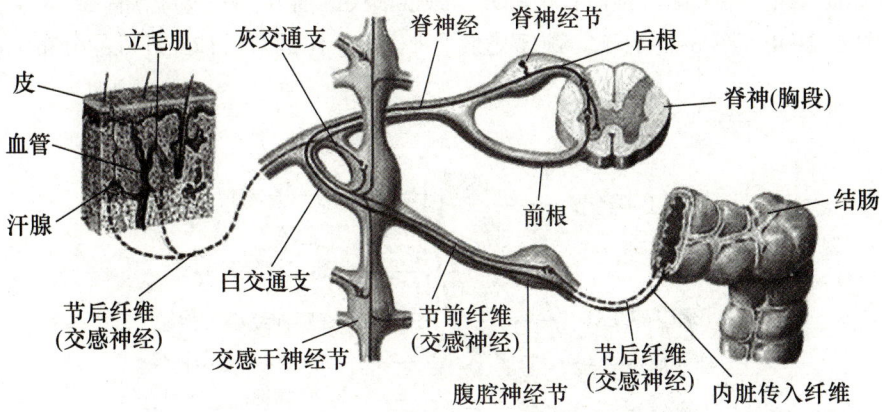

图 6-2-39　交感神经纤维走行模式图

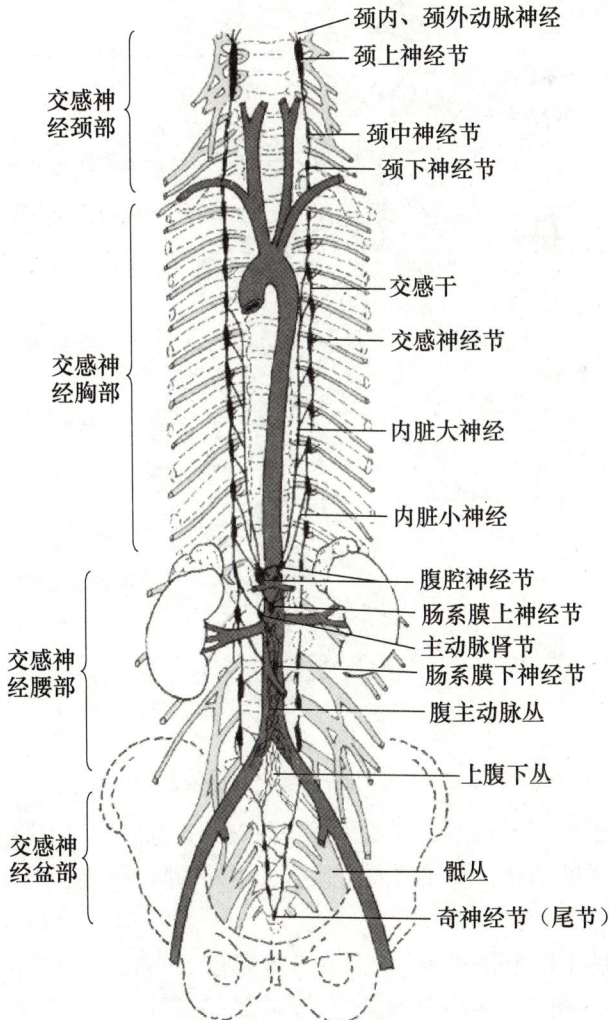

图 6-2-40　交感干和交感干神经节

（2）交感神经的分布：

①颈部：颈交感干位于颈血管鞘后方，颈椎横突的前方。一般每侧有 3～4 个交感神经节（图 6-2-40、图 6-2-41）。颈部交感干神经节发出的节后神经纤维的分布，可概括如下：

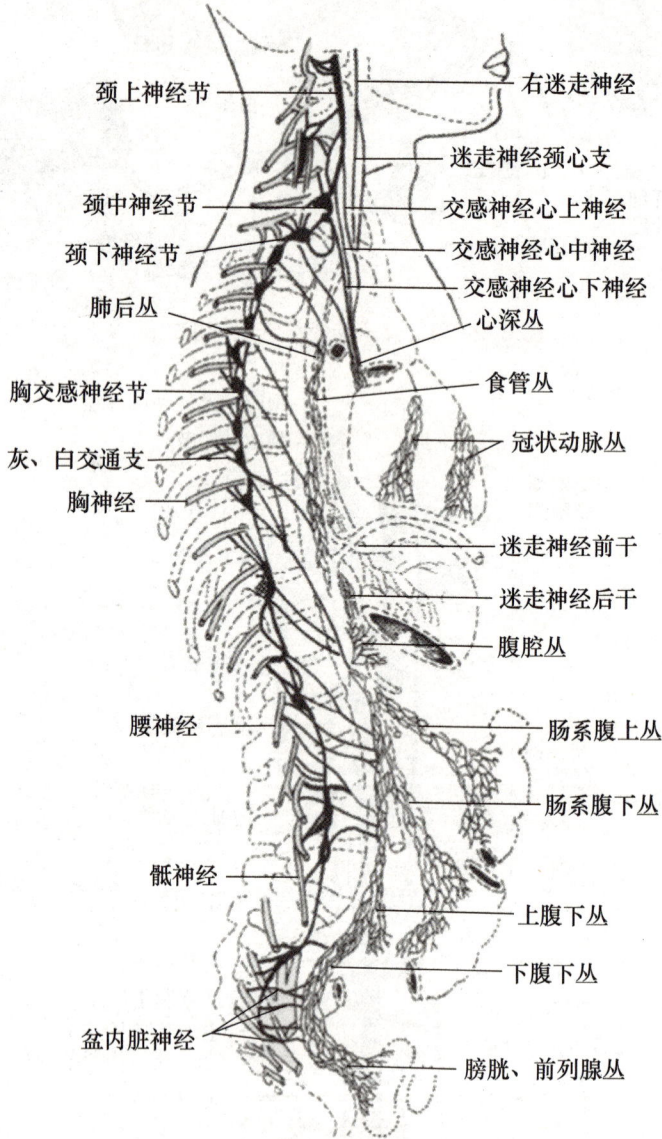

图 6-2-41　右交感干与内脏神经丛的联系

经灰交通支连于 8 对颈神经，并随颈神经分支分布至头颈和上肢的血管、汗腺、竖毛肌等，直接至邻近的动脉，形成颈内动脉丛、颈外动脉丛、锁骨下动脉丛和椎动脉丛等（图 6-2-41）。

②胸部：胸交感干位于肋骨小头的前方，每侧有 10～12 个（以 11 个最为多见）胸神经节（图 6-2-40～图 6-2-42）。

③腰部：约有 4 对腰神经节，位于腰椎体前外侧与腰大肌内侧缘之间（图 6-2-42）。

④盆部：盆交感干位于骶骨前面、骶前孔内侧，有 2～3 对骶神经节和一个奇神经节（ganglion impar）（图 6-2-40～图 6-2-44）。

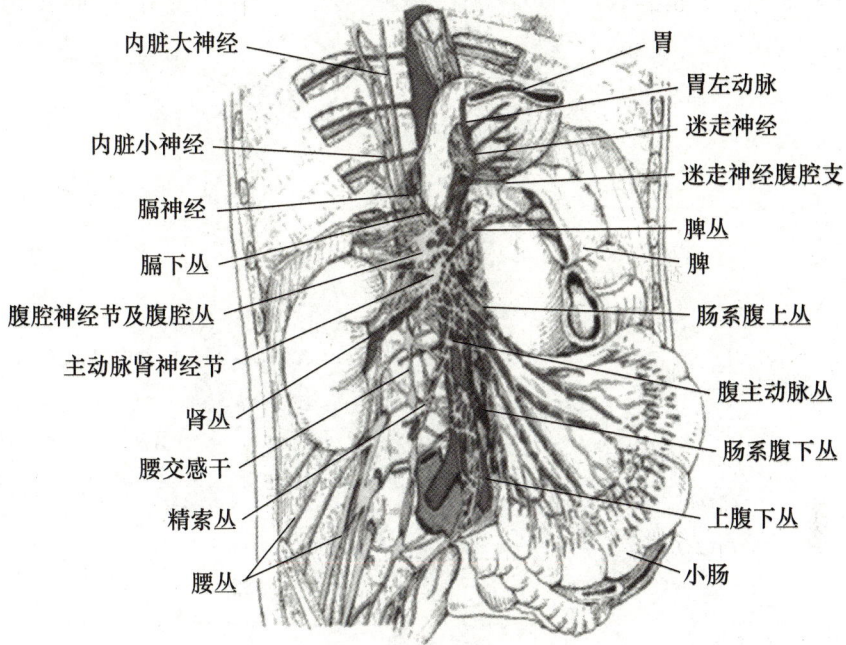

图 6-2-42 腹腔内的内脏神经丛

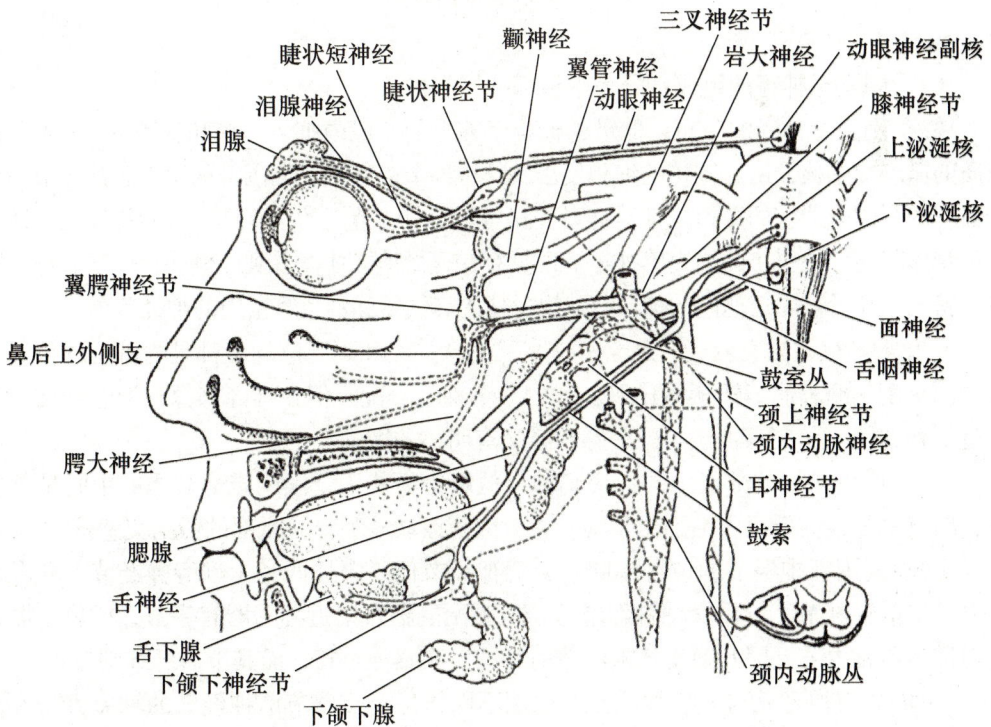

图 6-2-43 头部的内脏神经分布模式图

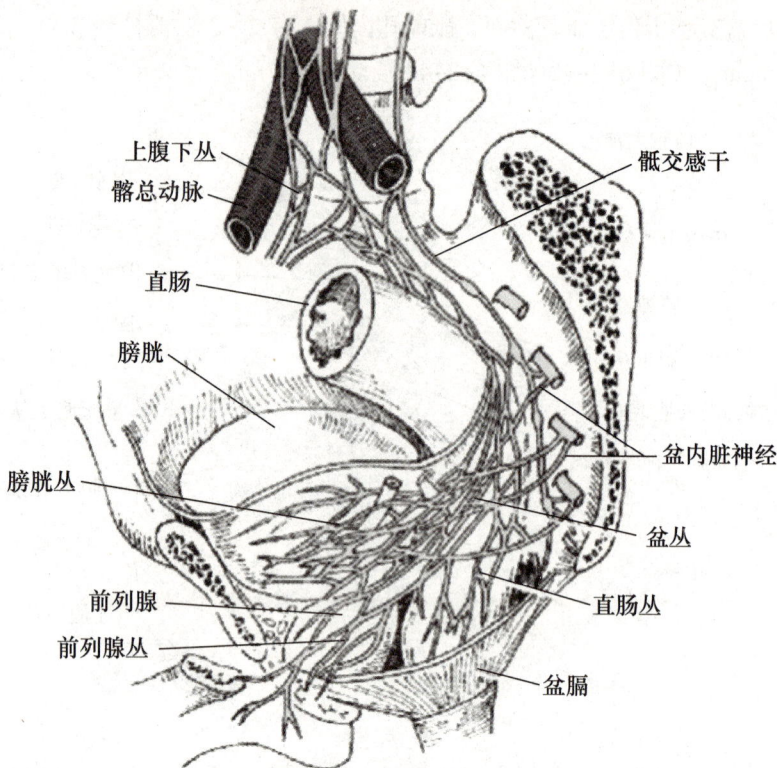

图 6-2-44　盆部内脏神经丛

2. 副交感神经

（1）副交感神经的组成：分为中枢部和周围部。

（2）副交感神经的分布：低级中枢位于脑干的一般内脏运动核和脊髓 S2～S4 节段灰质的骶副交感核，由这些核的细胞发出的纤维即节前纤维。周围部的副交感神经节，位于器官的周围或器官的壁内，称器官旁节和器官内节，节内的细胞即为节后神经元，还有位于身体其他部位很小的副交感神经节，只有在显微镜下才能看到。例如：位于心丛、肺丛、膀胱丛和子宫阴道丛内的神经节，以及位于支气管和消化管壁内的神经节等。

3. 交感神经与副交感神经的主要区别　交感神经和副交感神经都是内脏运动神经，常共同支配一个器官，形成对内脏器官的双重神经支配。但在神经来源、形态结构、分布范围和功能上，交感神经与副交感神经又有明显的区别。

（1）低级中枢的部位不同：交感神经低级中枢位于脊髓胸腰部灰质的中间带外侧核，副交感神经的低级中枢则位于脑干一般内脏运动核和脊髓骶部的骶副交感核。

（2）周围部神经节的位置不同：交感神经节位于脊柱两旁（椎旁神经节）和脊柱前方（椎前神经节），副交感神经节位于所支配的器官附近称为器官旁节，或位于器官壁内称为器官内节。因此副交感神经节前纤维比交感神经长，而其节后纤维则较短。

（3）节前神经元与节后神经元的比例不同：一个交感节前神经元的轴突可与许多节后神经元形成突触，而一个副交感节前神经元的轴突则与较少的节后神经元形成突触。所以交感神经的作用范围较广泛，而副交感神经的作用则较局限。

（4）分布范围不同：交感神经在周围的分布范围较广，除至头颈部、胸腹腔脏器外，还遍及全身血管、腺体、竖毛肌等。副交感神经的分布则不如交感神经广泛，一般认为大部分血管、汗腺、竖毛肌、肾上腺髓质均无副交感神经支配。

（二）内脏感觉神经

人体各内脏器官除有交感和副交感神经支配外，也有感觉神经分布。内脏感觉神经（visceral sensory nerve）通过感受器接受来自内脏的刺激，将其变成神经冲动，并将内脏感觉性冲动传到中枢，中枢可直接通过内脏运动神经或间接通过体液调节各内脏器官的活动。

如同躯体感觉神经一样，内脏感觉神经元的细胞体亦位于脑神经节和脊神经节内，也是假单极神经元，其周围突是粗细不等的有髓或无髓纤维。传导内脏感觉的脑神经节包括膝神经节、舌咽神经下节、迷走神经下节，神经节细胞的周围突，随同面、舌咽、迷走神经分布于内脏器官，中枢突随同面、舌咽、迷走神经进入脑干，终止于孤束核。脊神经节细胞的周围突，随同交感神经和骶部副交感神经分布于内脏器官，中枢突随同交感神经和盆内脏神经进入脊髓，终于灰质后角。

（三）牵涉性痛

当某些内脏器官发生病变时，常在体表一定区域产生感觉过敏或痛觉，这种现象称为牵涉性痛（referred pain）。牵涉性痛有时发生在患病内脏邻近的皮肤区，有时发生在距患病内脏较远的皮肤区。例如，心绞痛时，常在胸前区及左臂内侧皮肤感到疼痛（图6-2-45、图6-2-46）。肝胆疾患时，常在右肩部感到疼痛等。

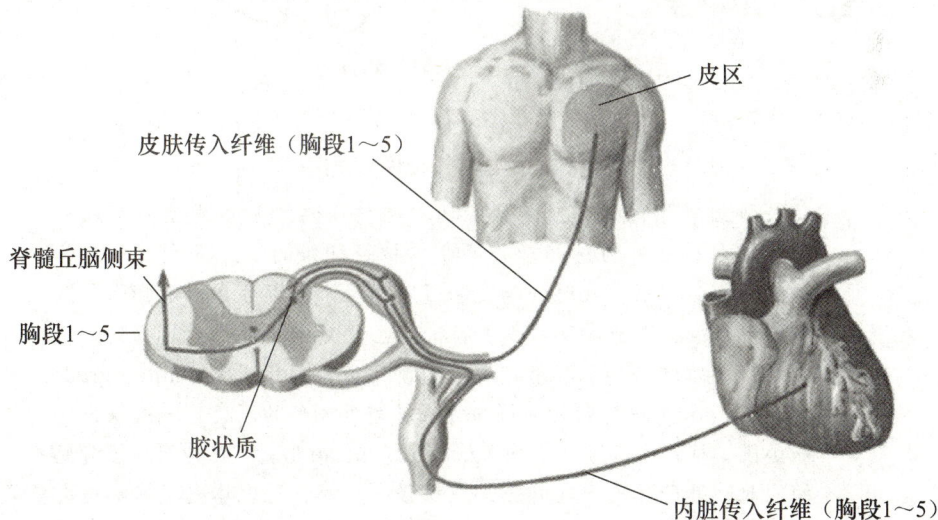

图6-2-45　心传入神经与皮肤传入神经中枢投射联系

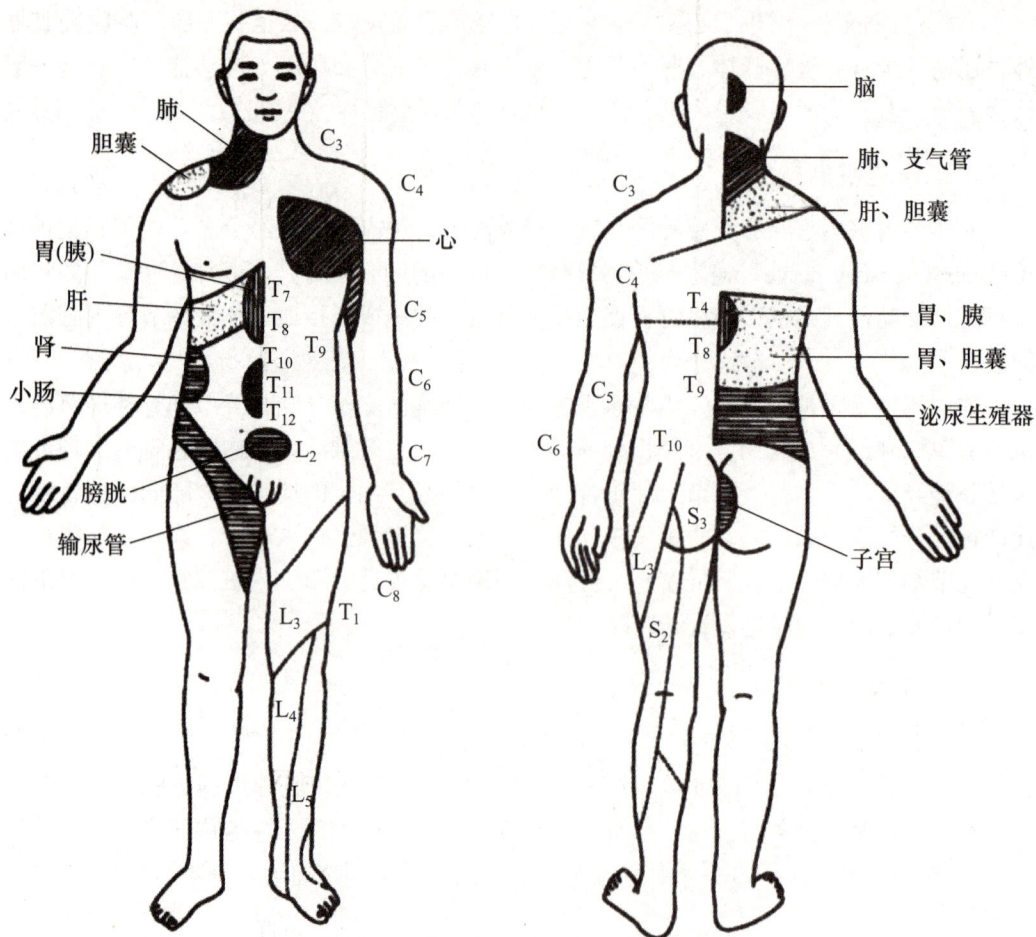

图 6-2-46　内脏患病时的牵涉性痛

周围神经的损伤与再生

【知识链接】◆⋯

神经纤维因外伤或其他原因与胞体断离，则要发生破坏和死亡，这种过程称为神经纤维溃变。神经纤维的溃变发生在与胞体离断数小时以后，此时的轴突和髓鞘以至末梢部分先出现膨胀，继而出现崩裂，溃解成碎片、小滴状，也称 weller 变性。自损伤部位向神经纤维远侧部及其末梢发生的溃变称为顺行溃变（anterograde degeneration）；自损伤部位向神经纤维近侧部的溃变，一般仅出现一小段，称为逆行溃变（retrograde degeneration）。在神经纤维溃变的同时，其胞体也出现肿胀，胞核移向一侧，尼氏体出现溶解消失或固缩变形等反应，严重时导致神经元死亡。

神经纤维的再生一般发生在损伤后的第2～3周，损伤的神经纤维其胞体中的尼氏体逐渐恢复正常形态，胞核回到中央，与胞体相连的损伤神经轴突由损伤的近侧段向远侧段生出数条幼芽，这些幼芽部分穿过损伤处的组织缝隙，并沿施万细胞索向远侧生长，最后到达原来所分布的组织器官，而其余的幼芽分支则退化或消失。沿施万细胞索生长的轴突幼芽继续增粗、髓鞘也逐渐形成，神经纤维的功能逐渐恢复。

【案例分析】

1. 正中神经由C6～T1的脊髓节段分支而来。

2. 表现为前臂不能旋前，屈腕无力，拇指、示指不能屈曲，拇指不能对掌，鱼际肌萎缩，手掌平坦，称为"猿手"，同时桡侧3个半手指掌面皮肤和桡侧半手掌出现感觉障碍。

3. 康复建议：（1）可以利用理疗，如磁疗、短波、激光等治疗。（2）康复锻炼包括维持关节活动度，预防畸形发生；增强肌力训练；感觉再训练。（3）健康宣教，指导日常生活动作。

■ 任务三　神经系统的传导通路

案例导入 ◆

患者，女，69岁，因突然晕倒由急诊入院。体格检查：左侧肢体肌张力增强，腱反射亢进，病理反射阳性；伸舌时舌尖偏向左侧，肌肉无萎缩；左侧鼻唇沟变浅，口角歪向右侧；双侧视野左侧半偏盲。临床诊断：右侧内囊出血。

思　考

内囊出血引起的左侧肢体偏瘫，主要损伤了哪一传导通路？

机体内感受器、外感受器接受的刺激转变为神经冲动，经周围神经传入中枢神经系统，最后至大脑皮层产生感觉。大脑皮质将这些信息整合后发出指令，传递到脑干或脊髓的运动神经元，经传出神经到达躯体或内脏效应器，引起效应。高级中枢与感受器或效应器之间，通过神经元传导神经冲动的通路，称传导通路。传导通路包括感觉（上行）传导通路和运动（下行）传导通路。

一、感觉传导通路

（一）本体觉传导通路

本体觉是指肌、腱、关节等运动器官的位置觉、运动觉和震动觉，又称深感觉。躯干和四肢本体觉传导通路分为意识性和非意识性 2 种。

1.躯干和四肢意识性本体觉传导通路 意识性本体觉传导通路是指将本体觉冲动传至大脑皮层，产生意识性感觉。此外，本体感觉传导通路中，还传导皮肤的精细触觉。由3级神经元组成（图 6-3-1）。

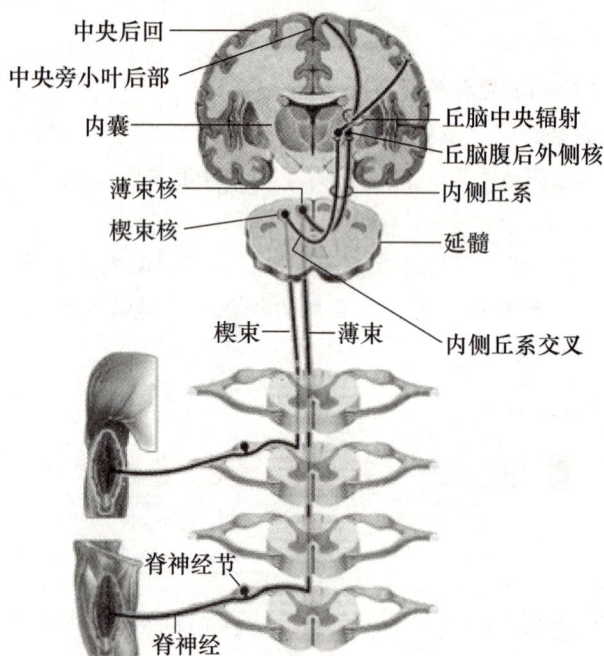

图 6-3-1 躯干和四肢深感觉和精细触觉传导通路

（1）第 1 级神经元胞体位于脊神经节内，其周围突随脊神经分布到躯干和四肢的肌、腱、关节等处的本体觉感受器和皮肤精细触觉感受器，中枢进入脊髓同侧的后索。来自脊髓第 5 胸节段以下的纤维形成薄束，传导躯干下部和下肢的本体感觉和皮肤的精细触觉；来自脊髓第 4 胸节段以上的纤维位于薄束的外侧，形成楔束，传导躯干上部和上肢的本体感觉和皮肤的精细触觉。薄束和楔束在脊髓后索内上升，分别止于延髓的薄束核和楔束核（图 6-3-1）。

（2）第 2 级神经元胞体在薄束核和楔束核，由两核发出的纤维交叉，形成内侧丘系交叉，交叉后的纤维在中线两侧上行，称内侧丘系，经过脑桥和中脑止于背侧丘脑的腹后外侧核。

（3）第 3 级神经元胞体在背侧丘脑腹后外侧核，该核发出纤维组成丘脑皮质束，经内囊后肢投射到中央后回的上 2/3 和中央旁小叶的后部。

该传导通路损伤，患者闭目不能确定相应部位的位置姿势和运动方向，震动觉消失，同时精细触觉也丧失。

2. 躯干和四肢的非意识性本体感觉传导通路 非意识性本体感觉传导通路是指将躯干和四肢本体觉感受器接受的消息传至小脑的通路，不产生意识性的感觉，而是反射性调节躯干和四肢的肌张力和协调运动，维持身体的平衡和姿势。

（二）浅感觉传导通路

浅感觉传导通路传导皮肤、黏膜的痛觉、温度觉和粗触觉的冲动，由 3 级神经元组成。躯干和四肢浅感觉传导通路。

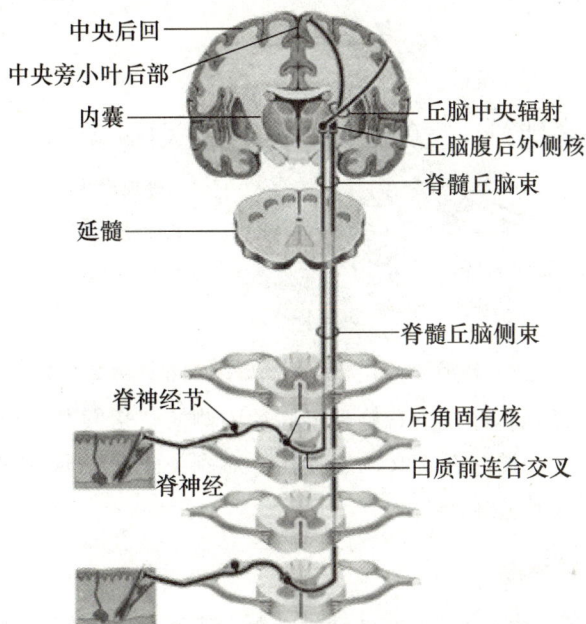

图 6-3-2 躯干和四肢浅感觉传导通路

1. 躯干和四肢浅感觉传导通路

（1）第 1 级神经元胞体位于脊神经节内，周围突随脊神经分布到躯干、四肢皮肤和黏膜等处的感受器；中枢突止于后角细胞。

（2）第 2 级神经元主要是后角神经元，经中央管前方的白质前连合交叉到对侧。其中一部分纤维进入外侧索组成脊髓丘脑侧束，传导痛觉、温觉。另一部分纤维进入前索组成脊髓丘脑前束，传导粗触觉。两束止于背侧丘脑腹后外侧核。

（3）第 3 级神经元胞体位于背侧丘脑，它们发出的纤维内囊后肢投射到中央后回上 2/3 和中央旁小叶的后部。

2. 头面部浅感觉传导通路

（1）第 1 级神经元胞体位于三叉神经节内，其周围突经三叉神经分布于头面部皮肤和口腔黏膜、鼻腔黏膜等感受器，中枢突组成三叉神经根入脑桥，传递痛觉、温觉的纤维下降，止于三叉神经脊束核；传递触觉的纤维终止于三叉神经脑桥核（图 6-3-3）。

（2）第 2 级神经元胞体位于三叉神经脊束核和脑桥核内，它们发出纤维交叉到对侧，组成三叉丘系，止于背侧丘脑腹后内侧核。

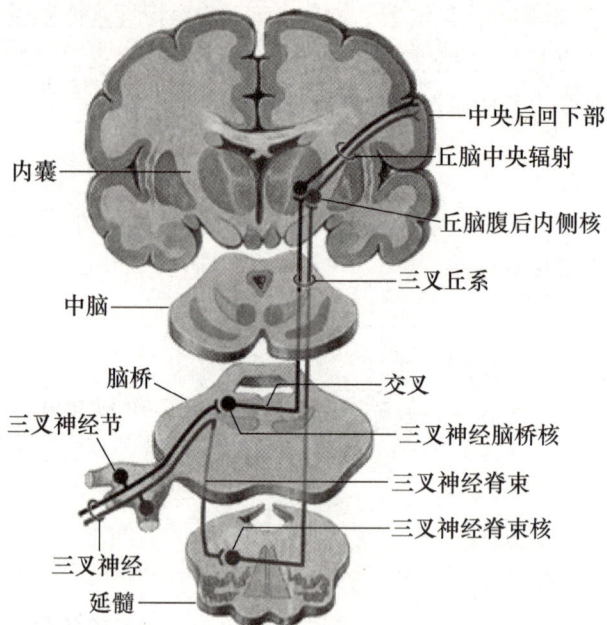

图 6-3-3 头面部浅感觉传导通路

（3）第 3 级神经元胞体位于背侧丘脑腹后内侧核，它们发出纤维经内囊后肢，投射到中央后回下 1/3。此通路在交叉以上损伤，对侧头面部出现浅感觉障碍；若在交叉以下损伤，同侧浅感觉出现障碍。

（三）视觉传导通路

眼球固定向前平视所能看到的空间，称视野。视野分为鼻侧半视野和颞侧半视野。由3级神经元组成。

视网膜的双极细胞为第 1 级神经元，将神经冲动传至神经节细胞。神经节细胞为第 2 级神经元，其轴突在视神经盘处集合成视神经，经两侧视神经管入颅腔，汇合为视交叉，经视束向后，主要终止于外侧膝状体，外侧膝状体为第 3 级神经元，发出的轴突组成视辐射，经内囊后肢，投射到枕叶距状沟上、下皮质的视觉中枢（图 6-3-4）。

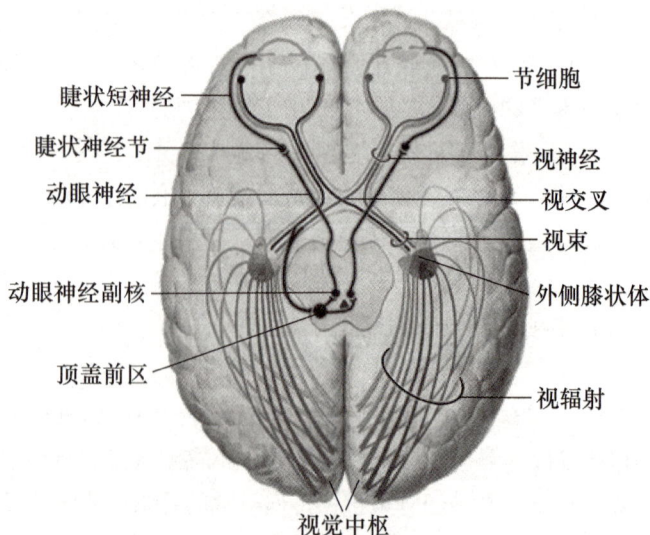

图 6-3-4 视觉传导通路及瞳孔对光反射通路

【知识链接】◆

视觉传导通路损伤的临床表现

视觉传导通路不同部位损伤时，可引起不同的视野缺损：①一侧视神经损伤，引起患眼全盲；②在视交叉中间部损伤交叉纤维，引起双眼视野颞侧半偏盲；③一侧视束、外侧膝状体、视辐射或视觉中枢皮质损伤，引起双眼对侧半视野同向性偏盲。例如：左侧视束损伤，则引起双眼视野右侧半偏盲（即左眼鼻侧视野和右眼颞侧视野偏盲）。

瞳孔对光反射通路

光线照射一侧瞳孔，引起两眼瞳孔缩小的反应，称为瞳孔对光发射。光线照射一侧的瞳孔缩小反应称直接对光反射，未照射一侧的瞳孔缩小反应称间接对光反射。瞳孔对光反射是由视神经和动眼神经的副交感纤维共同完成的。其传导通路为：视网膜→视神经→视交叉→两侧视束→顶盖前区→两侧动眼神经副核→动眼神经→睫状神经节→节后纤维→瞳孔括约肌收缩→两侧瞳孔缩小。

一侧视神经损伤，光照患侧瞳孔，两侧瞳孔均无反应；光照健侧瞳孔，则两侧瞳孔都缩小。此即患眼直接对光反射消失，间接对光反射存在。

一侧动眼神经损伤，分别光照两侧瞳孔，瞳孔均无反应，此即患眼直接对光反射和间接对光反射均消失。

二、运动传导通路

运动传导通路也称下行传导通路，是中枢对骨骼肌运动进行调节和控制的传导通路，包括锥体系和锥体外系。锥体系执行随意运动。锥体外系是指锥体系以外调节随意运动的传导通路。

（一）锥体系

管理骨骼肌随意运动，主要由上运动神经元和下运动神经元组成。上运动神经元的胞体位于大脑皮质中央前回和中央旁小叶前部的锥体细胞，其轴突聚集形成锥体束，其中下行至脊髓的纤维束称皮质脊髓束，止于脑神经躯体运动核和特殊内脏运动核的纤维束称皮质核束。下运动神经元是脑神经躯体运动核及特殊内脏运动核和脊髓前角的运动神经元，其胞体和轴突构成传导运动冲动的最后通路。正常时，上运动神经元控制下运动神经元的活动。

1. **皮质脊髓束**　管理躯干、四肢骨骼肌的随意运动。主要起于大脑皮质中央前回上、中部和中央旁小叶前部的锥体细胞，经内囊后肢、中脑大脑脚、脑桥至延髓形成锥体。在锥体下部，大部分纤维交叉至对侧，形成锥体交叉。交叉后的纤维在对侧脊髓外侧索下行，形成皮质脊髓侧束，陆续逐节直接或间接止于各节段的前角细胞，皮质脊髓侧束存在于脊髓全长。小部分未交叉的纤维在同侧脊髓前索内下行，形成皮质脊髓前束，再陆续逐节交叉至对侧，直接或间接止于各节段的前角细胞，皮质脊髓前束只存在于脊髓中胸段以上。

2. 皮质核束　又称皮质脑干束或皮质延髓束，管理头面部骨骼肌的随意运动，主要起于大脑中央前回下部的锥体细胞，经内囊膝下降至脑干。皮质核束的大部分纤维终止于双侧的躯体运动核和特殊内脏运动核，只有一小部分纤维完全交叉到对侧，终止于面神经核的下部和舌下神经核，支配面下部的表情肌和舌肌。因此，除面神经核下部和舌下神经核受单侧（对侧）皮质核束支配外，其他躯体运动核和特殊内脏运动核均接受双侧的皮质核束的支配。一侧皮质核束损伤时，只有对侧面下部表情肌和对侧舌肌瘫痪，而眼外肌、咀嚼肌、咽喉肌和面上部表情肌均不受影响。

锥体系任何部分受损都可引起骨骼肌随意运动障碍，出现瘫痪，但上运动神经元和下运动神经元损伤所表现的症状不同。

（1）上运动神经元损伤：指脊髓前角细胞和躯体运动核及特殊内脏运动核以上的大脑皮质躯体运动中枢或锥体束损伤。表现为随意运动障碍，肌张力增高，病理反射阳性，腱反射亢进，瘫痪的肌肉呈痉挛状态，故称中枢性瘫痪、痉挛性瘫痪或硬瘫。其主要是由于下运动神经元失去上运动神经元的抑制作用，下运动神经元的活动增强所致。当一侧皮质核束受损时，可产生对侧眼裂以下的面肌和对侧舌肌瘫痪，表现为病灶对侧鼻唇沟消失，口角低垂并向病灶侧偏斜，伴有流涎，不能做鼓腮、露齿等动作，伸舌时舌尖偏向病灶对侧，临床上又称核上瘫。

（2）下运动神经元损伤：指脊髓前角细胞和躯体运动核及特殊内脏运动核或脊神经、脑神经受损。因反射弧破坏，肌失去神经直接支配，表现为瘫痪的肢体肌张力降低，浅反射、深反射都消失，肌萎缩，病理反射阳性，临床上称此为周围性瘫痪、弛缓性瘫痪或软瘫。一侧面神经核或面神经受损时，可致病灶侧所有面肌瘫痪，表现为额纹消失、眼睑不能闭合、口角下垂、鼻唇沟消失等；一侧舌下神经受损时，可致病灶侧全部舌肌瘫痪，表现为伸舌时舌尖偏向病灶侧、舌肌萎缩，临床上又称此为核下瘫。

（二）锥体外系

锥体外系是指锥体系以外所有影响和控制躯体运动的相关结构和传导通路，包括大脑皮质及皮质下基底神经核、红核、黑质、小脑、网状结构等众多结构。在种系发生上，锥体外系出现较早，在鱼类已出现，在鸟类和低等哺乳动物已成为控制运动的最高中枢。在人类由于锥体系的出现，锥体外系则处于从属和辅助地位。锥体外系的主要功能是调节肌张力、协调肌肉运动、维持体态姿势、完成习惯性和节律性动作及精细运动。锥体系和锥体外系互相配合、相互协调，共同控制骨骼肌的随意运动。

中枢神经系统若干部位损伤的临床表现

1. 大脑皮质躯体运动中枢损伤：常见中央前回或中央旁小叶某一局部病变，出现对侧上肢或下肢单个肢体瘫痪，临床上称单瘫。

2. 一侧内囊损伤：①对侧偏身感觉障碍（丘脑皮质束受损）；②对侧半身瘫痪，包括面下部肌，舌肌瘫痪（皮质核束受损）和上肢肌、下肢肌痉挛性瘫痪（皮质脊髓束受损）；③两眼对侧半视野同向性偏盲（视辐射受损）。这就是所谓的"三偏"症状。

3. 中脑一侧大脑脚损伤：如小脑幕切迹疝压迫大脑脚底，可使一侧锥体束及动眼神经根受损。表现为患侧动眼神经麻痹，对侧肢体中枢性瘫痪，面神经核上瘫及舌下神经核上瘫。

4. 脊髓半横断损伤：①损伤平面以下同侧肢体中枢性瘫痪（一侧皮质脊髓侧束受损）；②损伤平面以下同侧肢体深感觉和精细触觉丧失（一侧后索的薄束、楔束损伤）；③损伤平面1～2个节段以下对侧身体痛和温觉丧失（一侧脊髓丘脑束受损）；④同侧损伤节段周围性瘫痪和感觉障碍、反射消失（损伤节段灰质受损）；⑤两侧粗触觉仍保存（粗触觉可经两侧脊髓丘脑束及薄束、楔束传导）。

【案例分析】

1. 内囊是由联系大脑皮质和脑干、脊髓的上、下行纤维组成的白质板，位于尾状核、背侧丘脑与豆状核之间。在端脑的水平切面上，呈现"＞＜"形，分前肢、膝和后肢3部分。

2. 内囊出血引起的左侧肢体偏瘫损伤了皮质脊髓束。皮质脊髓束主要管躯干、四肢骨骼肌的随意运动。

传导通路模型

任务四　脑血管和脑脊液

案例导入

　　患者，男，63岁。晨起时发现言语不清，右侧肢体不能活动。既往无类似病史。发病后5小时，体检发现血压120/80 mmHg，神志清楚，失语，右中枢性面瘫、舌瘫，右上肢、右下肢肌力均为2级，右半身痛觉减退。颅脑CT未见异常。

思　考

　　该患者病变部位可能是大脑哪根血管？

人的脑重量仅占体重的2%，但脑的耗氧量却占全身总耗氧量的20%，因此脑组织对缺氧极其敏感。任何原因导致脑血流量减少或中断，均可导致脑神经细胞缺氧、水肿甚至坏死。

一、脑血管

（一）脑的动脉

来自颈内动脉和椎动脉。以顶枕沟为界，颈内动脉供应大脑半球前 2/3 部分间脑。椎动脉供应大脑后 1/3、部分间脑、脑干和小脑。故临床上常把脑动脉分归 2 个系统，即颈内动脉系和椎—基底动脉系。此两系动脉分支均可分为皮质支和中央支 2 类，皮质支较短，营养大脑皮质和大脑髓质浅部；中央支细长，供应髓质深部、基底节、内囊和间脑等深部结构。大脑半球的外侧面、内侧面的动脉。

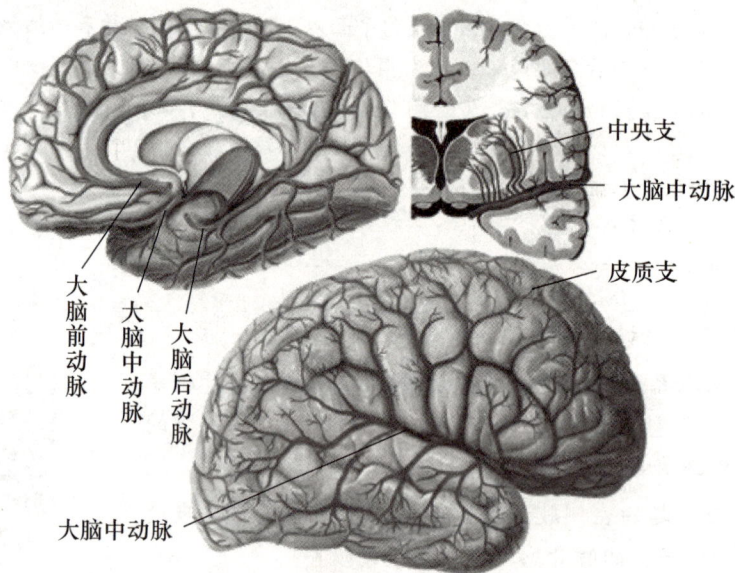

图 6-4-1　大脑半球的外侧面、内侧面的动脉

1. **颈内动脉**　起自颈总动脉，经颈动脉管入颅腔，穿过海绵窦至视交叉外侧，分支供应脑和眼球等。主要分支有大脑前动脉和大脑中动脉。

（1）大脑前动脉：向前内进入大脑纵裂，与对侧的同名动脉借前交叉动脉相连，然后沿胼胝体背侧向后行。皮质支分布于顶枕沟以前的大脑半球内侧面和额叶底面的一部分，以及额、顶两叶上外侧面的上部；中央支供应尾状核、豆状核前部和内囊前肢。

（2）大脑中动脉：是颈内动脉的直接延续，向外沿大脑外侧沟走行。皮质支分布于大脑半球上外侧面大部分；中央支分布于尾状核、豆状核、内囊膝和后肢的前部，该动脉在动脉硬化和高血压时容易破裂出血导致脑出血，因此有"出血动脉"之称。

2. **椎动脉**　起自锁骨下动脉，向上穿至第 6～第 1 颈椎横突孔，经枕骨大孔入颅，向内上行至脑桥基底部下缘，左椎动脉、右椎动脉合成一条基底动脉后，沿基底沟上行，至脑桥上缘分为左大脑后动脉、右大脑后动脉。椎动脉主要供应小脑、延髓、脑桥、间脑大部分、颞叶的大部分和枕叶。

3. **大脑动脉环**　又称 Willis 环，位于脑底部，环绕在视交叉、灰结节和乳头体的周围，由前交通动脉、两侧大脑前动脉、两侧颈内动脉、两侧后交通动脉和两侧大脑后动脉吻合而成的封闭式动脉环。大脑动脉环是一个潜在侧支循环结构，环内血流都循各自动脉的流向。只有当某一支动脉栓塞或发育不良时，才能通过动脉环，血液重新分配，以补偿缺血部分。前交通动脉与大脑前动脉的连接处是动脉瘤的好发部位。脑底面的动脉分布如图 6-4-2 所示。

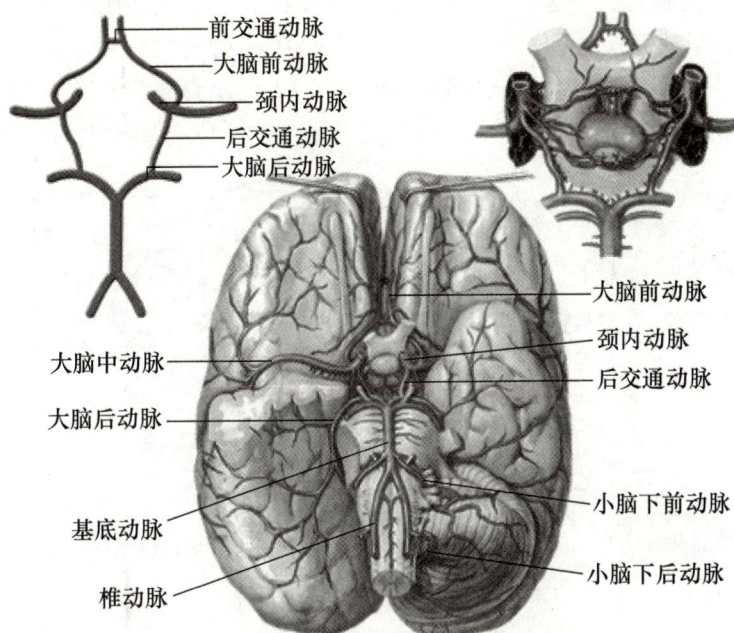

图 6-4-2　脑底面的动脉分布

（二）脑的静脉

不与动脉相伴行，可分浅、深 2 组。浅组收集大脑皮质及大脑髓质浅部的静脉血，并直接注入邻近的硬脑膜窦。深组收集大脑髓质深部、基底核、内囊、间脑及脑室脉络丛的静脉血，最后汇成 1 条大脑大静脉，向后注入直窦。

【知识链接】◆……

脑梗死

脑梗死，又称缺血性脑卒中，是指因脑部血液供应障碍，缺血、缺氧所导致的局限性脑组织的缺血性坏死或软化。脑梗死的临床常见类型有脑血栓形成、腔隙性脑梗死和脑栓塞等，脑梗死占全部脑卒中的 80%。与其关系密切的疾病有糖尿病、肥胖、高血压、风湿性心脏病、心律失常、各种原因的脱水、各种动脉炎、休克、血压下降过快过大等。临床表现以猝然昏倒、不省人事、半身不遂、言语障碍、智力障碍为主要特征。

二、脑脊液及其循环

脑脊液主要由各脑室脉络丛产生。脑脊液是无色透明的液体，充满于脑室和脊髓周围的蛛网膜下隙和脊髓中央管内，有保护脑和脊髓免受外力振荡的作用，并维持颅内压。此外，脑脊液还可供给脑和脊髓的营养物质和运走其代谢产物。

脑脊液的循环途径：左右侧脑室脉络丛产生的脑脊液→室间孔→第三脑室（与第三脑室脉络丛产生的脑脊液一起）→中脑水管→第四脑室（与第四脑室脉络丛产生的脑脊液一起）→第四脑室正中孔和两外侧孔→蛛网膜下隙→蛛网膜粒→上矢状窦。

正常情况下脑脊液的产生和吸收是平衡的。成人的脑脊液的总量约 150 mL，如果脑脊液循环受阻，可引起脑积水、颅内压升高。脑室、脑脊液循环模式图见图 6-4-3。

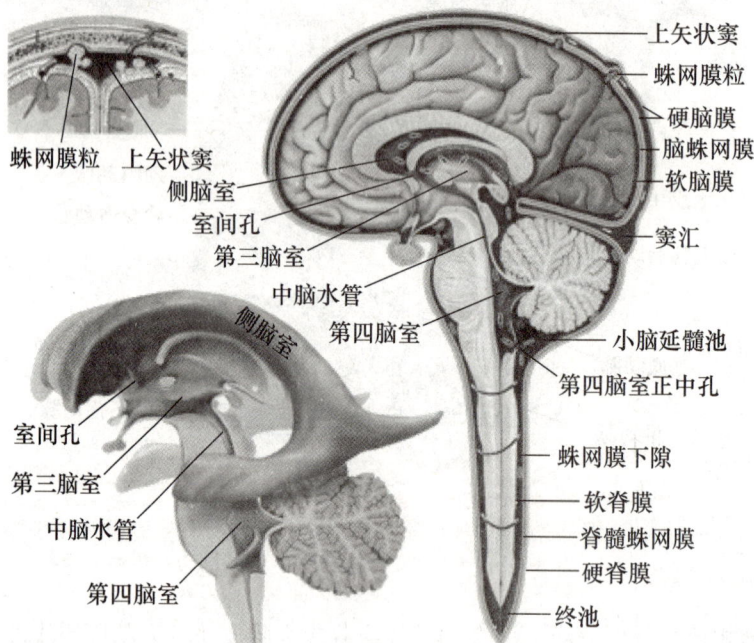

图 6-4-3　脑室、脑脊液循环模式图

【知识链接】

大脑的保护者

大脑是人体的最高"司令部"，它的"警卫员"众多，个个身怀绝技。浓密的头发是"冲锋在先的战斗员"，能抵抗暴力的袭击，起阻挡作用。坚韧的头皮是大脑的"防弹衣"，如果破损则会引起大出血。由 8 块颅骨围成的颅腔是大脑坚不可摧的"钢铁长城"。脑的 3 层被膜是称职的"保育员"。蛛网膜下隙和脑室内的脑脊液是安全的液体"缓冲垫"，具有缓冲外力、吸收振荡的作用。此外，临床上还可以通过对脑脊液进行检测，诊断某些疾病，故脑脊液又是值得信赖的"资料员"。

【案例分析】

大脑前动脉主要供应额叶和顶叶内侧面，病变是对侧下肢单瘫而不累及上肢和面部。大脑中动脉深支供应内囊和基底节，主干供应除额叶和枕叶以外的大脑半球外侧面，包括支配面部、手和上肢的运动和感觉区、视放射以及主侧半球的语言区，因此病变部位是左侧大脑中动脉。

任务五　内分泌系统

案例导入

彭女士近日连续加班后出现乏力、心慌、失眠、怕热、多汗、易激动、食欲亢进，双眼胀痛、突出明显。体检时发现甲状腺弥漫性肿大，初步诊断为甲状腺功能亢进症。

思　考

1. 甲状腺分泌哪种激素?为何功能亢进时会引起上述症状?
2. 甲状腺属于机体哪个系统?

内分泌系统（endocrine system）是重要的功能调节系统，对机体的新陈代谢、生长发育和生殖功能等进行体液调节。内分泌系统由独立的内分泌腺和位于其他器官内的内分泌细胞团及散在于全身各组织、器官内的内分泌细胞组成。内分泌腺包括垂体、甲状腺、甲状旁腺、肾上腺和松果体等；内分泌细胞团包括胰岛、黄体和睾丸间质细胞等（图6-5-1）。

内分泌腺没有排送分泌物的导管，腺细胞常排列成索状、团状或围成滤泡，细胞间有丰富的毛细血管。内分泌细胞的分泌物，称激素（hormone），随血液流至全身，以体液的形式进行调节。少部分内分泌细胞的分泌物通过组织液对邻近器官和细胞起调节作用，称旁分泌。能够接受激素刺激的器官或细胞，称该激素的靶器官或靶细胞。靶细胞上有与激素特异性结

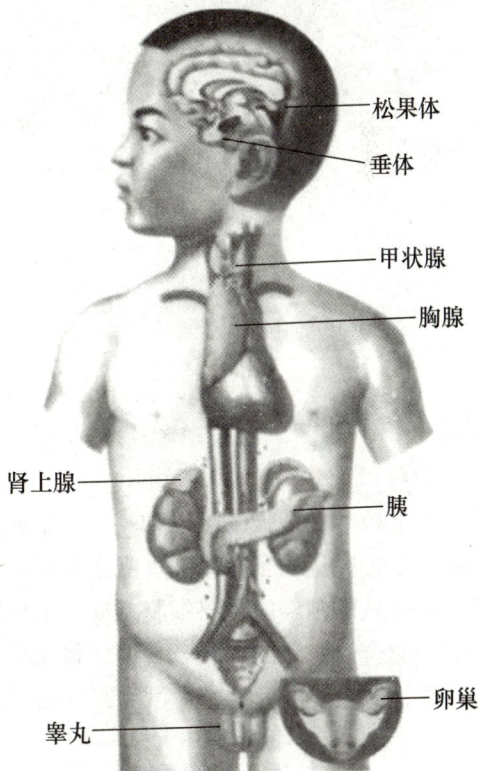

图6-5-1　内分泌系统概况

松果体 / 垂体 / 甲状腺 / 胸腺 / 肾上腺 / 胰 / 卵巢 / 睾丸

合的受体。

内分泌细胞按其分泌激素的化学性质不同，分为含氮激素细胞和类固醇激素细胞。

一、垂体

（一）垂体的位置和分部

垂体（hypophysis）呈椭圆形，灰红色，位于颅中窝蝶骨体的垂体窝内，借漏斗连于下丘脑。垂体长度约为 1 cm，宽度为 1.0～1.5 cm，高度约为 0.5 cm，重量为 0.6～0.7 g。垂体对主要内分泌腺或内分泌细胞团有调控作用，其本身的内分泌活动又直接受下丘脑控制，故垂体在神经系统和内分泌系统的相互作用中居枢纽地位。依据发生和结构特点，将垂体分为腺垂体和神经垂体 2 部分垂体结构见图 6-5-2。

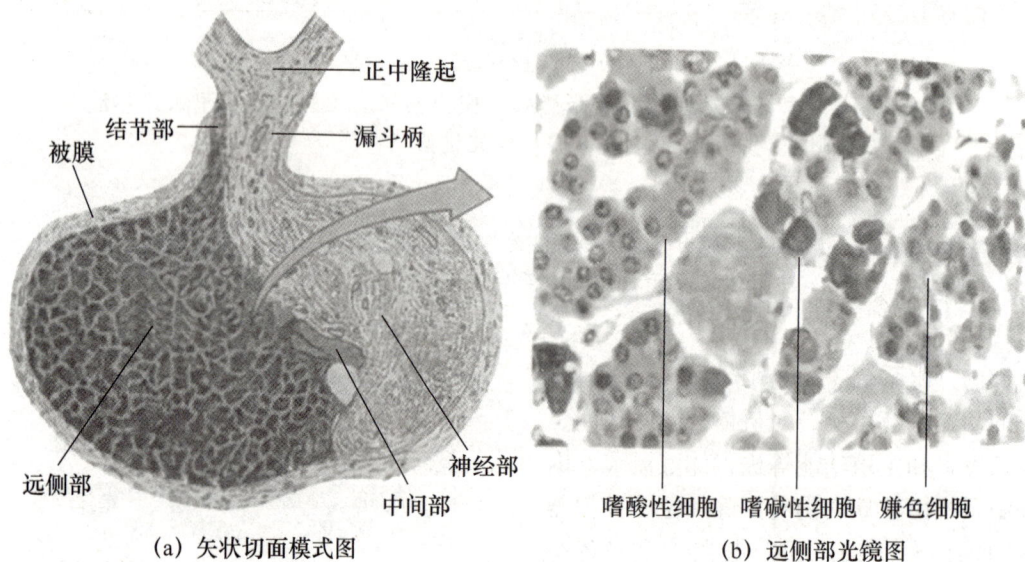

(a) 矢状切面模式图

(b) 远侧部光镜图

图 6-5-2　垂体结构

（二）垂体的微细结构

1. 腺垂体（adenohypophysis）　约占垂体体积的 75%，分为远侧部、结节部和中间部。

2. 神经垂体（neurohypophysis）　由神经部和漏斗组成。无髓神经纤维主要是下丘脑的视上核、室旁核发出的轴突，视上核、室旁核等处的大型神经内分泌细胞形成的分泌颗粒沿轴突运输至神经部。视上核的神经内分泌细胞主要合成抗利尿激素，又称加压素。室旁核的神经内分泌细胞主要合成催产素，又称缩宫素。抗利尿激素可促进肾远端小管和集合管对水的重吸收，使尿量减少。抗利尿激素若超过生理量，可使小血管平滑肌收缩，血压升高。催产素可引起妊娠子宫平滑肌收缩，还可促进乳汁分泌。

二、甲状腺

（一）位置与形态

甲状腺（thyroid gland）是人体内最大的内分泌腺，位于喉下部、气管上部的两侧和前面，略呈"H"形，由左、右两侧叶和中间的甲状腺峡组成（图 6-5-3）。甲状腺侧叶呈锥体形，右叶常大于左叶，上端达甲状软骨中部，下端达第 5 气管软骨环或第 6 气管软骨环高度；甲状腺峡位于第 2～4 气管软骨环的前面，宽窄因人而异，约 1/3 的人由峡部向上伸出一长短不等的锥状叶。

甲状腺质地柔软，血液供应丰富，呈棕红色。新生儿甲状腺重 1.5 g，成人甲状腺重 15～40 g，其体积随年龄增长稍有增大，老年人甲状腺渐趋萎缩。甲状腺固定于喉和气管壁上，吞咽时可随喉上、下移动。

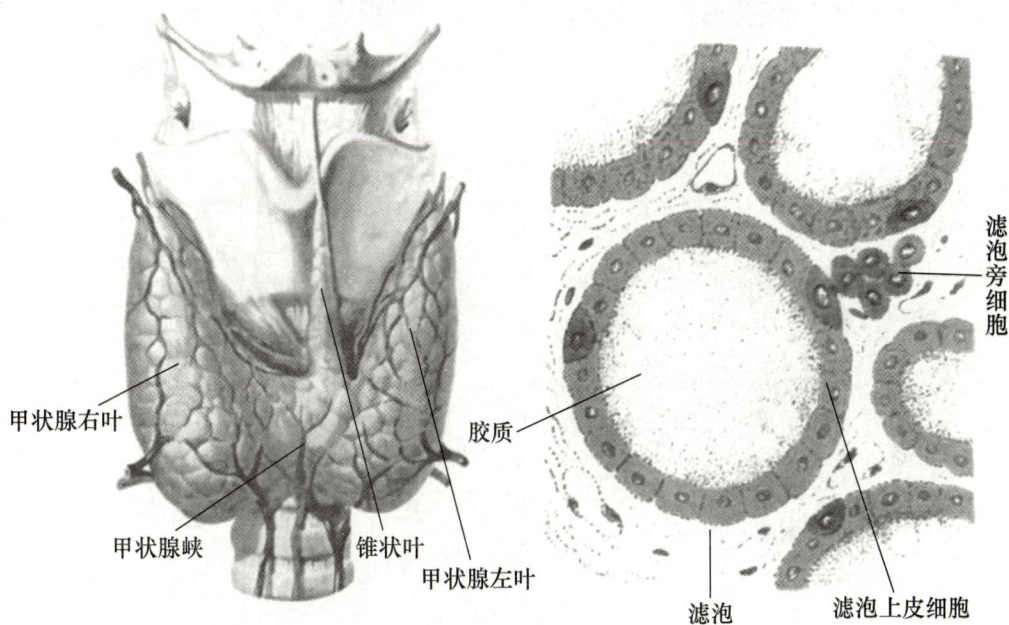

图 6-5-3　甲状腺位置形态及微细结构

（二）甲状腺微细结构

甲状腺滤泡大小不等，呈圆形或不规则形。滤泡由单层立方形的滤泡上皮细胞围成，滤泡腔内充满胶质，是上皮细胞分泌物在腔内的储存形式，HE 染色呈嗜酸性，均质状。滤泡因功能状态不同而有形态的差异。功能旺盛时，上皮细胞变高呈矮柱状，胶质减少，滤泡变小；功能低下时，细胞变矮呈扁平状，胶质增加，滤泡增大。

滤泡上皮细胞具有含氮激素分泌细胞的超微结构特点，合成和分泌甲状腺激素。甲状腺激素的形成经过合成、储存、碘化、重吸收、分解和释放等过程。

甲状腺激素能促进机体新陈代谢，提高神经兴奋性，促进生长发育。甲状腺功能低可引起婴幼儿的呆小症、成人的黏液性水肿；功能过高，可导致甲状腺功能亢进。

三、肾上腺

（一）位置与形态

肾上腺位于腹膜后隙内，左右各一，附于双肾上端，平均每个重约 7 g，灰黄色。左肾上腺呈半月形，右肾上腺呈三角形或椭圆形。肾上腺和肾一起包在肾筋膜内，但有单独的纤维囊和脂肪囊，不会随肾下垂而下降。

（二）肾上腺微细结构

肾上腺外有结缔组织被膜，少量结缔组织伴随血管和神经伸入腺实质内。实质由皮质和髓质构成。皮质位于外周，占肾上腺体积的 80%～90%，腺细胞具有类固醇激素分泌细胞的超微结构特点；髓质位于中央，腺细胞具有含氮激素分泌细胞的超微结构特点；腺细胞之间有丰富的血突。肾上腺形态位置及微细结构见图 6-5-4。

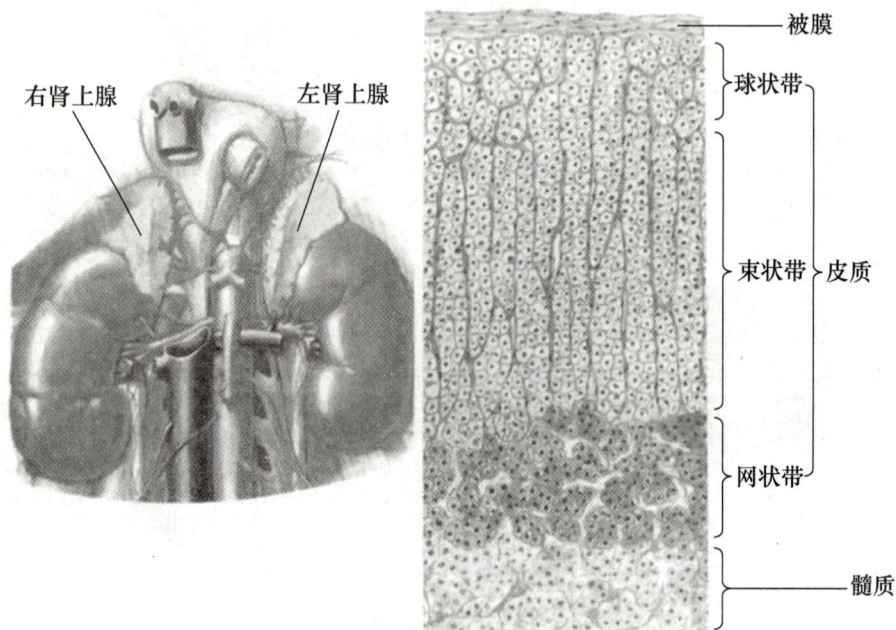

图 6-5-4 肾上腺形态位置及微细结构

1. **皮质**　根据皮质细胞的形态和排列特征，可将皮质分为 3 个带，由外向内依次为球状带、束状带和网状带，3 个带之间无截然的界限。

（1）球状带：位于被膜下方，较薄。细胞聚集成球团状。细胞较小，呈卵圆形，核小染色深，胞质呈弱嗜酸性，有少量脂滴。球状带细胞分泌盐皮质激素，主要是醛固酮，能促进肾远曲小管和集合管重吸收 Na^+、排出 K^+，调节机体钠、钾和水的平衡。

（2）束状带：位于球状带深层，最厚。细胞排列成单行或双行的细胞索。细胞较大，呈多边形，核大，染色浅，胞质内有丰富的大脂滴。束状带细胞分泌糖皮质激素，主要是皮质醇，调节蛋白质、脂肪及糖的代谢。

（3）网状带：位于皮质深层，最薄。细胞排列成索，并相互吻合成网，细胞较小，核小，染色深，胞质嗜酸性，脂滴小而少。网状带细胞主要分泌雄激素及少量雌激素和糖皮质激素。

2. 髓质　髓质主要由髓质细胞组成，另有少量交感神经节细胞。髓质细胞用重铬酸盐处理后，胞质内的细小颗粒呈棕黄色，故亦称嗜铬细胞。髓质细胞较大，圆形或多边形，排列成索状或团状，血窦丰富。根据颗粒内含物不同，髓质细胞分为肾上腺素细胞和去甲肾上腺素细胞。分别分泌肾上腺素和去甲肾上腺素。肾上腺素使心率加快，心和骨骼肌的血管扩张；去甲肾上腺素使心、脑和骨骼肌内的血流加快，血压升高。

【案例分析】

1. 甲状腺分泌甲状腺激素。甲状腺激素能促进机体新陈代谢，提高神经兴奋性，促进生长发育。甲状腺功能低可引起婴幼儿的呆小症、成人的黏液性水肿；功能过高，可导致甲状腺功能亢进。

2. 甲状腺属于内分泌系统。

学习检测

1. 脑脊液的产生部位及循环途径如何？
2. 简述视觉传导通路不同部位损伤出现的症状。
3. 试述内囊的位置、分部，通过内囊的主要神经纤维束及其临床意义。
4. 肾上腺分泌的激素有哪些？

参考文献

[1] 窦肇华. 人体解剖学与组织胚胎学[M]. 北京：人民卫生出版社，2004.

[2] 窦肇华. 正常人体结构[M]. 北京：人民卫生出版社，2006.

[3] 马家骥，窦肇华，吴建清. 人体解剖学与组织胚胎学[M]. 北京：人民卫生出版社，2009.

[4] 窦肇华，吴建清. 人体解剖学与组织胚胎学[M]. 北京：人民卫生出版社，2014.

[5] 高洪泉. 正常人体结构[M]. 北京：人民卫生出版社，2014.

[6] 乔跃兵. 正常人体结构[M]. 北京：人民卫生出版社，2016.

[7] 柏树令，应大君. 系统解剖学[M]. 北京：人民卫生出版社，2013.

[8] 王海杰，谭玉珍. 实用心脏解剖学[M]. 上海：复旦大学出版社，2007.

[9] 王学强. 关节松动术[M]. 北京：科学出版社，2018.

[10] （美）托马斯. W. 梅尔斯. 徒手与动作治疗的肌筋膜经线[M]. 北京：北京科学技术出版社，2016.

[11] 任亚丽. 正常人体结构与功能[M]. 河南：郑州大学出版社，2017.

[12] 康健. 局部解剖学[M]. 北京：科学出版社，2010.